アドバンスシリーズ
コミュニケーション障害の臨床

6

口蓋裂・構音障害

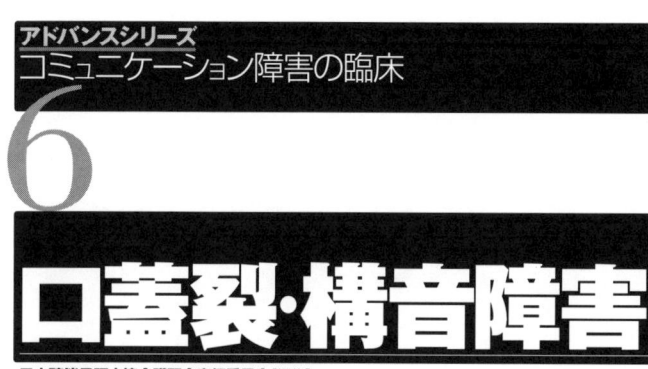

日本聴能言語士協会講習会実行委員会［編集］

協同医書出版社

刊行によせて

　我が国で言語障害児・者の問題が社会的，教育的に注目され援助への取り組みが広く行われるようになったのは1950年代（昭和30年代）でした．当時はこの領域を専門職とする人材の養成制度はなく，さまざまの領域で基礎教育を受けた人たちが，数少ない専門書をひもとき，数少ない研究会や研修会に参加して知識を吸収し，数少ない先輩たちから臨床の実際を学び，個々人の力の範囲で言語障害児・者の治療的教育・訓練・指導に当たっていました．
　1975年（昭和50年），言語臨床家の基礎知識を共通の基盤にのせ，各個人の臨床技能，知識の充足および研究活動の発展と臨床家間の連携を図ることを目的として，日本聴能言語士協会が設立されました（初代会長は笹沼澄子国際医療福祉大学大学院教授，現会長は飯高京子上智大学・大学院言語障害研究コース教授）．日本聴能言語士協会が行った種々の活動の1つに会員向けの講習会活動があります．1983年（昭和58年）に講習会実行委員会を設置し，会員の言語障害に関する基礎的知識と言語障害の検査・評価・訓練・指導力の向上を図るための講義と演習を組み合わせた講習会活動を障害別に精力的に続けて来ました．言語発達遅滞，吃音，脳性麻痺，運動性構音障害，失語症，口蓋裂・構音障害，聴覚障害および領域を超えた幅広いテーマを扱う特別部会を加えた8部会が過去18年間に開催した講習会回数は70余回，受講者数は延べ6千3百人に及んでいます．講師には言語臨床の周辺領域で先進的な研究や臨床を実践され，われわれを支えて下さっている医学，歯学，心理学，音声学，言語学，社会福祉学，統計学等の領域の方々をお願いすると共に，言語障害治療学に関しては言語臨床を担当する先輩たちが講義を担当しました．この講習会を通じて，新たな理論と臨床方法が産み出され，多くの財産が蓄積されました．
　この度，これらの成果をさらに発展させてコミュニケーション障害学理論の新展開を図り，言語臨床家が，臨床的言語サービスを必要とされる方々のお役に立つ仕事をする拠り所として活用できるとともに，臨床への意欲と新たな発想を呼び起こして頂ける叢書としてまとめることに致しました．執筆者には，教科書的記述を避けて，従来の臨床では考慮されてこなかった斬新かつ実践的内容を，個人的見解を自由明確に出して頂くようお願いして書き下ろして頂きました．したがって，本書は言語障害治療学の入門書ではなく，読者は臨床経験数年以上の方を対象としています．各巻の冒頭に置くプロローグは，各障害の臨床方法の概観，現状の問題点，今後の方向性を中心に記述致しました．用語に関しましては，全巻を通してできる限り統一を図るように検討いたしました．ただ，言語臨床家を指す用語については，障

害の領域ごとに慣習的に用いられていて違和感のない呼び方があり，これに関してはあえて統一せず執筆者の使用した用語を尊重致しました．

　1997年，言語臨床家らの積年の念願でありました国家資格に関する法律が成立し，1999年には第1回目の国家試験が施行されました．この時期に協会が自らの手で会員の質を保証しようと地道に行ってきた学術的臨床的活動を基盤にさらに発展させて全7巻のシリーズとして出版できますことは望外の喜びであります．一人でも多くの臨床家が本書を手にされ，企画の意図を十分活かして下さることを願ってやみません．

　本書出版に際しましては，巻別の編集に関して，高須賀直人氏，國島喜久夫氏，田中俱子氏，山崎美智子氏，高橋　正氏，武内和弘氏，鷲尾純一氏にご協力を頂きました．全体の編集は講習会実行委員の高須賀直人氏，斎藤佐和子氏ならびに福田登美子が担当いたしました．

　出版業務に関しては協同医書出版社　稲垣　淳氏に多大のご尽力を頂きました．ここに厚くお礼を申し上げます．

2001年4月20日
日本聴能言語士協会講習会実行委員会委員長
福田登美子

目　次

プロローグ　口蓋裂・構音障害の臨床の進歩　1
 1　はじめに……………………………………………………………… 1
 2　口蓋裂：手術および言語治療の進歩………………………………… 2
 3　機能的構音障害の指導の進歩……………………………………… 5
 4　言語障害の検査法・評価法の進歩………………………………… 6
 5　クライエントの福祉と言語臨床家の役割………………………… 7

第1章　構音指導のための臨床音声学　9
 1　はじめに……………………………………………………………… 9
 2　音　　声……………………………………………………………… 10
 3　日本語の音声……………………………………………………… 19
 4　単音の結合………………………………………………………… 30
 5　おわりに…………………………………………………………… 36

第2章　口唇裂・口蓋裂の最新口腔医療　39
 1　口唇裂・口蓋裂の臨床的分類……………………………………… 39
 2　口唇裂・口蓋裂による障害………………………………………… 41
 3　家族へのオリエンテーション……………………………………… 44
 4　哺乳障害の対策…………………………………………………… 44
 5　口唇裂の手術……………………………………………………… 45
 6　口蓋裂の手術……………………………………………………… 54
 7　口蓋裂手術後の鼻口腔瘻………………………………………… 60
 8　術後鼻咽腔閉鎖不全症の診断と治療……………………………… 62
 9　咬合管理…………………………………………………………… 65
 10　チーム医療……………………………………………………… 73

第3章　口唇裂口蓋裂児の心理面について　79

  1 臨床心理検査の適応について ……………………………………………… 79
  2 親子関係について …………………………………………………………… 80
  3 乳幼児期の口唇裂口蓋裂児をもつ親の心理面について ………………… 80
  4 児童期における口唇裂口蓋裂児の親子関係について …………………… 82
  5 児童期の口唇裂口蓋裂児の心理について ………………………………… 88
  6 学校環境に対する口唇裂口蓋裂児の情緒・心理面について …………… 91
  7 唇顎口蓋裂成人1症例の治療経過（心理面について） ………………… 92

第4章　鼻咽腔閉鎖機能　99

  1 はじめに ……………………………………………………………………… 99
  2 鼻咽腔閉鎖機能の本態 ……………………………………………………… 99
  3 鼻咽腔閉鎖機能の検査，評価および診断，治療 ………………………… 105
  4 口蓋裂言語臨床の流れ ……………………………………………………… 121
  5 症　　例 ……………………………………………………………………… 123

第5章　二段階口蓋形成手術例と言語治療　137

  1 はじめに ……………………………………………………………………… 137
  2 二段階口蓋形成手術法について …………………………………………… 137
  3 二段階手術例の言語発達 …………………………………………………… 141
  4 二段階手術例に対する言語治療 …………………………………………… 149
  5 まとめ ………………………………………………………………………… 153

第6章　構音指導の実際　157

  1 はじめに ……………………………………………………………………… 157
  2 機能的構音障害の定義 ……………………………………………………… 157
  3 構音の発達 …………………………………………………………………… 159
  4 構音障害の分類と症状 ……………………………………………………… 159
  5 機能的構音障害の評価 ……………………………………………………… 161
  6 構音訓練の内容 ……………………………………………………………… 164
  7 指導事例 ……………………………………………………………………… 166

第7章　成人口蓋裂患者の言語指導　189

  1 成人になるまで口蓋裂治療をまったく受けずに経過した患者の場合 … 189
  2 言語治療期間が長期にわたった患者の場合 ……………………………… 195

口蓋裂・構音障害　執筆者（執筆順）

武内　和弘（広島国際大学総合リハビリテーション学部リハビリテーション学科）

福田登美子（元・広島県立保健福祉大学保健福祉学部コミュニケーション障害学科）

西尾順太郎（大阪府立母子保健総合医療センター口腔外科）

糟谷　政代（元・新潟医療福祉大学医療技術学部言語聴覚学科）

磯野　信策（元・東北文化学園大学医療福祉学部リハビリテーション学科）

山崎　祥子（らく相談室）

峪　　道代（大阪府立母子保健総合医療センター口腔外科）

山本　悠子（元・北海道大学病院歯科診療センター言語治療室）

プロローグ

口蓋裂・構音障害の臨床の進歩

●武内和弘・福田登美子

1. はじめに

　近年，言語臨床家が対象とする障害の領域は驚くほど多岐にわたり，日々の臨床では種々の原因疾患による聴覚・音声・言語障害の改善に取り組むようになってきた．対象が広範囲になるにつれて言語障害の改善が難しく，容易に治癒は望めない障害も増加すると考えられる．

　このような言語障害臨床を取り巻く状況の変化のなかで，現在口蓋裂に起因する構音障害（器質的）および機能的構音障害はセラピーの効果が期待できる言語障害となっている．国立特殊教育総合研究所の調査（1973年，1985年）にも，機能的および器質的構音障害児（口蓋裂に起因する言語障害を含む）は，全国のことばの教室に通う子どものうち35％前後を占めて最も多く，しかも，言語聴覚障害のなかでは，数少ない治癒の期待できる障害と報告されている．すなわち，構音障害は遅くても児童期には治癒が期待できる言語障害となった．過去には，取り分け口蓋裂に起因する構音障害は治らないとされ，言語治療もほとんど行われずクライエントは生涯コミュニケーション障害を余儀なくされた経過を考えると，現在の口蓋裂治療の進歩にあらためて驚異の感を禁じ得ない．

　本巻は口蓋裂・構音障害として構成されている．これは器質的構音障害（代表として口蓋裂に起因する構音障害）と機能的構音障害を意味する．両者は構音障害として共通する側面もあるが，相違する面もあり明確に書き分け難い点がある．これらのことを考慮して，プロローグではまず口蓋裂について，とくに臨床の進歩を手術法と言語治療の側面から述べ，次に機能的構音障害の言語指導の進歩にふれた．検査法や評価法に関しては口蓋裂および機能的構音障害共通の問題として取り上げた．言語臨床の今後の方向性としてクライエントの福祉と言語臨床家の役割について述べた．

　1章では，言語臨床家が構音障害の臨床を行うときの基礎知識となる臨床音声学を新しい観点から詳述した．口蓋裂に関しては，2章で口唇裂・口蓋裂の最新口腔医療について，哺乳障害の対策，手術法および歯科矯正治療等口蓋裂の問題を総合的に論じた．3章では，こ

れまであまり触れられていなかった口唇裂・口蓋裂患者の心理的問題を取り上げた．4章では口蓋裂に起因する構音障害の主たる原因となる鼻咽腔閉鎖機能の検査法，評価法および二次治療法について述べた．具体的な言語治療法は，5章で二段階口蓋裂手術法による言語治療について，6章では小児の構音指導の実際を解説し，7章では従来取り組み難いとされ，しかし口蓋裂を考えるうえで避けて通れない問題である治癒困難な成人口蓋裂患者への援助について触れた．

　以上のように，口蓋裂・構音障害の問題を多面的に取り上げた．本巻により構音障害の問題について一層理解を深めて頂けることを願っている[*1]．

2．口蓋裂：手術および言語治療の進歩

　わずか40～50年前には，ほとんどのクライエントは口蓋裂特有の声と構音を持って，コミュニケーション障害のある状態が当然とされていた口蓋裂言語障害が，現在ではクライエントのおよそ80％以上が正常構音を獲得するに至った．

　この治癒率向上の要因のひとつに，口蓋裂手術法の目覚ましい進歩をあげることができる．手術法の進歩は，術後の鼻咽腔閉鎖機能の改善率の上昇をもたらした．

　口蓋裂形成手術の目的は，鼻咽腔部をより狭小化して鼻咽腔閉鎖運動をより良くすることである．この目的達成を目指して手術法は改変されてきた．1766年頃に行われた手術は口蓋部の裂隙を単に閉鎖することであった．その後，1861年 Von Langenbeck が口蓋裂閉鎖に粘膜骨膜弁（mucoperiosteal flap）という概念を初めて導入し，硬口蓋裂の閉鎖手術に成功した．ところが，この方法は口蓋に手術侵襲が加わり，short palate を生じ言語障害の改善に有効な手術法とはならなかった．1920年に Ganzer が粘膜骨膜弁で裂隙を閉鎖して後に口蓋を後方へ移動する後方移動術（puch back）法を考案し，1962年に Edgerton が現今の puch back 法を一応完成した[1]．この粘膜骨膜弁後方移動術は，その後も多くの術者により変法や改良がなされて，現在口蓋裂一次手術の多くはこの手術法で行われている．

　日本における口蓋裂治療は，1950年代（昭和20年代）から新たな展開をみるようになった．口蓋裂言語障害の発現を予防することを目標に，鼻咽腔閉鎖機能の早期改善に向けて puch back 法に改良が加えられる一方で，乳幼児に対する麻酔技術の進歩と術後管理の向上などを背景に，一次手術は急速に低年齢で行われるようになり，口蓋裂の手術年齢は，4～5歳から2歳台の時期を経て現在では1歳前後となっている．術後の鼻咽腔閉鎖機能の獲得率は80～90％と著しく上昇してきている．

　一次手術で鼻咽腔閉鎖機能の得られなかった術後鼻咽腔閉鎖不全症（先天性あるいはその

[*1] なお，できる限り用語の統一に努めたのですが，各施設や著者の長年の慣用もあって完全には果たせませんでした．ご寛容をお願い申し上げる次第です．

他の鼻咽腔閉鎖機能不全症に対する治療も含めて）に対する二次治療法も，種々の方法に改良が加えられ著しい効果をみることができる．現在二次治療法としては，大きく分けて広義の言語治療，補綴的治療（発音補正装置：speech appliance）および外科的治療法（多くは咽頭弁形成手術：pharyngeal flap operation）が用いられている．補綴的治療では種々のタイプの発音補正装置が開発され，閉鎖不全への適用効果に加えて，装置によって閉鎖運動が賦活され，装置を撤去しても言語改善状態が維持されるなど，装置の有用性を示す報告は多い．外科的治療では，high attachment 法（上茎弁を軟口蓋鼻腔側に付着させることを基本とする方法），tubed type の pharyngeal flap 法（咽頭弁を tubed type にして軟口蓋に付着させる方法），folded pharyngeal flap 法（咽頭弁を上下 2 つに折り重ねて用い，弁と軟口蓋の付着方法に特徴のある方法）[2]，unifid velopharyngeal plasty（左右の口蓋帆挙筋の一部と上咽頭収縮筋をそれぞれ結合させて左右にふたつの筋層を含んだリングを構成する方法）[3]など咽頭弁形成手術法は多くの術者によって手術法があみだされ，二次治療法としての有用性を示す多くの報告がある．補綴的治療は主に歯科医学領域で用いられ，まず発音補正装置の適用による効果を得て後に咽頭弁形成手術が行われている．外科的治療は医学領域で閉鎖不全に対する二次治療法として最初に選択されている．二次治療法として両者の選択基準を決めるには種々の側面から検討することが重要で，今後の臨床的データの蓄積が待たれる状態である．

　言語障害の出現予防を主眼にした手術法の改良は，目的達成の成果をあげていった一方で，術後の上顎骨の成長発育障害の問題点を残した．これに対して，顎顔面の発育障害を軽減することを目的として，1954 年 Slaughter や Pruzansky ら[4]は，軟口蓋の手術を早期に行い，硬口蓋の閉鎖はできる限り遅くすることで，口蓋裂言語障害の発生予防と硬口蓋の侵襲を少なくして上顎の成長を図ろうとする二段階口蓋裂手術法を提唱した．本法は Schweckendiek らの臨床応用で良好な上顎骨の成長発育が示されたが，言語成績は良い結果ではなかったと報告されている．1979 年 Perko の考案した硬口蓋後方部から採取した口蓋粘膜弁法と puch back 法を組み合わせた二段階口蓋裂手術方法が，世界的に臨床応用されるようになった．日本においても二段階手術法による言語成績が報告されており，通常の一段階法に比べて構音障害の発現率が高いと報告されている[5]．Perko 法に準じた二段階手術法による自験例の術後成績では，異常構音の出現は対象 25 例中 19 例で，このうち構音訓練を行ったのは 15 例であった．異常構音の種類は，鼻咽腔構音，声門破裂音および口蓋化構音その他の順に多かった．7 歳時の総合評価では，正常構音となって治癒と判定したものは 17 例（68%），鼻咽腔閉鎖機能不全は軽度閉鎖不全例および明らかな閉鎖不全例をあわせると 6 例（24%）で，この結果からは二段階法の言語成績は一段階法に比べてやや低いといえる[6]．また，1986 年 Furlow は double opposing-z-plasty と称する新しい口蓋裂形成手術法を報告した．本法は発表後の日が浅く，術後成績の良否はまだ未知数の点もあるものの，鼻咽腔閉鎖機能にも顎発育にも優れた方法であるとの報告がみられる．本巻第 2 章を参照されたい．以上のように，口蓋裂手術は種々の工夫と改良によって現在に至った．

　構音障害の治癒率を向上させたもうひとつの要因として，言語治療の進歩がある．かつて

日本では，口蓋裂形成手術後は言語治療も行われず放置されることが多かった．治療機関によっては口蓋裂術者によってフォローされたクライエントも存在したが，言語臨床家による系統的言語治療が開始されたのは1950年代（昭和30年代）後半からである．以後，言語臨床家の臨床的研究の積み重ねによって言語治療は体系化された．現在では術後の言語管理は当然となり，構音障害の分類，構音動態の解明，検査法および評価法の確立，鼻咽腔閉鎖機能不全の程度と構音障害の関係，小児および成人の系統的構音訓練法の確立，親との連携，他領域とのチームアプローチの実践等々によって，口蓋裂言語障害の臨床は高いレベルに達した．

現在一般的となっている言語臨床を概観すると，口蓋裂形成手術直後からおよそ4歳までは言語発達をはじめとして，鼻咽腔閉鎖機能の状態，構音発達，構音障害の出現の有無，声の状態および口腔環境などが総合的に管理される．この時期は，クライエントにとっても臨床家にとっても最も重要な時期で，小さな変化も見落とすことは許されない．すなわち，構音障害が出現しても，この期間に適切に対応することによって，出現したうちの10％前後の者は，観察や助言で障害が消失する可能性があるからである．

従来，口蓋裂言語障害は鼻咽腔閉鎖機能不全によって生じる鼻にかかったあいまいな声と構音が特徴であった．しかし現在は，鼻咽腔閉鎖機能とは関係が少ない，機能性構音障害にも認められる構音障害の出現率が高くなってきている．口蓋裂構音障害を分類すると，

- A群：呼気鼻漏出による子音の歪み，声門破裂音，咽頭破裂音，咽頭（喉頭）摩擦音
- B群：口蓋化構音，側音化構音，鼻咽腔構音

などが代表的なもので，A群に属する構音障害が鼻咽腔閉鎖機能不全と関係するものである．過去にはA群の構音障害の出現率が著しく高かったのに対して，現在はB群に属する構音障害の出現が高く，とくに口蓋化構音が多いことは多くの報告から明らかである．自験例でも口蓋化構音は，構音障害出現例の45％を占めている．このように，出現頻度の高い構音障害の種類は過去と現在で変化している．現在，構音障害の出現率は全体のおよそ40〜50％である．

構音訓練法を振り返ってみると，過去に行っていた構音訓練は，呼気の鼻漏出を防ぐことが基本であるとの知識にとらわれすぎて，吹いていれば治る，あるいは完全に吹けるまでは構音障害に目を向けないという状態であった．しかし，吹く訓練の意義，訓練期間，鼻咽腔閉鎖機能不全の程度と訓練の関係などが明らかになるにつれて，訓練内容や訓練期間も変化，短縮されてきている．現在では小児例でおよそ1週1回の訓練回数を基準として2〜3年程度で訓練を終えるクライエントが多い．具体的な訓練方法に関しては5〜7章に詳述されているのでここでは省略する．

言語臨床家が正常構音を誘導するテクニックを豊富に習得することは重要である．構音訓練音の選び方，音の誘導の仕方，キャリーオーバーの順序などいくつかのポイントも習得しておかなければならない．しかし，筆者は構音訓練にあたる臨床家に必要な能力として，まず相手の構音障害音をどれだけ正確に目と耳で把握できるかであると考えている．音を知る能力こそ必須であり，治すテクニックはその後に生み出せるからである．

言語臨床にも徐々に機器が導入され，機器による検査や構音訓練が行われてきている．機器による検査は，結果が客観的で再現性も高いと考えられ，今後はさらに機器の導入が進むことが予想される．機器を用いた構音訓練は臨床家の能力の影響を受けることも少なく，効率的に行える利点はあると考えられるが，構音訓練は基本的に臨床家の手作りの部分の多い仕事である．クライエントの反応と臨床家のテクニックをうまく噛み合わせることが必須条件であり，両者をどのように組み合わせれば効果的訓練法となるかを臨床家が考えて機器を活用することが重要であろう．

　以上のように，長い時間と先人らの努力によって口蓋裂治療は進歩してきた．しかしながら，この現状のなかでも今なお治癒困難な状態でコミュニケーション障害をもつクライエントの存在することも事実である．現在のいかなる医科学，歯科医学の手法を用いても満足な鼻咽腔閉鎖機能の獲得ができず構音障害を呈する例，発達障害やその他の問題が重複して構音障害が改善しない例，医療臨床家および言語臨床家の力量不足が改善を阻んだり遅らせたりしている例など原因はさまざまである．今後の問題点は，これらのクライエントの構音障害を少しでも改善する方法を見い出す努力であり，同時に生涯改善できないかもしれないクライエントのコミュニケーション障害へどのようにアプローチすべきかを考えることである．言語臨床家は，ともすると症状のみと格闘しがちである．治癒困難なクライエントへのかかわりにはもっと広い視野で問題を考え言語臨床家にできる援助方法を追求しなければならないし，臨床家間の知恵と知識の交換は新たな視点を生み出すものと思われる．（以上　福田）

3. 機能的構音障害の指導の進歩

　日本音声言語医学会と日本聴能言語士協会から構音検査が市販され，言語臨床家間で共通の検査が可能になったことは，構音障害の臨床や研究面の土台つくりの面から意義が大きい．また，構音発達の予測を目指した構音発達総合検査[7]が臨床現場に導入されて構音障害の予後推定が容易になり，言語臨床家の間でその指導法のコンセンサスが得られるようになるといっそうの指導効果が期待できよう．今後，さらに構音発達や構音障害の治癒過程の研究の進捗が望まれる．

　構音指導の領域への機器の導入は，テープレコーダーがほとんど唯一の指導用機器であった時代から，フォニックミラーやランゲージマスター，さらにはコンピュータ支援の各種訓練機器やソフトウエアが活用されている現在まで大きな進歩がみられる．第6章に詳述したように従来のVan Riperに代表される伝統的なスピーチセラピーの考え方や技法は，行動療法，学習心理学，認知心理学などの研究成果を取り入れて，評価方法に新たな観点を導入し，セラピーの技法の精緻化をもたらした．

　さらに，近年，従来の構造主義言語学的な音素の考えと異なり，音素を示差的特徴（distinctive features）の束として把握する生成音韻論の成果などを取り入れた構音障害の分析も行われ始

めた．幼児の構音障害の記述と評価法のひとつとしての自然音韻過程分析（Natural Process Analysis）の考え方[8]は，すでに欧米ではスピーチ・セラピーに取り入れられて盛んに用いられているが[9,10]，わが国ではようやく構音指導の技法として取りくんだ報告が見られ始めたところである[11]．また，最近は，言語の有標性（Markedness）の観点から構音発達や失語症者における言語音喪失との関連を明らかにしようとする試みもみられ始めた[12]．もちろん正常言語の分析から産み出されたこのような理論的方法を，そのまま言語障害者の言語分析に適用するには慎重な配慮が必要であるのはいうまでも無い．しかし，今後この領域の体系的研究の積み重ねにより，言語聴覚障害に対する新しい指導法の開発と導入が待たれることは指摘しておかねばならないであろう．

4. 言語障害の検査法・評価法の進歩

構音検査法の市販や訓練機器の開発等については前節で述べたとおりであるが，口蓋裂音声ならびに構音障害の機器を用いた各種評価技術の進歩も著しい．とくに，鼻咽腔閉鎖機能の検査法として，X線検査，ポリグラフによる空気力学的検査機器の開発，鼻咽腔ファイバースコープの開発などは目覚ましい[13]．X線を利用した検査では，従来のX線映画やX線ビデオを用いた検査から，検査時の被曝量を軽減する試みとしてX線マイクロビーム法による研究[14]，ポリグラフに接続したニューモタコグラフによる構音の空気力学的研究，筋電図による鼻咽腔閉鎖関連筋の動態研究など種々の方法が進展している．鼻咽腔ファイバースコープ検査は，口蓋裂患者の嚥下時，blowing時，母音および子音構音時の鼻咽腔閉鎖運動の様相を直視下に観察し評価できる画期的手段を提供した．さらに，鼻音性の評価法としてはnasality meterやTONOR, TONOR IIの研究開発を経て，やがてFletcherら[15]によってNasometerが開発市販されnasalanceという数値による客観的臨床評価が可能となった．このような鼻咽腔閉鎖機能検査法の詳細は，第4章に述べられている．

さらに，構音器官の動態に関する研究として，磁気センサーによる構音運動の観察，画像解析による口唇運動の解析，最近では，核磁気共鳴現象を利用したMRI法による声道の3方向からの観察[16]，超音波断層撮影装置による舌運動の観測，エレクトロパラトグラフによる舌と口蓋の接触パターンの把握[17,18]，motor speech analysisなどのソフトウエアによるディアドコキネシスの測定などをはじめ[19]，構音運動の新しい観察手段や方法の開発研究が進んでいる．また，術後音声と構音障害の評価にソナグラフが標準的に活用されるようになったが，そのソナグラフも感熱記録紙を用いたアナログタイプの旧型から，モニターとディスクドライブを備えたデジタルタイプに進化し，リアルタイムで音声医学的検査や評価が可能となり臨床応用が簡略化された意義も大きい．

5. クライエントの福祉と言語臨床家の役割

　クライエントのQOLの観点から口蓋裂治療が見直され，口蓋裂治療の専門家の連携したチーム医療と一貫した治療体制の確立が唱えられ，口蓋裂治療が組織的に行われるようになってきた．臨床的必要から口蓋裂治療に参画する各専門家らが集まって昭和37年に結成された小さな「口蓋裂治療談話会」が，口蓋裂の問題を総合的に研究討議をされる場として活動し，昭和45年に「口蓋裂研究会」，さらに昭和51年に「日本口蓋裂学会」へと発展している[20]．医学の進歩は口唇裂クライエントの顔貌に対する審美的な要求の充足，結婚や出産の不安に対する遺伝相談の場の提供へと進み，また，毎日新聞北海道支局のキャンペーンが発端となって歯科矯正治療の育成医療化など福祉制度の改善も進んだ．口蓋裂児の心理的問題も忘れてはならない問題で，本書では第3章で詳細に触れた．しかし，音声と言語障害に関する身体障害者手帳の等級は現在3級と4級のみしかなく，他の身体障害者に比べて手帳申請のメリットが少なく，本制度が十分活用されていないのは今後の検討課題であろう．

　一方，口蓋裂患児の保護者を中心に組織された親の会は，最近，親の会とともに若い患者の会も発足し，当事者や保護者間の交流はもちろん機関紙や関連冊子の出版活動などを通じて，広く患者の福祉とQOLの向上を目指し社会的啓発活動を推進している．教育の分野では，千葉県の院内小学校に始まったことばの教室が全国的に展開され，幼稚園から小・中学校に至る言語障害児教育の充実がめざましい．1998年に国家資格が制定されて新たに誕生した有資格の言語聴覚士と教育現場でのスピーチ・セラピーのかかわり合いも今後検討が必要となる課題であろう．

　今後，言語障害の領域は，現在急展開しているヒトゲノムの解析と関連研究の進歩などにより口蓋裂や機能的・器質的構音障害の原因にもメスが入り，テーラーメイド医療などのように口蓋裂言語や構音障害の治療にも新たな展開の見えてくることが予想される．また，情報処理技術の急速な進歩を背景に，新しい分析機器やコンピュータ支援教育や指導技術の進展も目覚ましい．インターネットを通じて関係する世界中の研究者が広く連携し膨大な情報を集積し相互にリンクしてその活用が図られ始めていることも指摘しておかなければならない[21]．

　このような潮流に対し言語臨床家はどのように対応できるのか，また対応しなければならないのか，さらに，クライエントと臨床家とのより望ましい結びつきとはどのような形態であるかなどについて，患者の真のQOL尊重の観点に立って各自が真剣に考え努力を傾けるとともに，言語聴覚障害のみに限らず広く社会福祉の充実の立場から，専門家としての責務を果たしていかなければならないといえるであろう．（以上　武内）

引用文献

[1] 伊吹　薫, 松矢篤三: 今日の口蓋形成術の論点. 宮崎　正編集: 口蓋裂 —— その基礎と臨床. pp.314–321, 医歯薬出版, 1982.
[2] 一色信彦: 咽頭弁形成手術. 日本口蓋裂学会雑誌 21: 9–16, 1996.
[3] 松矢篤三, 宮崎　正: 咽頭弁移植術. 宮崎　正編集: 口蓋裂 —— その基礎と臨床. pp.450–464, 医歯薬出版, 1982.
[4] Slaughter WB, Pruzansky S: The rationale for velar closure as a primary procedure in the repair of cleft palate defects. *Plast. Reconstr. Surg.* 13: 341–357, 1954.
[5] 磯野信策: Hotz 床併用二段階口蓋形成手術法を実施した唇顎口蓋裂患児の言語発達に関する研究 —— 言語成績を中心に. 新潟歯学会雑誌 28: 15–24, 1998.
[6] 和田　健, 福田登美子, 館村　卓, 松橋和江, 米田真弓, 松矢篤三: 二段階口蓋裂手術法における言語成績の評価. 大阪大学歯学雑誌 33: 427–436, 1988.
[7] 内須川洸, 長澤泰子: 講座 言語障害治療教育 4 構音障害. 福村出版, 1982.
[8] 上田　功: 構音障害と自然音韻過程分析 —— 音韻論からみたいくつかの問題点 ——, 音声言語医学 36: 331–337, 1995.
[9] Shrieberg L, Kwiatkowski J: Natural process analysis: A procedure for phonological analysis of continuous speech samples. Wiley, 1980.
[10] Chapman KL: Phonologic processed in children with cleft palate. *Cleft Palate-Craniofacial J.* 30: 64–71, 1993.
[11] 岡崎恵子, 大澤富美子, 加藤正子: 口蓋裂児の構音発達 —— 音韻プロセス分析による検討 ——. 音声言語医学 39: 202–209, 1998.
[12] 窪園晴夫: 日本語の音声. pp.1–63, 岩波書店, 1999.
[13] 山岡　稔: 内視鏡による口蓋裂患者の鼻咽腔閉鎖運動に関する研究. 日口外誌 19: 29–43, 1973.
[14] 本多清志: X 線マイクロビームによる子音調音時の舌位置の分析. 音声言語医学 41: 154–158, 2000.
[15] Fletcher SG: Nasalance vs listner judgement of nasality. *Cleft Palate J.* 13: 31–44, 1976.
[16] 熊田正信, 正木信夫, 本多清志, 他: 構音時の舌筋活動 —— Tagging MRI Movie を用いた研究 ——. 音声言語科学 41: 170–178, 1999.
[17] Wakumoto M, Masaki M: Three-dimensional visualization of electropalatogrphic data. *J. Acoustic. Soc. Jpn.* 20: 137–141, 1999.
[18] 今井智子, 和久本雅彦, 丹生かず代: パラトグラフィによる構音の評価. 音声言語医学 41: 159–169, 2000.
[19] 小澤由嗣, 城本　修, 武内和弘, 綿森淑子: 発声発語器官の交互運動能力における教示方法の違いの影響. 広島県立保健福祉短期大学紀要 2: 39–43, 1998.
[20] 宮崎　正: 序. 宮崎　正編集: 口蓋裂 —— その基礎と臨床. pp.1-2, 医歯薬出版, 1982.
[21] 武内和弘: スピーチ・セラピーの現在. 補綴臨床別冊（補綴臨床と QOL）, pp.181–184, 1998.

第1章

構音指導のための臨床音声学

●武内和弘

1. はじめに

　音声学（phonetics）は，言語学（linguistics）の一部門であり，世界におよそ六千から八千あるといわれる言語の音声を対象とし，話し手中心の調音音声学（articulatory phonetics），聞き手中心の聴覚音声学（auditory phonetics）および音波中心の音響音声学（acoustic phonetics）に大別して記述されることが多い（図1）．しかし，本稿ではこのような区分にこだわらず言語聴覚障害の類型のうち，とくに日本語の構音障害のスピーチ・セラピーに役立つという点に焦点を絞って述べる．

```
(A) 話し手中心の調音音声学（articulatory phonetics）
(B) 聞き手中心の聴覚音声学（auditory phonetics）
(C) 音波中心の音響音声学（acoustic phonetics）
              (C)
    (A) ─────────→ (B)
   [話し手] （音波） [聞き手]
```

図1　音声分析の3つの局面（小泉，1996[1]）を改変）

2. 音　　声

2.1. 音声とは

　音声（phone）とは，「人間が，コミュニケーションのために，発声発語器官を用いて出すオト（sound）」である[2]．音声学大辞典[3]では，音声は「人間が言語活動のために音声器官によって発する音」とし「言語音（speech sound）」ともいうとしている．上野[4]は，図2のようにオトを分類し，このうち言語音（speech sound）が音声学の中心課題となると述べている．また，金田一[5]は，「コミュニケーションのために」という部分を「有意的に」と表現し，上野の分類表では非言語音とされている歌声なども音声に含めている．

　したがって，通常は，人間が発声発語器官を使って出す音であるが，咳払いや舌打ちなどの表情音，せき，くしゃみなどの生理的反射音などは，音声学の主対象とする音声には含めない．「静かに！」と制止する時の「しー！」や，いまいましい気持ちを表わす舌打ちの「ちぇ！」などが，ちょうど「音声」と「非音声」の境界に位置するオトとなるが，これらも通常は非言語音として扱い，言語音である音声と区別する．これらの音や発声は，人間の言語の重要な特徴とされる二重分節（double articulation）がなく，恣意性（arbitrariness）が弱いためである[4]．ただし，アフリカのンデベレ語などのように舌打ち音や吸着音を音素（phoneme）として持つ言語[6]においては，これらの舌打ち音や吸着音も音声に含めて取り扱う．

　このように非言語音は音声に含めないが，構音障害の指導に際しては，構音類似運動検査などにより後の構音誘導の手がかりとなるような非言語音の調音も可能かどうかをチェックしておかなければならない．

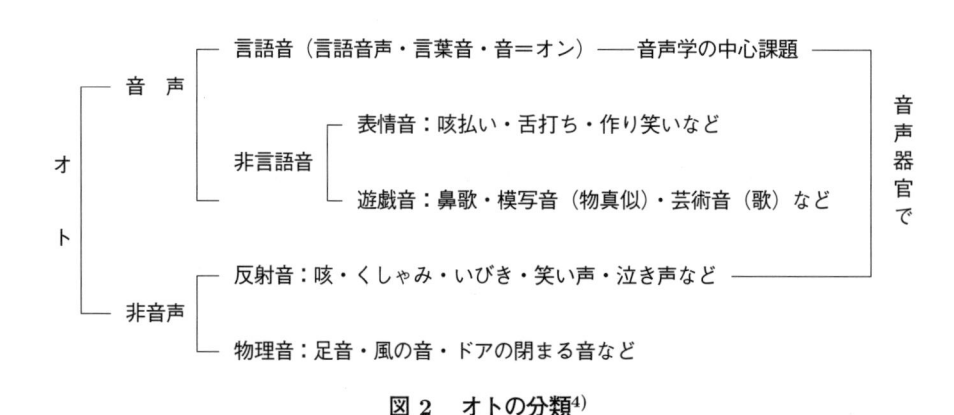

```
                ┌─ 言語音（言語音声・言葉音・音＝オン）── 音声学の中心課題 ─┐
        ┌─ 音声 ─┤                ┌─ 表情音：咳払い・舌打ち・作り笑いなど      │ 音
        │        └─ 非言語音 ──────┤                                            │ 声
 オト ──┤                          └─ 遊戯音：鼻歌・模写音（物真似）・芸術音（歌）など │ 器
        │                                                                       │ 官
        │        ┌─ 反射音：咳・くしゃみ・いびき・笑い声・泣き声など ──────────┤ で
        └─ 非音声┤
                 └─ 物理音：足音・風の音・ドアの閉まる音など
```

図2　オトの分類[4]

2.2. 音声の産生

音声を発するには,ふつうは肺からの呼気 (exhalation) を用いて声道で気流を作り出す気流発動 (initiation) によるが,喉頭や,舌と軟口蓋を用いる方法や,吸気 (inhalation) による特殊な方法もある.斎藤[7]は,この気流の起こし方として,(1) 肺を使う肺臓気流機構 (pulmonic air-stream mechanism),(2) 喉頭を動かす喉頭気流機構および (3) 舌と軟口蓋を用いる軟口蓋気流機構の3つをあげている (表1).(2) と (3) は,まとめて非肺臓的気流機構 (nonpulmonic air-stream mechanism) と呼ばれる.この気流の方向には,外行的 (egressive) な流出 (pressure) と,内行的 (ingressive) な流入 (sunction) の2方向があり,それらの6種類の気流の組み合わせのうち,ふつうにみられるのは,通常の音声,および放出音 (ejective),入破音 (impressive),吸着音 (click) の4種類である[4].

この発声発語に用いられる器官を図3に示す.発声 (phonation) 時は,肺からの呼気流によって声帯が周期的に振動し,喉頭原音が産生される.この時の声帯振動の平均的な基本周

表 1　気流の種類と単音（斎藤,1998[7]を一部改変）

気流	流出	流入
肺臓気流機構	(通常の音声)	—
喉頭気流機構	放出音	入破音
軟口蓋気流機構	—	吸着音

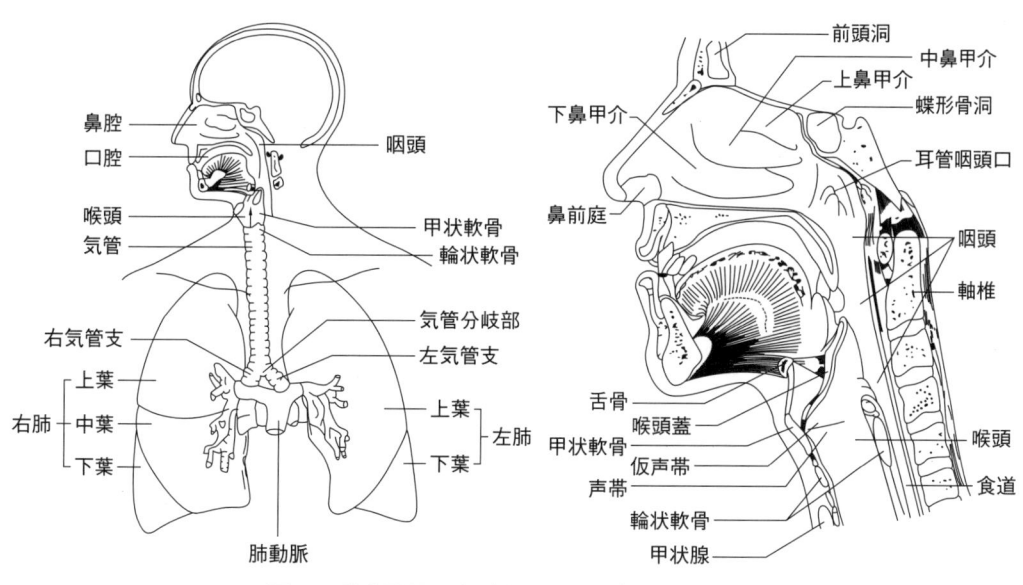

図 3　発声発語器官（渡辺,1995[8]を一部改変）

波数は，男性では約 120 Hz，女性では約 250 Hz，子どもでは約 300 Hz 程度である[9,10]．この基本周波数は，ピッチメータや音声分析ソフトウェアを用いて測定できる．聴覚障害児の発する音声のピッチ異常矯正用に開発された F_0 インディケータの目盛を読むことによってもおよその数値が得られる．

2.3. 有声音と無声音

声帯が振動し"こえ"をともなう音を有声音（voiced）と呼び，声帯が振動しないで"いき"だけであれば無声音（voiceless，または unvoiced）と呼ぶ．ささやき声（whisper）は声帯声門が閉じ，軟骨声門部分が開いている．声門閉鎖不全のため摩擦性雑音をともなうと気息性発声となる（図4）．声門の開放より少し遅れて声帯振動が始まると，無声破裂音のあとに摩擦性の雑音が後続した有気音（帯気音，aspirated）となる．声門の開放と同時に声帯振動が始まれば無気音（unaspirated）となる．すなわち，気音 [h] をともなうのが有気音，ともなわないのが無気音であり，声帯振動をともなうのが有声音，ともなわないのが無声音である．

なお，音の前後の音声環境により有声音が無声化（IPA 補助記号 [̥]）したり，逆に無声音

① 左右の声帯が完全に閉じて息が通らない状態（図A：声門閉鎖，非有声音＝無声音として扱う）
② 声帯は閉じているが緊張が弱く，肺からの息が声帯を周期的に振動させながら通る状態（図A：有声音を出している）
③ 声帯が開いていてハイカラの息が通り抜ける状態（図B：無声音を出している，通常の状態に近い，深い呼吸時には軟骨声門も大きく開く（図C）といわれている）
④ 声帯声門が閉じて，軟骨声門が開いている状態（図D：ささやき声の時）

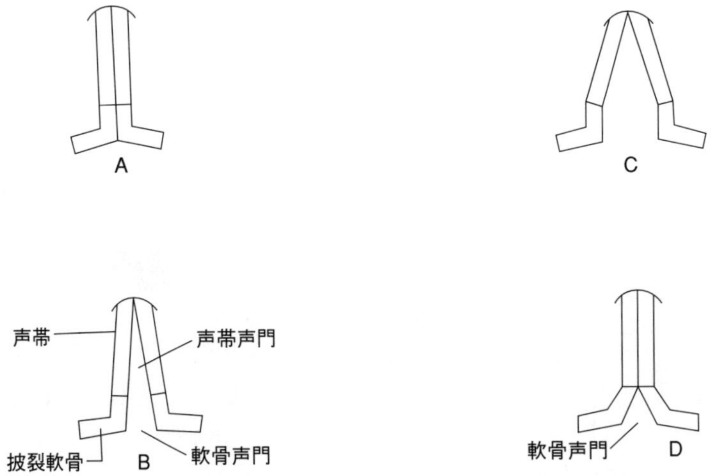

図 4　声帯の動き（猪塚ら，1994[11]）を一部省略改変）

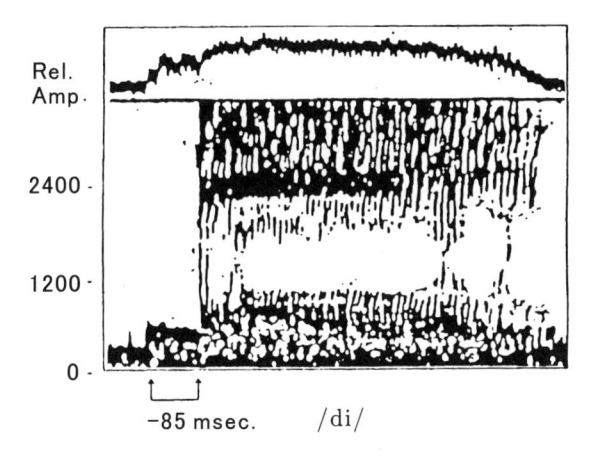

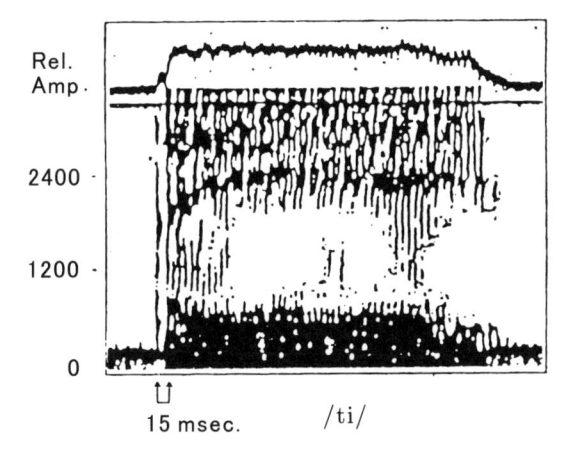

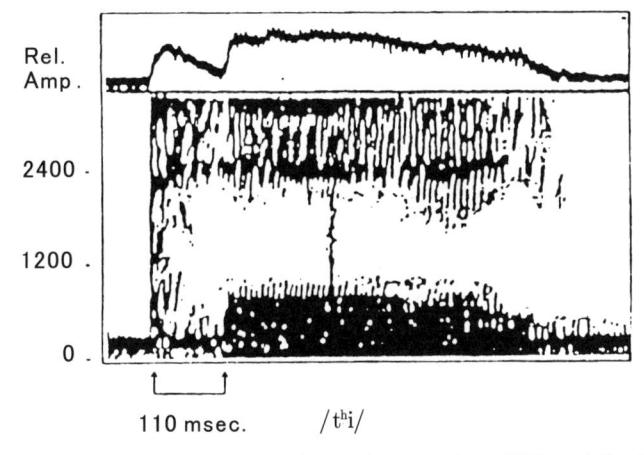

図5 タイ語の有声音節/di/，無声音節/ti/，有気（帯気）音節/tʰi/
調音時の VOT パターン[12]

が有声化（IPA 補助記号 [ˬ]）したりすることがある．日本語では，たとえば，パンを無気音 [paN] と有気音 [pʰaN] のどちらで発音してもかまわない．すなわち，無気か有気かは意味に関して弁別的でないので，このような場合，無気音 [p] と有気音 [pʰ] は自由異音（free alophone）をなすという[1]．

Lisker ら[12]によれば，有声音と無声音，さらに有気音（帯気音）では，VOT（voice onset time）の値が異なるという（図5）．破裂音の構音時には閉鎖の開放の瞬間にソナグラム上にバーストまたはスパイクフィルと呼ばれる鋭い縦線が現れる．このスパイクフィルの出現時点を一連の調音運動時の時間軸上のゼロ点とすると，たとえば図5のように有声音節 [di] の声帯振動は，このゼロ点より前の時点で始まっているので声帯振動の開始時を示す VOT の値はマイナス値となる（−85mm sec）．無声音節 [ti] の声帯振動は，母音 [a] の調音開始時になって開始されるのでプラスの値となる（15mm）．さらに，有気音節 [tʰi] では，呼気のみが流れている帯気音調音時間相当分だけ声帯振動の開始が遅れるため，VOT の値は無気音の値より大きい数値（110mm）となるのである．

城生[6]の phonolaryngograph を用いた計測によると，調音時の呼気流の最大値は，無声音 [ʃ]=313ml/s，無声化した有声音 [ʒ̥]=240ml/s，有声音 [ʒ]=147ml/s であり，子音の呼気流量に着目した調音強度は，おおまかに，無声音＞無声音の有声化＞有声音の無声化＞有声音であるという．

また，調音時に音声器官の筋肉の緊張の度合いの高いものをテンス（tense：緊張，はり），低いものをラックス（lux：弛緩，ゆるみ）という[7]．無声子音は，有声化が起こっても本来テンスのある子音なので，ラックスのある有声子音が無声化した音よりも調音時の音声器官の筋緊張が強い．

構音治療する音の選定や指導順序は，この調音時に必要な呼気流速に関連した調音強度や，可能な筋緊張の度合いも考慮して決められるべきであろう．

2.4. 国際音声記号（IPA）

音声は，文字を持つ言語であればそれぞれの言語に固有の文字で表される．しかし，この文字表記は音声言語と完全に一対一に対応していないことが多い．文字は一度制定されればある程度の期間その表記法が保たれるが，音声の方は時代とともに変化してその言語の文字表記（正書法）と現実の発音とがしだいに乖離していくことが大きな要因である．これは，カナ表記などによる構音障害の分析には限界があることの理由のひとつでもある．

したがって，世界の言語の音声を統一的基準で表記したい場合には国際音声記号（International Phonetic Alphabet，以下 IPA という）を用いる．IPA は，正しくは国際音声字母と訳すべきかもしれない（城生，1998[13]，pp.89–90）．1996 年に一部改訂された最新の改訂版 IPA を表2（子音，pulmonic のみ）と図6（母音）に示す．IPA は，1886 年にパリで設立された国際音声学会（International Phonetic Association）が公表したもので，何度か改訂が加えられ

表2　国際音声記号（IPA）の子音図（1993年改訂，1996年修正）
国際音声学協会のホームページ
http://www2.arts.gla.ac.uk/IPA/fullchart.html を参照

THE INTERNATIONAL PHONETIC ALPHABET (revised to 1993)

CONSONANTS (PULMONIC)

	Bilabial	Labiodental	Dental	Alveolar	Postalveolar	Retroflex	Palatal	Velar	Uvular	Pharyngeal	Glottal
Plosive	p　b			t　d		ʈ　ɖ	c　ɟ	k　ɡ	q　ɢ		ʔ
Nasal	m	ɱ		n		ɳ	ɲ	ŋ	ɴ		
Trill	ʙ			r					ʀ		
Tap or Flap				ɾ		ɽ					
Fricative	ɸ　β	f　v	θ　ð	s　z	ʃ　ʒ	ʂ　ʐ	ç　ʝ	x　ɣ	χ　ʁ	ħ　ʕ	h　ɦ
Lateral fricative				ɬ　ɮ							
Approximant		ʋ		ɹ		ɻ	j	ɰ			
Lateral approximant				l		ɭ	ʎ	ʟ			

Where symbols appear in pairs, the one to the right represents a voiced consonant. Shaded areas denote articulations judged impossible.

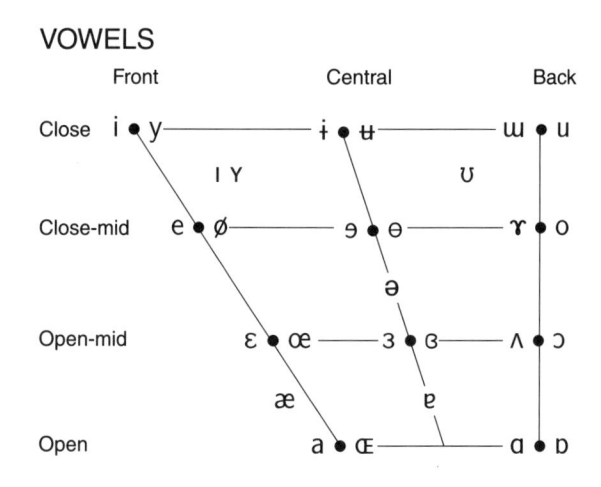

VOWELS

　　　　Front　　　Central　　　Back

Close　　i ● y ─────── ɨ ● ʉ ─────── ɯ ● u
　　　　　　ɪ　ʏ　　　　　　　ʊ
Close-mid　e ● ø ─────── ɘ ● ɵ ─────── ɤ ● o
　　　　　　　　　　　　ə
Open-mid　ɛ ● œ ─────── ɜ ● ɞ ─────── ʌ ● ɔ
　　　　　　æ　　　　　ɐ
Open　　　　　　　a ● ɶ ─────── ɑ ● ɒ

図6　国際音声記号（IPA）の母音図（1993年改訂，1996年修正）
　　　一対の記号のうち，右側が円唇母音，左側が非円唇母音

表3 新旧 IPA（国際音声字母）対照表 ＊主なもののみ[7]

1951	1979	1989	1993	1993 (1996)
なし	なし	ʙ	ʙ	
なし	なし	ɕ	なし	
ʗ	ʗ	!	!	
なし	なし	なし	ə	
なし	なし	なし	ɞ	ɜ
なし	なし	ɢ	ɢ	
ɩ	ɩ	ɪ	ɪ	
j（摩擦音）	j（摩擦音）	ʝ	ʝ	
j（半母音）	j（半母音）	j	j	
なし	なし	ʄ	ʄ	
なし	なし	ʞ	なし	
なし	なし	ʟ	ʟ	
なし	ɯ	ɯ	ɯ	
ŋ（日本語の撥音）	なし	なし	なし	
なし	なし	ɓ	なし	
なし	なし	ɗ	なし	
ɾ	ɾ	なし	なし	
ʀ (flapped)	ʀ (tap or flap)	なし	なし	
ɹ	ɹ	なし	なし	
なし	なし	ɽ	なし	
ɫ	ɫ	l	l	
ɷ, ʊ	ɷ	ʊ	ʊ	
ʔ	ʔ	‖	‖	
ǯ	ǯ	なし	なし	
ɋ	なし	なし	なし	
ʓ	なし	なし	なし	
σ	なし	なし	なし	
ʝ (= ts)	なし	なし	なし	
ƻ (= dz)	なし	なし	なし	
͡(t͡k)	͡(t͡k)	ʷ (tʷ kʷ)	ʷ (tʷ kʷ)	
˗(t̠ k̠), ˖(t̟ k̟)	˗(t̠ k̠)	ʲ (tʲ kʲ)	ʲ (tʲ kʲ)	
˳(e̥), ˬ(e̬)	˳(e̥), ˬ(e̬)	̥(e̥)	̥(e̥)	
なし	なし	ˠ (tˠ sˠ)	ˠ (tˠ sˠ)	
なし	なし	ˤ (tˤ sˤ)	ˤ (tˤ sˤ)	
˜(ẽ)	˜(ẽ)	̃(ẽ)	̃(ẽ)	
ʼ（弱い気音）	なし	なし	なし	

てきた．1951年から1996年までの間に5回改訂された IPA の各版による改訂箇所の一覧は表3に示したとおりである[7]．1989年の改訂により摩擦音 [ʝ] と半母音 [j] の記号が分かれた点などは注意が必要であろう．個々の音の表記法と米語を中心とした用法は，Pullum ら[14]の著した *"Phonetic Symbol Guide"* に詳しい．国際音声記号ガイドブックの最新版[15]に，Okada によって25歳の日本人学生の朗読した「北風と太陽」の IPA 表記例が掲載されている．言語聴覚療法の分野で従来から用いられている表記法といくぶん異なっているが，参考までに引用しておく（図7）．

その他，Pike[16]によってローマ字と数字を組み合わせた厳密な音声記述法なども考案されて

> **Transcription of recorded passage**
> áɾutoki kitakaze to táijo: ga tsikaɾakúɾabe o simásita. tabibito no gaito: o nugáseta hó: ga katsi to ju: kotó ni kimete, mázu, kitakaze kaɾa hazimemásita. kitakaze wa, náni, hitomákuɾi ni site misejó:, to, hagésiku hukitatemásita. suɾuto tabibito wa, kitakaze ga hukéba hukúhodo gaito: o sikkáɾito kaɾada ni kuttsukemásita. kóɴdo wa táijo: no báɴ ni naɾimásita. táijo: wa kúmo no aida kaɾa jasasii kao o dásite, atatákana hikaɾí o okuɾimásita. tabibito wa daɴdaɴ jói kokoɾomotsi ni nátte, simai ní wa gaito: o nugimásita. sokode kitakaze no make ni naɾimásita.
>
> **Romanization（Hepburn system）**
> Arutoki Kitakaze to Taiyō ga chikara-kurabe o shimashita. Tabibito no gaitō o nugaseta hō ga kachi to yū koto ni kimete, mazu Kitakaze kara hajimemashita. Kitakaze wa, 'Nani, hitomakuri ni shite miseyō', to, hageshiku fukitatemashita. Suruto tabibito wa, Kitakaze ga fukeba fukuhodo gaitō o shikkarito karada ni kuttsukemashita. Kondo wa Taiyō no ban ni narimashita. Taiyō wa kumo no aida kara yasashii kao o dashite, atatakana hikari o okurimashita. Tabibito wa dandan yoi kokoromochi ni natte, shimai ni wa gaitō o nugimashita. Sokode Kitakaze no make ni narimashita.
>
> **Orthographic version**
> ある時、北風と太陽が力くらべをしました。旅人の外套を脱がせた方が勝ちということに決めて、まず北風からはじめました。北風は、『なに、一まくりにして見せよう』と、激しく吹き立てました。すると旅人は、北風が吹けば吹くほど外套をしっかりと体にくっつけました。今度は太陽の番になりました。太陽は雲のあいだから優しい顔を出して暖かな光を送りました。旅人は段々よい心もちになって、しまいには外套を脱ぎました。そこで北風の負けになりました。

図7　「北風と太陽」転写例[15]

いるが，これらは複雑過ぎて構音障害の分析などの日常臨床には向かない．構音障害の臨床業務にはIPAの簡略音声表記（broad phonetic transcription）を基本に，適宜補助記号（diacritic）を用いて精密表記（narrow phonetic transcrition）と併用するのが一般的であろう．ちなみに，このIPAを用いた表記法の1例として，原則的な構音治療順序[17]を示すと，次のようになる．

b p m w h ɸ ç d t ɴ ɲ n g k j ŋ ʒ ʥ ʧ ʃ s z ɾ ts ʣ

なお，音素記号による表記を示す時には"/　/"を用い，音声記号による表記であることを示すには"[　]"（直角括弧）を用いるのが本来の用法である．しかし，生成音韻論の立場では，従来の構造主義言語学的な音韻論の概念である音素を否定して，この両者を区別せず音声表記に"/　/"を用いている．それにともなって，言語障害の専門家の表した論文に，音素表記"/　/"と音声表記"[　]"の誤用がみられ始めているが，注意したいところである．益子[18]の「日本語子音」の解説のように，音素表記"/　/"と音声表記"[　]"を正確に使い分けたい．

2.5. 音声の分類

　音声は，通常，母音と子音に 2 大別する．この母音と子音の厳密な区分は理論的には多くの困難をともなうが[16]，臨床的には，母音は声道の途中に大きなせばめがなく，子音は声道の途中に母音より強いなんらかのせばめがあると理解しておいて差し支えないであろう．最も強いせばめは声道の一時的閉鎖で，閉鎖音（破裂音，plosive）が調音される．完全に閉鎖はしないが声道をせばめてせまい隙間をつくると，そのせばめを雑音源として摩擦性の子音（fricative）が調音される．破裂音の直後に摩擦音が連続して調音されると破擦音（affricate）となる．この破裂音，摩擦音，破擦音の 3 つはとくに声道のせばめが強いので，まとめて阻害音（obstruent）と呼ぶことがある．声道のせばめがこれよりゆるやかになると接近音（approximant）が調音される．子音のうち [j, w] は有声摩擦音として子音のひとつに分類されるが，子音のなかではせばめがゆるく比較的母音に近い調音なので半母音（semivowel）と呼ばれることがある．その他，言語音を共鳴音と非共鳴音に分ける方式，音声を母音様音（vocoid）と子音様音（contoid）に分類する Pike[16] の方式などがある．ちなみに，Pike の方式では母音様音には，母音のほかに [m, n, l, w, j] が含まれる．

2.6. 母音と子音の有標性

　窪薗[19]は，渡部[20]による世界最大級の言語データベースである UPSID（University California Los Angels Phonological Segment Inventory Database）に集録されている 317 言語についての母音体系の分析結果から，Jakobson[21] のいう母音の有標性は「ア→｛イ，ウ｝→｛エ，オ｝」という序列で捉えらると述べている．そして，このように仮定すると，

　1. 人間の言語にみられる母音の分布
　2. 子どもの言語獲得の順序
　3. 言語障害による喪失の順序

の関連した 3 つの事象を統一的に説明でき，この序列は，人間の言語にみられる構音発達や言語障害における母音喪失と深い関係を有しているとしている．

　子音は，調音点からは両唇音群 [p, b, m] がもっとも調音が容易であり，構音発達の初期に習得され，そのため子音のなかでも最も無標であると考えられる．母音中の母音とされ，母音のなかで最も無標である [a] と組み合わされた「マンマ（食べ物）」[mamma] や「ママ（母親）」[mama] が初語（始語）として世界の多くの言語に現れることが，この有標－無標の観点の妥当性を支持しているといえる[19]．

　調音法からは，声道をいったん完全に閉じてしまう閉鎖音が最も無標な子音で，声道がやや広くなる摩擦音と破擦音は有標性が高くなる．幼児は，まっ先にこの無標性の最も高い閉鎖音を獲得する．そしてこの獲得した閉鎖音で，これに比べるとやや有標性の高い破擦音や

摩擦音を代用する経過を経て，摩擦音の調音法を習得していくと考えられる．閉鎖音が他の阻害音（破擦音，摩擦音）より無標な子音であることは，構音障害における置換などにも現れている．たとえば，幼児は，[ʧ/s]（チャカナ/サカナ），[t/s]（タカナ/サカナ）などと誤ることが多い．構音失行などにおける構音異常の分析に，この母音や子音の有標性の概念が有効であるか否かについては今後の体系的研究が待たれる．

　ところで，日本語の清音は無声阻害音 [k, s, t, h など]，鼻音 [m, n]，接近音 [j, ɾ, w] を音頭に持つ日本語単音節群の総称であり，濁音は有声阻害音 [g, ʣ, ʤ, d, b など] および鼻音 [ŋ]（標準語）をその音頭に持つ日本語単音節群の総称である．この清音－濁音の区分は，無声-有声の対立と平行しておらず，これは，言語の有標性の原理を反映したものと考えられる．すなわち，声道の狭くなる阻害音では無声の調音が自然な状態（無標）であり，この無声音の調音を前提として対応する有声音が生じる．母音や接近音を含むその他の音のように声道の広くなる音では有声の調音が自然な状態（無標）であり，この有声音を前提として無声音が生じると考えられる．濁音に対する清音という呼称は，このような有標性の原理を反映して，日本語における無標の単音節群をまとめた総称となっているのである[19]．

3. 日本語の音声

3.1. 五十音図の音声分類について

　五十音図は，古代インドの悉曇（Siddham）の字母表配列に源を持つ．この五十音図の母音は，「ア→｜イ，ウ｜→｜エ，オ｜」と仮定できる母音の有標性の序列（無標から有標へ）に添って並べられている．子音は，子音性の高いカ行からマ行まで（カサタナハマ行）の音を前部に，ついで母音性の高いヤラワ行を後部に並べている．日本語のハ行音は沖縄方言の「火」[ɸi] に名残りがみられるように室町時代末期まではすべて [ɸ] 音であったと推定されることを考えると，「カサタナハマ行」と「ヤラワ行」のそれぞれの音は，[k-s-t-n-h-m] と [j-ɾ-w] のように，いずれも口腔の後方に調音点のある音から前方にある音の順に配列されていることがわかる．唇や歯茎で調音される子音は軟口蓋の子音より子どもにとって調音しやすく，より基本的な音であるといわれることを考えると，五十音図の子音の配列順は，有標な調音点から無標な調音点へ移行する構造を持っているといえる[19]．

　しかし，このような構造を有する五十音図もそのままでは構音障害の分析には使用しにくい．日本音声学会と日本聴能言語士協会刊行の構音検査（改訂版）の音節復唱検査（シート3）のように日本語の音分類を再構成した検査表を用いるのが適当であろう．

3.2. 日本語の正常音と障害音の表記法

日本語の音声を記述するための音声記号には，日本音声学会の示した日本語表記法（表4）がある．この表は基本的にIPAと同じ記号を用いているが，「フ（F），ラ行音（ɾ；rとlの重ね打ち），語末のン（ɴ）」を書き表す子音記号がIPA方式と若干異なっている．言語障害の

表4　日本語の音声一覧

（日本音声学会制定の日本語表記法の表を一部改変）

			両唇音	唇歯音	歯音	歯茎音	硬口蓋音	軟口蓋音	声門音
子音	破裂音	無声	p			t	(c)	k	
		有声	b			d		g	
	通鼻音	無声							
		有声	m	(ɱ)		n	ɲ	ŋ	ɴ
	摩擦音	無声	F	(f)	s	ʃ	ç		h
		有声	w	(v)	z	ʒ	j		
	破擦音	無声			ts	tʃ			
		有声			dz	dʒ			
	弾音	無声							
		有声				ɾ			
母音	小開き母音						i (ï) (ü) ɯ		
	半開き母音						e(ɛ) (ə) o		
	大開き母音						(æ) ɑ		

表5　単音節（109音節）の検査[22]

a（あ）	i（い）	ɯ（う）	e（え）	o（お）	ja（や）	jɯ（ゆ）	jo（よ）
ka（か）	ki（き）	kɯ（く）	ke（け）	ko（こ）	kja（きゃ）	kjɯ（きゅ）	kjo（きょ）
ga（が）	gi（ぎ）	gɯ（ぐ）	ge（げ）	go（ご）	gja（ぎゃ）	gjɯ（ぎゅ）	gjo（ぎょ）
ŋa（が）	ŋi（ぎ）	ŋɯ（ぐ）	ŋe（げ）	ŋo（ご）	ŋja（ぎゃ）	ŋjɯ（ぎゅ）	ŋjo（ぎょ）
sa（さ）	ʃi（し）	sɯ（す）	se（せ）	so（そ）	ʃa（しゃ）	ʃɯ（しゅ）	ʃo（しょ）
dza（ざ）	dʒi（じ，ぢ）	dzɯ（ず，づ）	dze（ぜ）	dzo（ぞ）	dʒa（じゃ，ぢゃ）	dʒɯ（じゅ，ぢゅ）	dʒo（じょ，ぢょ）
ta（た）	tʃi（ち）	tsɯ（つ）	te（て）	to（と）	tʃa（ちゃ）	tʃɯ（ちゅ）	tʃo（ちょ）
da（だ）			de（で）	do（ど）			
na（な）	ɲi（に）	nɯ（ぬ）	ne（ね）	no（の）	ɲa（にゃ）	ɲɯ（にゅ）	ɲo（にょ）
ha（は）	çi（ひ）	ɸɯ（ふ）	he（へ）	ho（ほ）	ça（ひゃ）	çɯ（ひゅ）	ço（ひょ）
pa（ぱ）	pi（ぴ）	pɯ（ぷ）	pe（ぺ）	po（ぽ）	pja（ぴゃ）	pjɯ（ぴゅ）	pjo（ぴょ）
ba（ば）	bi（び）	bɯ（ぶ）	be（べ）	bo（ぼ）	bja（びゃ）	bjɯ（びゅ）	bjo（びょ）
ma（ま）	mi（み）	mɯ（む）	me（め）	mo（も）	mja（みゃ）	mjɯ（みゅ）	mjo（みょ）
ra（ら）	ri（り）	rɯ（る）	re（れ）	ro（ろ）	rja（りゃ）	rjɯ（りゅ）	rjo（りょ）
wa（わ）	ɴ（ん）	（所見の記号）○：正，⊖：時にできるか被刺激性がある，～：鼻音化，D：歪み，Om：省略，Sb：置換，A：付加，また，誤り音は音声記号などで表記する					

分野では，IPAを用いて表わした日本語五十音の表記法として，表5のような方式が用いられている．外国人に日本語を教える日本語教育の場合などには「シ，シャ，シュ，ショ」の子音部に [ʃ] の代わりに [ɕ] が，同じく濁音の子音部 [ʒ] の代わりには [ʑ] が用いられることが多い．これは，英米語の [ʃ, ʒ] 音は，日本語の「シ，シャ，シュ，ショ」の子音部およびその濁音行「ジ，ジャ，ジュ，ジョ」の子音部に比べて，調音点がやや後方で，いくらか暗く重い音色なので，この差を外国人日本語学習者に明確に示すためであろう．しかし，言語障害の領域では，「シ，シャ，シュ，ショ」，「ジ，ジャ，ジュ，ジョ」および「チ，チャ，チュ，チョ」などの子音部には伝統的に [ʃ, ʒ, tʃ, dʒ] が用いられている．

IPAの補助記号（または区分符，表6）のうち，鼻音化記号（˜）や調音点の後退や前進

表6　国際音声記号（1993年改訂，1996年修正）

補助記号　　下に伸びた記号には真上につけてもよい　例：ŋ̊

̊	無声	n̊　d̊	̈	息もれ声	b̈　ä	̪	歯音	t̪　d̪
̌	有声	s̬　t̬	̰	きしみ声	b̰　a̰	̺	舌尖的	t̺　d̺
ʰ	帯気音化	tʰ　dʰ	̼	舌唇の	t̼　d̼	̻	舌端的	t̻　d̻
̹	より丸めの強い	ɔ̹	ʷ	唇音化	tʷ　dʷ	̃	鼻音化	ẽ
̜	より丸めの弱い	ɔ̜	ʲ	口蓋化	tʲ　dʲ	ⁿ	鼻腔開放	dⁿ
̟	前寄り	u̟	ˠ	軟口蓋化	tˠ　dˠ	ˡ	側面開放	dˡ
̠	後ろ寄り	e̠	ˤ	咽頭化	tˤ　dˤ	̚	無開放	d̚
̈	中舌寄り	ë	̴	軟口蓋化あるいは咽頭化	ɫ			
̽	中央寄り	ĕ	̝	狭い	e̝	(ɹ̩ = 有声歯茎摩擦音)		
̩	音節主音	n̩	̞	広い	e̞	(β̞ = 有声両唇接近音)		
̯	音節副音	e̯	̘	舌根が前に出された	e̘			
˞	r音色	ɚ　a˞	̙	舌根が後ろに引かれた	e̙			

その他の記号

ʍ　無声両唇軟口蓋摩擦音　　　ɕ ʑ　歯茎硬口蓋摩擦音
w　有声両唇軟口蓋接近音　　　ɺ　歯茎側面はじき音
ɥ　有声両唇硬口蓋接近音　　　ɧ　ʃとxの同時調音
ʜ　無声喉頭蓋摩擦音　　　　　二重調音と破擦音は，必要があれば2つの
ʢ　有声喉頭蓋摩擦音　　　　　記号を⌢で統合させて表すことができる
ʡ　喉頭蓋破裂音　　　　　　　k͡p　t͡s

超分節音　　　　　　　　　　　声調（トーン）と音調（アクセント）
ˈ　第1強勢　　　　　　　　　　　　平ら　　　　　　　　曲線
ˌ　第2強制　　　　　　　　　ĕ または ˥　超高平ら　　ě または ꜛ　上がり
　　　　　ˌfoʊnəˈtɪʃn̩　　　　é　　 ˦　高平ら　　　　ê　　 ꜜ　下がり
ː　長い　　　　　　eː　　　　　ē　　 ˧　中平ら　　　　e᷄　　˧˦　高上がり
ˑ　半長　　　　　　eˑ　　　　　è　　 ˨　低平ら　　　　e᷅　　˨˩　低上がり
˘　超短　　　　　　ĕ　　　　　　ȅ　　 ˩　超低平ら　　　e᷈　　　　上がり下がり
|　小（フット）グループ　　　　↓　ダウンステップ　　↗　全体的上昇
‖　大（イントネーション）グループ　↑　アップステップ　　↘　全体的下降
.　音節境界　　　　ɹi.ækt
‿　切れ目のない

表 7　異常構音記述用補助記号[23]

PHONETIC DIACRITICS				ILLUSTRATIVE MALPHONES
Structural Modifiers				
⌒	Lower lip sign	⌒p	/p/	Labiodentalized
∪	Upper lip sign	∪f	/f/	Labiodental (inverted)
″	Upper anterior teeth	″t	/t/	Interdentalized
‶	Lower anterior teeth	‶d	/d/	Articulated with excessive lip rounding
ω	Lip rounding	ω r	/r/	Articulated with excessive lip rounding
ω̰	Unequal lip rounding	ω̰ p	/p/	Articulated with unequal release, due to right facial paralysis
∘	Tongue tip sign	d̂	/d/	Articulated with depressed tongue tip, and dorsum making palatoalveolar contact
◠	Tongue dorsum sign			
⊃	Posterior tongue sign	k̲	/k/	Formed by posterior tongue contacting posterior pharynx
≈	Soft palate sign	k̰	/k/	Formed by constriction of tongue dorsum and soft palate
(	Right cheek sign	(p	/p/	With simultaneous puffing of right cheek, often seen with facial hemiparesis (prosopoplegia)
)	Left cheek sign			
⩗	Anterior nares sign	m̰	/m/	Hyponasalized due to constriction or occlusion of anterior nares
△	Maxillary dental arch	△t	/t/	Formed with tongue tip deviating to patient left
▽	Mandibular dental arch	▽t	/t/	With tongue tip deviation to patient left, tip depressed to contact mandibular alveolar arch
Airflow Modifiers				
∕	Right anterolateral lingual grooving	∕s		Right anterolateral lisp
		∕s̊		Right anterolateral lisp with tongue tip elevated
		∕s̥ or s		Right anterolateral list with tongue tip depressed
∖	Left anterolateral lingual grooving	∖s		Left anterolateral lisp with lingual protrusion
⟵	Right lateral lingual airflow	(s		Right lateral (buccal) lisp with simultaneous puffing of right cheek
⟶	Left lateral lingual airflow	s⟶		Left lateral lisp
✝	Blocked midline airflow	s✝		Addental lisp
⚹	Nasally directed airflow	s⚹		Nasal lisp
⇓	Broad lingual groove	s⇓		Retracted lisp
		s↑		Pharyngalized lisp
		s̃↑		Linguapalatal lisp
+	Aspirate	+k	/k/	Aspirate
−	Lacking air pressure	−p	/p/	With weak plosion
Resonance and Phonatory Modifiers				
~	Hypernasality	ũ	/u/	Hypernasal
˷	Hyponasality	m̱	/m/	Hyponasal
≈	Mixed nasality	ũ̱		Hyper-hyponasality
▽	Strident whisper	V		Strident whisper
⊗	Soft whisper	G		Soft (breathy) whisper
✢	Hoarseness	✢		Hoarse voice

を示す記号（ ̟, ̠）は構音障害の領域でもよく用いられる．母音の無声化記号（ ̥ ）もなじみが深い．これらを含むIPAの種々の補助記号に慣れて駆使すれば，個々の障害音を精密に記述できることになるが，構音障害の臨床場面では，調音点や調音法の細かい異常については日本語で注釈を付けておくのが現実的であろう．とくに，歪み音の調音では，IPAにそれを記述するための適当な補助記号が用意されていないことも多いので，このような場合には，異常調音運動を観察して記録するとともに，検査者の耳にどのような音に聴こえたかを音声学的な観点から注記しておく方法を取らざるを得ない．なお，Bloomer[23]の工夫した調音器官を模した記号を使う障害音の表記法（Diacritics for Phonetics Notation of Malphones）は，調音点の異常が直感的に理解できて便利なことがある．構音障害のスピーチセラピー時にもっと活用されていいと思われるので，ここに改めて紹介しておきたい（表7）．

以下，IPAの分類様式に従って日本語音の調音とその音声学的特徴について順を追って述べる．

3.3. 日本語の母音

日本語の標準語の母音は「ア，イ，ウ，エ，オ」の5つである．D. Jonesが制定した基本母音（cardinal vowels）の図に日本語の母音を当てはめると図8のようになる．構音障害の臨床場面では，この5母音をIPAを用いて [a, i, ɯ, e, o] と表記することが多い．「ア」は，図の「ア¹」[a] ないし図の「ア²」[ɑ] に相当するが，印刷の便宜からいずれかに統一して表記して差し支えないであろう．本稿では，とくに差異を問題としないときは [a] を用いることとする．「イ」は，英語のようなゆるんだ [ɪ] ではなく基本母音の [i] に近い．「イ」の直前および拗音中では，子音の調音点が上昇して口蓋化（palatalization）が起きる．東北方言や雲伯方言などで「イ」に中舌母音 [ɨ] が現われることも知られている．「ウ」は，日本語内だけなら [u] と表記しても実用的には問題ないが，日本語の「ウ」の調音は，欧米語の円唇母音と異なり平唇母音であることを強調して示すために [ɯ] を用いることが多い．ただし，近畿方言では「ウ」にこの円唇化がみとめられるので注意したい．なお，この字形 [ɯ] は，ローマ字mの倒立形であって，ローマ字のwやギリシャ文字のω，ロシア文字のшではない．もともとはローマ字の鉛活字mの上下をひっ繰り返して印刷に供した．英語では "turned m" と呼ばれる[14]．「エ」は [e] を用いるが，正確には [ɛ̝] のように表すところである．「オ」は唇の丸めがみられるが，[ɔ] となることはなく，ふつう [o] で表す．

狭母音「イ，ウ」は，直前に無声子音，直後に無声子音の来たときは，無声化して [i̥, ɯ̥] となりやすい．「イ，ウ」が語尾の位置で，直前に無声子音がきて，アクセントやイントネーションなどの強勢のないときも無声化するが，この時は，無声化が進んで母音が脱落するに至ることもある（例　「～です．」[des]）．母音の無声化は「イ，ウ」でみられることが多いが，他の母音でも起こることもある（例：刀鍛冶 [katanakḁdʑi]，心がけ [ko̥korogake][24]）．例外的に文頭でも起こることがある（例：いきます [i̥kimasɯ][7]）．また，[ai]（書いた），[oi]（置

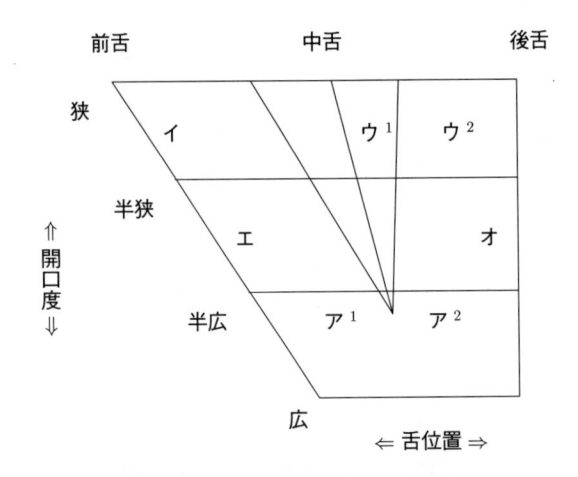

図8 日本語における典型的な母音[13]
なお，アにおける肩番号1は前舌母音，2は後舌母音の変種を，また，
ウにおける肩番号1は中舌母音，2は後舌母音の変種を，それぞれ示す．

いた），[ɯi]（空いた）などのように母音が並んで現れた場合は二重母音と呼び，自然な調音ではこのような母音連続は前の音から後の音へなめらかに移行していく[25]．音節から単語の構音練習に至るときに，この無声化や二重母音の調音に対する配慮を欠いて，常に同じ口形で音の調音を要求していると，発音された単語はぎこちなく，やぼったいものとなる．

標準的な5母音のスペクトルのパターンは，「イ」は第1ホルマント（F_1，以下のホルマントも同様）と第2ホルマント（F_2）が大きく離れ，逆に「ア」は，「イ」と対立的にF_1とF_2が収束している．このように母音はF_1とF_2の相対的位置によって聞き分けられ，F_3以上の高次ホルマントに音声の個人的特徴が現れるといわれている．母音ホルマントの基本周波数（F_0）は声道の長さに反比例し，F_1とF_2の周波数は声道の形と関連が深い．すなわち，F_1の値は，声道の口腔部のせばめによって下がり（イ，ウ），咽頭部のせばめによって上がる（ア，オ，エ）．F_2の値は，奥舌部のせばめによって下がり（ア，オ，ウ），前舌部のせばめによって上がる（イ，エ）．円唇化はすべてのホルマントの値を下げる（とくに，オ）．それぞれ母音のF_1規則，F_2規則，円唇規則として知られている[26]．≪（　）内にはそれぞれこの規則に関連の深い日本語の母音を示した．≫

3.4. 母音の鼻音化

フランス語などでは正常音として鼻母音を有することが知られている．日本語でも，話者により，鼻咽腔ファイバースコープによる観察などで，広母音「ア」の調音時などに鼻咽腔部をわずかに開き，軽度の鼻音性を帯びた母音を調音していることがある．このようなごく軽度の鼻母音は，日本語ではその母音の異音（alophone）のひとつとして許容されている．

しかし，上顎骨切除手術の術後や，push back 法による口蓋裂閉鎖手術後に残りやすい上顎切歯孔付近の瘻孔，または鼻咽腔閉鎖不全などにより鼻腔と口腔が交通すると，母音は鼻腔共鳴を起こして鼻音化する．ソナグラム上では半共鳴（antiresonance）の周波数相当部分が白く抜けたように記録される．また，とくに口の開きのせまい狭母音「イ，ウ」は，「ア，オ」に比べて鼻音化しやすい．これは「イ，ウ」では，狭い共鳴腔に鼻腔が結合すると，もともと共鳴腔の広い広母音「ア，オ」に比べて共鳴腔の拡大による直接的な影響を受けやすく，そのため鼻音化が目立つことによる．「イ，ウ」は，調音に際して舌が高く挙上するため高母音とも呼ばれる．

音声の鼻音性の程度は，簡便には，聴覚的評価やブローイング時の呼気の鼻漏れの程度などから推定できる．客観的な方法としては，Fletcher らの開発した Nasometer という鼻咽腔閉鎖機能評価用の機器を用いる方法がある．鼻音性の程度は Nasalance という数値（%）で表わされ，その数値が高いほど鼻音性が高いことを示す．筆者らの日本語の 5 母音の検索結果では，5 母音のうち「イ，エ」の Nasalance が高値で，「ウ，オ」が低値となり，「ア」は「イ」よりは低値であるが個人差の大きいことが判明している．

このような鼻音性などを含む音声障害の音響分析時の検査音は 5 母音全てを用いるのが望ましい[27]．しかし，X 線撮影による鼻咽腔閉鎖機能の判定などで母音を選ぶ場合には，5 母音のうちでは調音時に最も鼻咽腔閉鎖強度の必要な母音 [i] の持続発声が望ましいであろう．ちなみに，核磁気共鳴現象を利用しているため放射線被曝の心配はないが動的観察には向いていない MRI 撮影法も，コンピュータを用いた特殊な処理により動画像が得られるようになってきた[28]．また，超音波撮影法による舌の構音運動の解析も試みられているが，舌先部の解像度が劣り口蓋との相対的位置も不明瞭なため，主要な観察手段にはなりにくい．

3.5. 日本語の子音

子音（consonant）は，調音点（place of articulation），調音法（manner of articulation），有声－無声（voiced-voiceless）が決まれば一意的に決定される．日本語の標準的な子音は，調音法からは，破裂音（plosive，または閉鎖音（stop）），鼻音（nasal），摩擦音（fricative），破擦音（affricate），弾音またははじき音（flap）に分類される．調音点からは，両唇音（bilabial），歯～歯茎音（dental～alveolar），硬口蓋音（palatal），軟口蓋音（velar），声門音（glottal）に分類される．一部を除き，それぞれ対応する有声音と無声音がある．調音時の呼気が口腔に抜けるか，鼻腔に抜けるかで口音－鼻音を区別することがある．通常，日本語音の表記に用いられる子音の基本的な音声記号は 20 数個である．

子音の調音運動の観察にも X 線が用いられる．正中断面断層写真撮影などでは，破裂音のように瞬間的に調音される音ではX 線照射のタイミングを取ることが難しいため，無声のシ音 [ʃ] などの持続調音時の撮影によることが多い．調音時の舌の動きなどの観察にはX 線映画やX 線ビデオも用いられ，X 線被曝量の軽減を目的としてX 線マイクロビーム法も工夫さ

れている[29]．また，舌と口蓋の接触パターン（主に調音点と調音法）はパラトグラフにより観察できる．従来の硬口蓋パラトグラフィーから軟口蓋パラトグラフィー，歯冠パラトグラフィー，圧センサ付きパラトグラフィー，さらに3次元パラトグラフィーなどが開発されている[30]．

異常構音の調音は，正常調音と比べて，調音点が異なる場合，調音法が異なる場合，有声－無声が異なる場合，およびこの中の2つまたは3つが同時に起こる場合がある．日本語の正常音が異常音で置換（substitution）されたり，歪み（distortion）が起きたりする．また，ある音が全く調音されなければ省略（omission）であり，余分な音の調音が付け加えられれば添加または付加（addition）と呼ばれる．

1) 破裂音

破裂音は，声道の開放-瞬間的閉鎖-開放（破裂）の3段階を経て調音される．閉鎖の部分に注目して破裂音は閉鎖音（stop）とも呼ばれる．この一連の調音運動の前半部分のみで止め呼気を解放しない調音を内破音（implosive），呼気の解放までに至る通常の調音を外破音（explosive）と呼ぶ．日本語の基本的な破裂音（plosive）は，[p, b, t, d, k, g] および [ʔ] である．硬口蓋破裂音 [c, ɟ] もみられることがある．声門破裂音 [ʔ] は，口蓋裂言語によくみられる障害音として知られているが，正常日本語でもしばしば母音の前に現れ，ふつう無声破裂音のひとつとして扱う．

語頭に現れた破裂音や強めに発音した破裂音では，しばしば破裂音が有気性を帯びることがあり，たとえば，[p] は [pʰ] のように調音される．英語の破裂音では強勢母音の前ではこの強い気音をともなうが，日本人の話す英語ではこの有気性が不足して破裂音が弱々しくなり，日本人の話す英語が英語らしくない一因となっている．

日本語の破裂音 [t] には舌端型（laminal）と舌尖型（apical）とのあることが知られている[29]．舌端型はフランス語に典型的にみられ French [t] と呼ばれ，舌尖型は英語に典型的で English [t] と呼ばれる[31]．日本語の [t] は，この2つの中間と考えられ，舌端型と舌尖型のふたつが異音として存在する．

ガ行音は，語頭や外来語，オノマトペ（擬音語や擬態語）などでは [g] であるが，語中ではいわゆるガ行鼻濁音 [ŋ] で調音される．ただし，大阪方言などの西日本方言ではこの [ŋ] はほとんど使われず，また，近年，若者はだんだんガ行鼻濁音を使用しなくなる傾向がある．歌唱では，歌詞のなかのガ行音にこの [ŋ] を上手に用いないと違和感が生じる．

構音器官の運動能力のテストとして行われるディアドコキネシス検査では，破裂音節 [pa, ta, ka] の繰り返しがよく用いられる．われわれの検索結果では，このなかでは，舌先で調音する [ta] 音の繰り返し速度が最も速く（毎秒 6.5〜6.9 音節），ついで両唇で調音する [pa] と奥舌部で調音する [ka] の順（毎秒 6.1〜6.4 音節）であった[32]．

破裂音調音時の口腔内圧の強さは，簡便法としては，紙テープや細くちぎったティッシュペーパーなどを口唇前方に当て，その調音時の呼気による振れの程度から推定できる．ポリ

グラフに接続した熱線流量計や差圧計などを用いれば調音時の口腔内圧値が測定できる．通常，無声破裂音の調音には 25mm H_2O，有声破裂音では 7mm H_2O 程度の口腔内圧の上昇が必要である．

ソナグラム上では，破裂音には，バースト（burst）ないしスパイクフィル（spike fill）と呼ばれる特徴的な縦線が現われる．さらに，有声破裂音では，このバーストの前の低域部に特有の帯状の有声成分（voice bar）が黒く現われる．破裂音 [p, b, t, d, k, g] の相互の聴覚的区別は，子音から母音に移る部分の周波数遷移（わたり，transient）部分に負うところが大きい．また，周波数遷移が収束するところは Locus と呼ばれ，両唇，歯～歯茎，軟口蓋の調音点の違いによりその値が異なる[33]．

破裂音の異常構音としては，口蓋裂患者に典型的にみられる [p, b, t, d, k, g] の声門破裂音 [ʔ] による置換，母音や有声子音の鼻音化，イ列音やウ列音に多くみられるいわゆる鼻咽腔構音，構音時に破裂が弱くなる weak consonants（ただし，この用語は，摩擦音の構音時に摩擦が弱くなったり，破擦音の構音時に破裂や摩擦が弱くなるときにも用いられる），両唇有声破裂音 [b] が両唇有声摩擦音 [β] に，軟口蓋有声破裂音 [g] が軟口蓋有声摩擦音 [ɣ] のように摩擦音化する例などがある．また，機能的構音障害児などでは，歯～歯茎音 [t, d] と軟口蓋音 [k, g] の相互の置換などがみられる．

2) 鼻音

鼻音（nasal）は，口腔内の調音点で閉鎖を作り，鼻咽腔部を開けて鼻腔共鳴を起こさせて調音する．日本語では，破裂音 [p, b；t, d；k, g] にそれぞれ対応した鼻音 [m；n；ŋ] があり，語末には口蓋垂鼻音 [ɴ] が現れる．ただし，「ニ，ニャ，ニュ，ニョ」の子音（口蓋化した [n] 音）の表記には，IPA に硬口蓋鼻音記号 [ɲ] が用意されているのでこれを用いる．撥音の「ン」は，後続する音声の条件により表 8 のような種々の異音として現れる[18]．なお，語末に現れる「ん」は，大文字の [N] ではなく，スモール・キャピタルと呼ばれる小文字と同じサイズの [ɴ] が正式な IPA 記号である．日本聴能言語士協会と日本音声言語医学会刊行の構音検査（改訂版）のシート 1 では，撥音の「ン」は，paNda, mikaN のように大文字の N で表記されているが，これは手引きに注記されているように，この部分のみ他の部分のように音声表記ではなく音素表記を取り入れているのである．

鼻音の調音時には呼気の一部は鼻孔から放出されるが，この経鼻呼気漏出（nasal air emmission）の程度は，簡便には，鼻孔の出口にあてがった鼻息鏡の曇りを目盛で読んで推定したり，ストローでコップの水をぶくぶく吹き続けられる時間を測ったり，巻笛の持続的進展の可否などから推定する．N インディケータでは，コンタクトマイクロホンを鼻翼部に押しつけて，鼻音調音時の鼻翼の振動を指針で示す．鼻音性の程度は，鼻母音の評価のところで述べた Nasometer を用いて Nasalance の値として定量的に測定することもできる．ポリグラフに接続したニューモタコグラフを用いれば調音時の経鼻呼気流量を測定することができる[34]．逆に，咽頭弁移植手術の直後や鼻汁などで鼻閉があれば閉鼻性鼻音が聴かれる．この

表 8 /N/の異音[18]

後続する音声の条件	異音
語尾	[ɴ]
歯茎の破裂音，破擦音，鼻音 [t, d, d͡z, n]	[n]
そり舌破裂音 [ɖ]	[ɳ]
歯茎硬口蓋破擦音および鼻音 [tɕ, dʑ, ɲ]	[ɲ]
両唇音 [p, b, m]	[m]
軟口蓋音 [k, g, ŋ]	[ŋ]
歯茎側面接近音 [l]	[l̃]
歯茎摩擦音および歯茎硬口蓋摩擦音 [s, ɕ]	[t̃]
硬口蓋摩擦音 [ç] 硬口蓋接近音 [j] 前舌狭母音 [i]	[ĩ]
後舌母音 [o, ɯ] [ho, ɯa]	[ɯ̃]
[e, he]	[ẽ]
[a, ha]	[ã]

とき閉鼻性が強度であれば，それぞれの鼻音と調音点の同じ有声破裂音ないしその音に近い歪み音として聴取される．

3) 摩擦音

声道の一部を狭め，そのせばめの部分（この部分が 2 次的音源となる）を通過する呼気の摩擦によってひきおこされる子音を摩擦音 (fricative) という．日本語には通常，無声摩擦音 [ɸ, s, ʃ, ç, h] および有声摩擦音 [w, z, j, ʒ] がみられ，ハ行音は [ha, çi, ɸɯ, he, ho, ça, çɯ, ço] のように調音される．フィルムやバイオリンなどの下線部の調音時に外来音の [f] や [v] が用いられることもある．また，日本語の両唇閉鎖音 [b] は，破裂が弱いため，たとえば，「あばれる」の「ば」では，両唇有声摩擦音 [β] が [b] の異音として現れることがある[25]．[w] の調音は，軽く両唇をせばめわずかに摩擦性の円唇化と呼ばれる副次的（2 次的）調音をともなう．[w] は，厳密には有声軟口蓋接近音 [ɰ] である．

正常な [s] や [ʃ] の調音時には，呼気は舌の正中部に形成された溝を通るが，側音化と呼ばれる異常構音 (lateral lisp) 時には，呼気は，舌の側面を摩擦して側面摩擦音 [ɬ] を調音して口外に流れ出る．口唇を片方のみに引いて，その引いた方の側面で摩擦音を構音する場合もあれば，両側から流れ出た呼気で構音する両側側面摩擦音の場合もある．

摩擦音のソナグラムは，高域に持続性の雑音成分 (noise) が表れる．[s] や [ʃ] に比べると通常 [ɸ, ç, h] の方がこの雑音成分部分が薄く表れ，音響エネルギーの弱いことがわかる．この雑音成分をマイクで拾ってメータの指針で示すようにしたのが，ろう者のサ行音などの構音練習用に開発市販されている S インディケータである．

口蓋裂患者や先天性鼻咽腔閉鎖不全患者のような場合では，[s] や [ʃ] は，破裂音の場合と同じように声門破裂音 [ʔ] で置換されることもあるが，代償性の構音として咽頭摩擦音 [ħ, ʕ] で構音される場合が知られている．しかし，よく観察すると実際には喉頭蓋と咽頭後壁間にせばめを作り，ここを音源として摩擦性の雑音を構音していることも多いといわれている．ま

た，構音時に大量の呼気が鼻腔内に漏れた場合に，いびき様の鼻雑音（nasal snort）が聞かれる場合もある．

[s] は，[r, ʤ, ts] などとともに構音発達の後期に完成する音群に属し，構音障害として [t/s, ʧ/s] のような置換や歪みが多くみられる．

なお，最近，日本でも自然音韻過程分析（NPA：Natural Process Analysis）の考え方[35]が，幼児の異常構音の記述と評価法のひとつとして取り入れられ始めた．たとえば，構音能力の未熟な幼児では触覚的フィードバックに欠ける /s/ の構音が難しく，調音点の対応する破裂音 /t/ で代用するのは極めて自然と解釈する．しかし，この手法は，自然な「過程」がいくつ存在するかが明らかでなく，また，子どもが大人と同じ生成音韻論にいう規定表示を持っているという保証がない等の点で，臨床に応用するには引き続き検討が必要であるという[36]．

4） 破擦音

破裂音に引き続き，その直後に摩擦音を瞬間的に連続して調音すると破擦音（affricate）となる．日本語では，[ts, ʣ, ʧ, ʤ] の 4 音がこれにあたる．「ズ」，「ジ」は，語頭や撥音 /N/ の後ではほとんどいつも破擦音 [ʣ]，[ʤ] で調音されるが，語中では環境によって摩擦音 [z]，[ʒ] のように調音されることがある[37]．破擦音にみられるこのような舌の瞬間的な連続調音運動は，構音器官の運動発達の未熟な小児にはなかなか習得が困難である．そのため，日本語では，通常，とくに破擦音「ツ，ズ」が構音発達の最も後期に完成し，したがって有標性の最も高い音といえるであろう．構音治療の実際では，5〜6 歳ころまでは未熟構音とみられる構音の誤り（ʧ/ts, ʤ/ʣ など）は容認して自然な構音発達を待ち，他の音に比べて遅くセラピーを開始し，ときには小学校低学年時まで構音指導を継続することがある．

5） 弾音，または，はじき音

舌先とそれに続く舌先の裏面で上顎の歯茎部を軽くはじくと弾音（flap）となる．音色は母音的で，Pike の母音様音に含められるのは先述のとおりである．日本語ではラ行音「ラ，リ，ル，レ，ロ」および「リャ，リュ，リョ」の語頭子音に現れる．母音間では，有声歯茎はじき音 [ɾ] となることが多い．しかし，語頭や [n] の直後では有声そり舌破裂音 [ɖ] がよくみられ，強く発音されない語中の母音間では有声歯茎接近音 [ɹ] がみられる[18]．東京方言の，いわゆるべらんめー調では，舌先を数回震わせるふるえ音（trill）[r] がみられる．

なお，日本語には歯茎側面摩擦音 [l] はないといわれることもあるが，実際には，日本語でも [ɾ] の異音として [l] が頻出する．ほとんど [l] のみを用いる人もいるが，そうでなくても「あれ，まあ」などの「れ」は大概は [le] となっている[25]．パラトグラム（口蓋図）では，標準的な [ɾ] の調音では前舌部が上顎歯茎部分に接触し，それに続く舌の両側面は上顎歯茎から離れ，[s] 音のパラトグラムとちょうど逆のパターンを示す．今井ら[38]は，[ɾ] のパラトグラムには多様性がみられ，口蓋前方部のみ舌が接触する [l] に近いパターンを示すものがみられると報告している．正木ら[39]は，MRI を用いて日本語話者の調音した /r/ /l/ の調音を観察して，

日本人にとって難しいとされる米語の発音について解析している．このような音響工学的方法による調音運動の解析も，構音障害のスピーチ・セラピーの領域にもっと取り入れられるべきであろう．

[ɾ] も [s, ʣ, ʦ] と並んで構音発達の後期に習得する音のひとつ[40]で，構音発達の初期や，前舌の中央部のみを挙上することができない場合には，[ɾ] が省略されて後続の母音のみ調音されたり，[ɾ] 音と調音点が一致する歯～歯茎破裂音 [d] で置換されたりする．たとえば，ライオン [ɾioɴ] の [ɾ] が省略されてアイオン [aioɴ]，[d] で置換されてダイオン [daioɴ] のようになるのは，幼児の未熟な構音でよくみられる．

4. 単音の結合

4.1. 適応現象，同化，調音結合

個々の語音の調音運動は，その前後の音の影響を受け調音器官の運動範囲や方向がかなりの程度に変動する．たとえば，同じ「ア」でも，「アカ（赤）」の [a] と「イタ（板）」の [a] では，通常口の開きは前者の2つの [a] がかなり大きい．また，「ア」は，「紗，矢，茶」などの比較的口腔内の前方に調音域のある音と隣接する場合には前舌母音 [a] に近づき，逆に，「蚊，蛾，版画」などのように後方に調音域のある音と隣接する場合は後舌母音 [ɑ] に近づく[13]．

このように同じ音であっても，その音の調音運動は，前後の音に合わせていわば臨機応変に変化している．前後に来る音によって調音器官の運動が影響を受け，共鳴腔の形が変動する現象を適応現象（adaptation）とよぶ．適応現象が極端になると前後の音と同じ音になってしまい，これは同化（assimilation）と呼ばれる．直前の音の影響を受ける順行同化，直後の音の影響を受ける逆行同化，離れた音の影響を受ける遠隔同化などが知られている．さらに，ふたつの調音器官がそれぞれ別の音を調音するために同時に活動する現象は調音結合（coarticulation）と呼ばれる[41]．たとえば，「キ」音中の [k] 調音時に，すでに「カ」音中の [k] 調音時より口の開きが狭くなって後続する狭母音 [i] の調音に備えている．このように発話はひとつひとつの音をただ単に並べていくのではなく，一連の音の流れとして互いに影響しながら調音され，この流れの上に後述する種々の韻律的特徴（プロソディー）がかぶさっていくのである．このように同じ音でも前後の音声環境により微妙に異なっている点が音声の自動認識を困難にし，逆に，調音結合的な音の変化の組み込まれていない合成音声が自然性を欠く一因となっているのである．

音節レベルの構音習得後，無意味音節を経て単語レベルの構音練習に進むときなどに，このような適応現象に対する配慮を欠くと，いつも同じ口形での構音を強要していることになり，その結果，患者がぎこちない発音をしてしまうことになる．

4.2. 音節とモーラ

　発音時にひとまとまりと感じられる音のかたまりを音節（syllable）と呼ぶ．これに対し，調音時にほぼ同じ時間を要するとされる単位をモーラ（mora）と呼ぶ．したがって，音節が調音の手間の単位であるのに対し，モーラは等時間的な時間上の単位であるといえる[25]．たとえば，自然な調音では「こ‐と‐ば」は3音節で3モーラ，「は‐つ‐おん」は3音節で4モーラとなる．日本語にはこのモーラを単位とした等時性（isochrinism）が感じられ[42]，モーラ言語と呼ばれる．なお，研究者によりこのモーラを音節と呼ぶことがあり，用語の混乱を避ける意味で，国語学者の亀井孝氏はこのモーラを「拍」と呼ぶことを提唱した．

　日本語では，いわゆる特殊拍（撥音/N/，促音/Q/，長音/R/および二重母音の第2要素）は直前の音節といっしょになってひとまとまりとなり1音節を形成する．この合成された音節（1音節）はモーラ数では2モーラである．したがって，単語や句中に特殊拍があれば，音節数よりモーラ数が特殊拍のある数だけ多いことになる．なお，拗音「きょ」などは，文字からみれば2音節で2モーラのようにみえるが，これで1音節かつ1モーラである．

　　　例　撥音　しんぶん（新聞）　　2音節，4モーラ
　　　　　促音　きって（切手）　　　2音節，3モーラ
　　　　　長音　とうきょう（東京）　2音節，4モーラ

　伊藤ら[43]は，ほとんどの子どもにおいてモーラへの分節化がまず可能となり，その後で文字の読みが可能となると述べ，モーラは，文字を獲得する前にすでに日本語を母語とする幼児に心理的に実在している音韻単位と考えられるとしている．日本語がモーラ言語であるという特徴は，吃音患者の非流暢発話パターンにも現れる．日本語話者の吃音では語頭モーラを単位とする繰り返しが多くみられるが，英語などではこのような繰り返しはあまり観察されないという[19]．

4.3. フット

　音節やモーラより大きいまとまりの単位としてフット（韻脚，foot）の概念が有効なことがある．つまり，モーラの連鎖をまとめあげる単位としてフットを仮定し，日本語では，「2モーラが1つのフットを形成する」とし，「日本語の語形成は最小1フット（＝2モーラ）の長さを持つ」という最小性（minimality）の条件を設定することにより，以下の例のような日本語の語形成過程が説明できる[42]．

例 （ ）内は省略される部分を示す
　　　リモ（ート）・コン（トロール）　　→リモコン
　　　きむ（ら）たく（や）　　　　　　　→キムタク
　　　京（都）大（学）　　　　　　　　　→京大
　　　断（然）・トッ（プ）　　　　　　　→断トツ

4.4. プロソディー（韻律的特徴）

　連続した音声（音声連鎖）にかぶさる形でみられる音声特徴を超分節的特徴（suprasegmental features）または韻律的特徴（prosody）と呼ぶ．アクセント，イントネーション，プロミネンス，スピード，ポーズ，リズム，インテンシティーなどがこれにあたる．このようなプロソディーは，幼児では一般に母音や子音などの分節音より早く獲得されるといわれている．吃音やクラッタリング（早口症）などではこのプロソディーの異常が発話の主要な症状として前面に現われる．パーキンソン病や，脳血管障害や脳外傷の後遺症である運動性構音障害などでは，さまざまな範囲と重症度のプロソディー障害がみられる[44]．

1）アクセントとトーン（声調）

　アクセント（accent）は，ピッチアクセント（高低アクセント）とストレスアクセント（強弱アクセント）に大別される．中国語の四声のようなピッチ変化は，とくにトーン（tone）と呼んで区別するが，これも広い意味でのアクセントのひとつである．アクセントの種々のタイプを整理して示すと図9のようになる[7]．

　アクセントの役割は，主として語義の弁別に役立つ「示唆的機能」（「弁別的機能」）と，主として語境界の表示に役立つ「境界表示機能」の2つがある[13]．斎藤[7]は，アクセントのある音節が目立って知覚の上で頂点をなし，文がいくつの単位からなっているかを暗示する働きがあるとして，この2つに「頂点表示機能」を加えてアクセントには3つの機能があるとしている．標準語の名詞のアクセントのパターンは，n音節の語では，n+1個のパターンが現れうる[5]．従来は特定の専門家集団内でみられていた起伏アクセントの単語を平板化アクセントに置き換えて発音する現象（アクセントの平板化）が若者に広まってきたことも最近話題に上っている．

　杉藤[45]は，東京と大阪のアクセントについての膨大な資料を収集し，「イノチ（命）」にみられる従来の調音音声学に立脚したアクセント表示（イ⌐ノチ）がピッチメータで測定した実際の音の高低パターンと一致せずゆっくりと下がるいわゆる"おそ下り"の現象などを見いだした[46]．有標性理論の仮説からは，幼児は無標のアクセント型を早期に獲得し，逆に失語症患者は無標のアクセント型を最後まで保持することが予想されるが，これらの点は今後

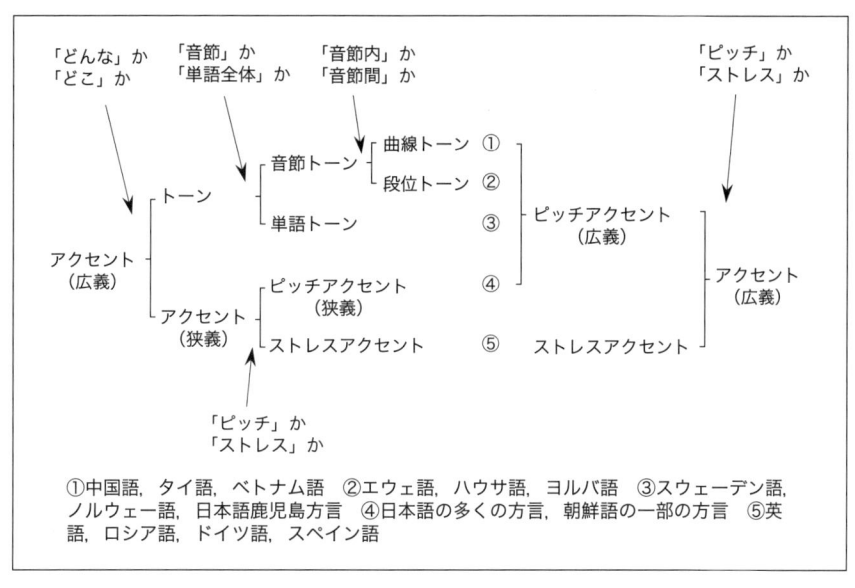

```
                  「音節」か      「音節内」か                「ピッチ」か
    「どんな」か   「単語全体」か   「音節間」か                「ストレス」か
    「どこ」か
                              ┌ 音節トーン ┬ 曲線トーン ①
                     ┌ トーン ─┤            └ 段位トーン ②
                     │        └ 単語トーン                ③ ┐
    アクセント ──────┤                                       ├ ピッチアクセント
      (広義)         │        ┌ ピッチアクセント            ④ │   (広義)         アクセント
                     └ アクセント    (狭義)                    ┘                   (広義)
                         (狭義) └ ストレスアクセント          ⑤   ストレスアクセント

                              「ピッチ」か
                              「ストレス」か

    ①中国語，タイ語，ベトナム語  ②エウェ語，ハウサ語，ヨルバ語  ③スウェーデン語，
    ノルウェー語，日本語鹿児島方言  ④日本語の多くの方言，朝鮮語の一部の方言  ⑤英
    語，ロシア語，ドイツ語，スペイン語
```

図9　アクセントのタイプ[7]

の研究課題である[19].

　単語の構音練習などでは，標準語アクセントと方言アクセントのいずれによるかが問題になるかもしれない．成人では，双方のアクセントを示しておけばいいが，小児では母親のアクセントに合わせておくとよい．アクセントが不明な時は用例の単語を母親に一度読んでもらい，そのアクセントに合わせて指導するとよい．

2）イントネーション（文音調）

　呼気段落にかぶさる音の高低の変化は音調と呼ばれ，そのうち文にかぶさる音調をとくにイントネーション（文音調，intonation）と呼ぶ．イントネーションは，「論理的なイントネーション」と「感情的なイントネーション」が区別できる．日本語など多くの言語では，通常，はい―いいえで答える疑問文では語尾が上昇し，了解したり，念を押す時の文では語尾が下がる．このように論理的なイントネーションはある程度決まったパターンがみられるが，感情的なイントネーションはパターンが一定していない．アクセントは，語または句ごとに内部の音の高低や強弱のパターンが決まっていて話者が勝手に変えられない．しかし，同じアクセントの語であっても，文としてのピッチパターン（すなわちイントネーション）は，次の例のように異なる．

　　例　質問するとき：ほんとうですか？　[↑ honto:desɯka]
　　　　念を押すとき：ほんとうですか？　[↓ honto:desɯka]

3) プロミネンス（卓立）

イントネーションは，疑問文の文末は上昇調になるというような定型パターンを示すが，プロミネンス（卓立，prominence）は，話者が強調したい語句に自由に強勢を置くためパターンは一定しない．次の例では，それぞれ話者が強調したい事項に従って文の下線部が強調される．

例　a. 昨日，新幹線で東京へ行ったよ．　　（「今朝」ではなく「昨日」と強調
　　　　　　　　　　　　　　　　　　　　　　したいとき）
　　b. 昨日，新幹線で東京へ行ったよ．　　（「飛行機」ではなく「新幹線」と
　　　　　　　　　　　　　　　　　　　　　　強調したいとき）
　　c. 昨日，新幹線で東京へ行ったよ．　　（「横浜」ではなく「東京」と強調
　　　　　　　　　　　　　　　　　　　　　　したいとき）

4) スピード，ポーズ，リズム

日本人の発話スピード（rate）は，時代とともにだんだん早くなってきている．たとえば，1964年のNHKの今福　祝アナウンサーは1分間に410〜416モーラ程度で定時ニュースを読んでいたが，それから35年後にあたる1999年には，NHK「おはよう日本」の武内陶子アナウンサーは1分間に541モーラで読んでおり，ほぼ1.3倍のスピードになっている．久米宏キャスターに至っては，ニュースステーションの要約ニュースを1分間に767モーラという今福アナウンサーの1.9倍近くになるスピードで読んでいる（表9）．

成人健常者20名を対象に，音読速度と音読速度調節の際に用いる方略を調査したわれわれの結果では，音読速度は，通常で1分間におよそ361モーラ，335音節，90文節であった．ゆっくり音読するよう指示した場合は，呼気段落中の個々の音節もゆっくり調音されるが，それよりむしろ文中の発話の休止時間であるポーズ（pause）にあてる時間が長くなる傾向があった．できるだけ早く音読するよう指示した場合は，逆に休止時間の割合が減少し，健常者は，発話速度の調節を構音運動よりも休止時間の増減により調節していることが示唆された[32]．なお，音楽や講演，朗読などの「間」を音響心理学的に研究している中村[48]によれば，スピーチの適切な「間」は，句点部分（。）で1.4秒，読点部分（、）で0.7秒であったという．

リズム（rhythm）には，英語やアラビア語にみられるストレスのある音節がほぼ等間隔で繰り返すことによってひきおこされる「強勢リズム」と，フランス語やスペイン語にみられる音節が等しい長さで現れることによってひきおこされる「音節リズム」がある．日本語は，音節リズムのタイプに属するが，音節ではなくモーラが単位となった「モーラリズム」と呼ぶ方がより適切であり，2モーラないし4モーラがひとまとまりになってリズムを作り出すことのあることが指摘されている[7]．

表 9 ニュースの発話速度（分速）[47]

		アナウンサー，キャスター		拍	（字）
1964	今福 祝	（ニュース，主な項目）		416	(318)
1964	同	（ニュース）		410	(320)
1974	磯村尚徳	（NC 9 第 1 回あいさつ）		337	(304)
1977	勝部領樹	（NC 9）		450	(396)
1980	森本毅郎	（ニュースワイド）		510	(401)
1980	桜井洋子	（ニュースワイド，天気）		533	(420)
1990	松平定知	（ニュース）		489	(366)
1990	同	（ 同 ）		565	(392)
1990	平野次郎	（ニューストゥデー）		533	(420)
1992	川端義明	（ニュース）		535	(389)
1992	同	（ 同 ）		482	(362)
1992	黒田あゆみ	（19 時ニュース）		449	(309)
1992	草野満代	（朝の天気）		495	(364)
1992	同	（ 同 ）		446	(346)
1992	園田 矢	（ニュース 21）		474	(356)
1992	佐藤 淳	（モーニングワイド）		574	(403)
1992	中村 充	（ラジオ深夜便）		388	(302)
1992	松川洋右	（ 同 ）		421	(331)
1992	久米 宏	（ニュースステーション，要約ニュース）		767	(561)
1992	同	（ 同 ）		663	(500)
1999	三宅民夫	（おはよう日本）		541	(377)
1999	武内陶子	（ 同 ）		541	(358)
1999	末田正雄	（昼のニュース）		453	(357)
1999	森田美由紀	（ニュース 7）		466	(330)

　構音指導時に，発話の句毎にポーズを挿入（phrasing）したり，モーラ毎に指を折りながら調音（モーラ指折り法）させたり，波形のペースボードを指でなぞりながらスピードを落として調音させると，運動性構音障害患者（dysarthria）などの発話明瞭度を上げるのに効果のあることが知られている[49]．また，吃音は，このリズムの障害が表面に表れる．すなわち，発話中に，語頭音がなかなか調音できない（難発）ためポーズが異常に長くなったり，句の発話途中でとぎれたり，「え～と」などの間投詞などの過度の挿入や，語音の引き伸ばし（伸発）や繰り返し（連発）などのため，発話が非流暢になる．クラッタリング（早口症）では調音スピードが極端に速すぎるために個々の音の調音順序が乱れたり不十分になって，一見吃音様の発話となる．また，パーキンソン症候群の患者では，文末になるほど調音器官の運動範囲が狭くなるため発話は弱く単調になり，発話スピードが加速され（急語症），同語反復（palilalia）を示したりする[49,50]．

5）インテンシティー（強度強調）

　発話中に形容詞や副詞などの修飾語の，声の高低，強弱，長短を変化させたり，ささやき声に変えたりする（下線部）と，次の例のようにその語の指し示す意味が強調される．このような現象をインテンシティー（intensity）と呼ぶ．

例　う<u>っ</u>そ<u>ー</u>，ま<u>っ</u>ず<u>ーー</u>い，し<u>っ</u>らない

5. おわりに

5.1. 音声学の学習教材・資料

　構音障害を扱う臨床家は，ふだんから努力して自身の調音器官と鋭い耳を鍛えておかねばならない．それには語学講座の受講や各種語学テープを用いていろいろな外国語音の習得を試みるのも有用であろう．また，最近のデジタルソナグラフには，CSL（Computarized Speech Lab）のなかに "IPA TUTORIAL" というソフトウェアが用意されている．これを起動し，成人男性，成人女性，小児の3種のいずれかの基本母音図を選び，付属マイクロホンに向かって母音を調音すると，モニター画面上の基本母音図のどの音に近く調音されたかがリアルタイムで表示される．IPA の各種の子音についてもふたりの話者による調音例が集録されている．これを注意深く聴取して模倣することにより IPA の基本となる各種子音の調音練習が可能である．この他にも IPA の調音例を集録した CD やテープ，研究資料の CD-ROM[45]などがいくつか市販されているので利用するとよい．入手先は，斎藤[7]の巻末の「学習案内」や窪園[19]の巻末の「読書案内」などに詳しい．

5.2. 今後の展望

　近年，情報処理技術の急速な進歩を背景に，音声の自動認識や音声の自然性などの研究を始めとする音声研究の進展は目を見張るものがある．音声信号のデジタル処理技術の進歩による音響工学領域の進捗や，CD や MD を始めとする新しい音響機器の開発もめざましい．また，生成音韻論では従来の構造主義言語学で同定された音素を解体し，弁別素性（distinctive features）の観点から音声の新しい取り扱いを提示している．インターネットを通じて世界の音声研究者が広く連携し，音声に関する膨大な情報を集積し相互にリンクして，その活用が図られ始めていることも指摘しておかなければならない．たとえば，音声構音関係の膨大なリンク集に "comp. speech"（http://www.itl.atr.co.jp/comp.peech/SpeechLinks.html/）などがある．
　城生[51]は，事象関連電位（ERP）を用いた脳電位トポグラフィーによるアクセント研究結果などを積極的に発表し，従来の調音音声学偏重の音声学から研究範囲を拡大し実験音声学を確立する重要性を唱えている．さらに，従来手薄な領域であった発話時の舌筋の活動情報なども，熊田ら[52]などの Tagging MRI movie などの手法により得られるようになり始めた．

今後は，従来からの伝統的な調音音声学的研究方法により蓄積された成果に，このような先進的研究の成果を積極的に取り入れ[53]，言語聴覚障害の臨床に真に有効な「臨床音声学」を確立することが望まれる[54]．

引用文献

[1] 小泉　保: 音声学入門. 大学書林, 1996.
[2] 国語学会編: 国語学大辞典. pp.107–108, 東京堂出版, 1980.
[3] 日本音声学会編: 音声学大辞典. pp.145–146, 三省堂, 1976.
[4] 風間喜代三, 上野善道, 松村一登, 町田　健: 言語学. pp.193–207, 東京大学出版会, 1994.
[5] 金田一春彦: 日本語音韻の研究. pp.13–25, 東京堂出版, 1991.
[6] 城生佰太郎: 新装増訂三版音声学. アポロン, 1992.
[7] 斎藤純男: 日本語音声学入門. 三省堂, 1998.
[8] 渡辺正仁: 理学療法士・作業療法士のための解剖学 第2版. pp.48–52, 廣川書店, 1995.
[9] 比企静雄: 音声の生成機構の面からみた子どもの構音の特徴. 聴覚言語障害 12: 163–172, 1983.
[10] Kent RD, Read C（荒井隆行, 菅原勉監訳）: 音声の音響分析. 海文堂, 1996.
[11] 猪塚　元, 猪塚恵美子: 日本語の音声入門, 解説と演習〈新装版〉. p.4, バベル・プレス, 1994.
[12] Lisker L, Abramson AS: A cross-language study of voicing in initial stops: Acoustical measurements. *Word* 20: 384–422, 1964.
[13] 城生佰太郎: 日本語音声科学. バンダイミュージックエンタテイメント, 1998.
[14] Pullum GK, Ladusaw WA: Phonetic Symbol Guide. The University of Chicago Press, 1996.
[15] 国際音声学会（竹林滋, 神山孝夫訳）: 国際音声記号ガイドブック—国際音声学会案内. 大修館書店, 2003.
[16] Pike KL（今井邦彦訳）: 音声学—音声学理論の批判的検討並びに実際的記述の一手法. 研究社, 1967.
[17] 神山五郎, 川島彪秀: 構音障害. 菅野重道編: 児童臨床心理学講座 7 言語障害児. p.38, 岩崎学術出版社, 1971.
[18] 益子幸江: 音声学. 医療研修推進財団監修: 言語聴覚療法士指定講習会テキスト. pp.132–139, 医歯薬出版, 1998.
[19] 窪薗晴夫: 日本語の音声. pp.1–63, 岩波書店, 1999.
[20] 渡部眞一郎: 母音体系の類型論. 音韻論研究会: 音韻研究—理論と実践, pp.113–116, 開拓社, 1996.
[21] Jakobson R（服部四郎監訳）: 失語症と言語学. 岩波書店, 1976.
[22] 澤島政行編: 臨床耳鼻咽喉科学全書 9-A. p.251, 金原出版, 1995.
[23] Bloomer HH: Speech defects associated with dental malocculusion and related abnormalities. In Travis LE: *Handbook of Speech Pathology and Audiology*, pp.756–757, Prentice-Hall, 1971.
[24] 日本放送協会: 日本語発音アクセント辞典. 日本放送出版協会, 1995.
[25] 川上　秦: 日本語音声概説. おうふう（桜風社）, 1995.
[26] Picket JM: The Sound of Speech Communication — A primer of acoustic phonetics and speech production. University Park Press, 1980.
[27] 大山　玄: 声の音響分析による検査. 日本音声言語医学会編: 声の検査法 第2版 臨床編, pp.129–136, 医歯薬出版, 1995.

[28] Masaki S, Tiede MK, Honda K, et al: MRI-based speech production study using a syncronized sampling method. *J. Acoust. Soc. Jpn.* 20: 375–379, 1999.

[29] 本多清志: X線マイクロビームによる子音調音時の舌位置の分析. 音声言語医学 41, 154–158, 2000.

[30] Wakumoto M, Masaki M: Three-dimensional visualization of electropalatogrphic data. *J. Acoustic. Soc. Jpn.* 20: 137–141, 1999.

[31] Malmberg B: Phonetics. Dover Publications, 1963.

[32] 小澤由嗣, 城本 修, 武内和弘, 綿森淑子: 発声発語器官の交互運動能力における教示方法の違いの影響. 広島県立保健福祉短期大学紀要 2: 39–43, 1998.

[33] Denes PB, Pinson EN（神山五郎, 戸塚元吉訳）: 話しことばの科学—その物理学と生理学. 東京大学出版会, 1966.

[34] 武内和弘: 上顎切除患者の言語障害と顎補綴による構音障害の研究. 広島大学歯学雑誌 18: 181–200, 1987.

[35] Shriberg L, Kwiatkowski J: Natural Process Analysis: A procedure for phonological analysis of continuous speech samples. Wiley, 1980.

[36] 上田 功: 構音障害と自然音韻過程分析—音韻論からみたいくつかの問題点—. 音声言語医学 36: 331–337, 1995.

[37] 天沼 寧, 大坪一夫, 水谷 修: 日本語音声学. くろしお出版, 1994.

[38] 今井智子, 和久本雅彦, 丹生かず代: パラトグラフィによる構音の評価. 音声言語医学 41: 159–169, 2000.

[39] 正木信夫, 山田玲子, Mark K Tiede: 日本語話者の調音した/r/ /l/の調音の特徴. 日本音響学会講演論文集 395–396, 1996.

[40] 大塚 登: ラダ行音の構音発達についての研究. 音声言語医学 38: 243–249, 1997.

[41] Borden GJ, Harris KS（広瀬 肇訳）: ことばの科学入門. MRCメディカルリサーチセンター, 1984.

[42] 田窪行則, 前川喜久雄, 窪園晴夫, 本多清志, 白井克彦, 中川聖一: 岩波講座言語の科学2 音声. pp.28–35, 岩波書店, 1998.

[43] 伊藤友彦, 辰巳 格: 特殊拍に対するメタ言語知識の発達. 音声言語医学 38: 196–203, 1997.

[44] 武内和弘: 発声・構音器官の障害. 小椋 修, 清水充子, 他: 嚥下障害の臨床 — リハビリテーションの考え方と実際 —, pp.99–105, 医歯薬出版, 1998.

[45] 杉藤美代子: 大阪・東京アクセント音声辞典 CD-ROM. 丸善, 1995.

[46] 城生佰太郎: 実験音声学（中）. アポロン, ビデオライブラリー 480H072A.

[47] 最上勝也: ニュース報道の読みの早さとその計測法. 言語 28: 40–43, 1999.

[48] 中村敏枝: "間（ま）"の感性に関する心理学的研究. 電子情報通信学会技術研究報告 92: 37–42, 1993.

[49] 小澤由嗣, 武内和弘, 城本 修, 長谷川純, 綿森淑子: 健常者の音読速度と速度調節の方略—予備的検討—. 広島県立保健福祉短期大学紀要 3: 95–102, 1998.

[50] 柴田貞雄: 麻痺性構音障害. 笹沼澄子: 言語障害（リハビリテーション医学全書11）, p.201, 医歯薬出版, 1975.

[51] 城生佰太郎: 現代日本語の自然音声談話のスピード. 言語 28: 44–50, 1999.

[52] 熊田正信, 正木信夫, 本多清志, 他: 構音時の舌筋活動—Tagging MRI Movieを用いた研究—. 音声言語科学 41: 170–178, 1999.

[53] 武内和弘: スピーチ・セラピーの現在. 補綴臨床別冊（補綴臨床とQOL）, pp.181–184, 1998.

[54] 小澤由嗣, 城本 修, 武内和弘: 発声発語器官の運動障害によるコミュニケーション障害. 作業療法ジャーナル 33: 305–310, 1999.

協同医書出版社の本

失語症の研究の歴史が私たちに教えてくれること

本書の目的は、失語症を鍵として、人間の言語の本質を言語学、心理学、哲学、あるいは人類学といった広い視点から紐解いていくことです。失語症は明らかに人間の言語の本質に関わる問題であり、人間の精神活動、さらには人間存在の根底を支える能力に対する脅威です。失語症からの回復をめざすリハビリテーションの実践には、失語症というものをどのような本質の問題として理解するのかという基礎知識が欠かせません。本書ではこれまで主として脳・神経科学的あるいは神経心理学的な機能研究によって理解が深められてきた失語症に対して、「日常言語」、すなわち人間のコミュニケーション行動を言語がどのような形で成立させているのかという観点から光を当てることによって、よりいっそうリハビリテーションの実践に近接した知識を提供しようというものです。

失語症のリハビリテーションに携わる言語聴覚士はもちろんのこと、失語症を有する感覚・運動障害のリハビリテーションに携わる理学療法士、作業療法士にとっても必読のテキストです。

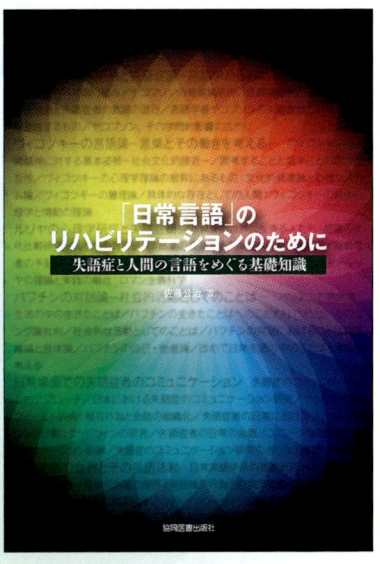

● A5・220頁
定価 3,300円(本体3,000円+税10%)
ISBN 978-4-7639-3060-6

「日常言語」のリハビリテーションのために
失語症と人間の言語をめぐる基礎知識

佐藤公治●著

[目次]

[フロイトとベルクソンの失語症論] 失語症研究、多様な視点から論じる必要性／フロイトの失語症論―脳局在論批判―／ベルクソンの失語症論―『物質と記憶』・第2章における議論― **[ヤコブソンの言語論と失語症論―言語学からみた失語症―]** ヤコブソンの失語症への取り組み／ヤコブソンの音韻論研究／音韻論研究からみた幼児の言語発達と失語症者の言語の退行／言語学者ヤコブソンの失語症論の特徴とそれが意味するもの／ヤコブソン、その学問的影響の広がり **[ヴィゴツキーの言語論―言葉とその働きを考える―]** ヴィゴツキーの人間精神に対する基本姿勢―社会文化的接近―／思考することと話すことの間の相互性／ヴィゴツキーの心理学理論の根幹にあるもの：文化的発達論と心理システム論／ヴィゴツキーの層理論／具体的な存在としての人間：ヴィゴツキーの具体心理学と情動の理論 **[ルリヤの心理学研究と失語症研究]** 具体の世界に生きる人たち：認識の文化比較研究／ルリヤの言語研究：言葉の発達とその障害への新しい接近／脳損傷者の手記と脳の機能連関／ルリヤの前頭葉シンドロームと随意行動の障害／ルリヤの理論と実践の融合：ロマン主義科学 **[バフチンの対話論―社会的活動としてのことば―]** バフチンの言語論：生活の中の生きたことば／バフチンの生きたことばへのこだわり：ソシュールのラング論批判／社会的な活動としてのことば／バフチンの対話におけることば的意識論と身体論／バフチンの自己・他者論／改めて日常生活の中のことばと対話を考える **[日常場面での失語症者のコミュニケーション]** 失語症のコミュニケーション的アプローチ／日本における失語症のコミュニケーション研究／グッドウィンのフィールド研究：相互行為と会話の組織化／失語症者の日常におけるコミュニケーション行動：グッドウィンの研究／失語症者の日常の会話／ユニークな失語症のコミュニケーション訓練／失語症のコミュニケーション研究のさらなる展開に向けて **[日常言語の世界とその言語活動]** 日常言語学派の言語研究／オースティンの発話行為論／発話行為論の限界：発話媒介行為と約束の問題／日常的言語活動を基礎にした失語症の言語訓練／ウィトゲンスタインの日常言語研究／日常言語学派から示唆される失語症者のコミュニケーションとその在り方／ヤコブソンからシルヴァスティン、そしてハンクスへ／本章のまとめとして

協同医書出版社
〒113-0033 東京都文京区本郷3-21-10
kyodo-isho.co.jp
Tel. 03-3818-2361／Fax. 03-3818-2368

好評関連書

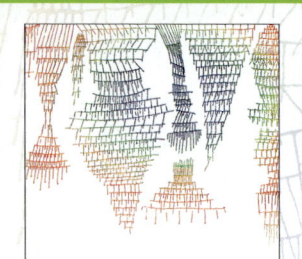

失語症の認知神経リハビリテーション
L'ESERCIZIO TERAPEUTICO NELLA RIEDUCAZIONE DELL'AFASICO

カルロ・ペルフェッティ ●著
小池美納 ●訳／宮本省三 ●解説

● B5変・216頁　定価4,400円（本体4,000円＋税10%）
ISBN978-4-7639-3055-2

詳細ページ　試し読みPDF

言語治療の新しい視点

人間の言語機能の背景には、高次の脳の機能を支える皮質連合機能があることが、脳・神経科学の展開により明らかになっています。

本書では、それらの知見に基づき、失語症を失行症と同様に「高次脳機能障害」の別の病態として捉え直し、その分析と具体的な治療方法を解説しています。絵カードと対話を使った具体的な言語訓練の方法を説明し、巻末の解説では同様に絵カードと対話を使った「失行症」の訓練も紹介しています。

本書は、言語聴覚士だけでなく、理学療法士・作業療法士の臨床においても新しい視点と臨床の手がかりを提供してくれる一冊です。

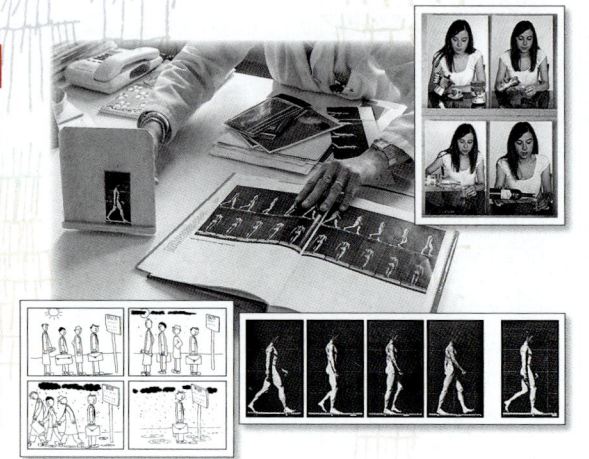

行為、思考を生み出す言語機能系
リハビリテーションの評価と治療のさらなる可能性

言語機能系の再学習プロセスに向かって
失語症のリハビリテーションのために
Towards re-learning and re-constructing the functional system of SPEAKING

稲川 良・安田真章 ●編集
佐藤公治・稲川 良・安田真章・木川田雅子・湯浅美琴 ●共著

● B5変・216頁　定価4,400円（本体4,000円＋税10%）　ISBN978-4-7639-3059-0

詳細ページ　試し読みPDF

- 脳の言語処理に関わる機構は人間の複雑な神経システムの仕組みであると同時に、人間が世界や他者と関わり、その実現手段としての行為を意味づける思考を生み出す仕組みでもあります。
- 本書は、失語症に対するリハビリテーション治療をテーマに、その障害を、人間の神経機構と心理・文化・社会的な文脈とを橋渡しする高度に発達した言語機能系の障害として捉え、それに対するリハビリテーションの評価方法と具体的な訓練方法の流れを紹介するものです。
- 人間が言語を使う能力を神経科学と行為の意味論という2つの要素の統合的な関わり合い、すなわち「言語行為」として捉え直すという観点から、本書ではまずその言語行為についての理論的な整理を行い（第1章）、続いて言語行為の神経機構（第2章）、行為の意味論（第3章）、そして最後にその実践経験を紹介していきます（第4章）。人間のコミュニケーション能力を支えている仕組みそのものに対するリハビリテーション治療のさらなる可能性を提言する画期的なテキストです。
- 言語聴覚士のみならず運動機能障害に関わる理学療法士や作業療法士にとっても極めて有益な内容になっています。

第2章

口唇裂・口蓋裂の最新口腔医療

....● 西尾順太郎

1. 口唇裂・口蓋裂の臨床的分類（図1）

　口唇裂・口蓋裂は最もポピュラーな先天異常のひとつで，わが国では出生500〜600人に1人の頻度で発現する．裂の形態的特徴や発生学的観点からさまざまな分類がなされているが，臨床的には口唇裂，口唇口蓋裂，口蓋裂の3群に区分される．

　口唇裂とは上口唇裂を指し，顎裂をも含めるものとされる．側性から片側性，両側性，正中裂に区分され，また披裂の程度から鼻孔まで裂が達するものを完全裂，鼻孔まで達しないものを不完全裂という．

　口唇口蓋裂は口唇裂と口蓋裂が合併したものを指す．一方，口蓋裂では裂が軟口蓋に限局するものを軟口蓋裂，硬口蓋まで裂が及ぶものを硬軟口蓋裂という．また，粘膜が正常でも粘膜下で筋層や骨に披裂のみられるものを粘膜下口蓋裂と呼ぶ．

図1　（次ページ）
a. 片側性口唇裂の1例，b. 両側性口唇裂の1例，c. 片側性口唇顎口蓋裂の1例，d. 両側性口唇顎口蓋裂の1例（左：正面位．右：口腔内．中間顎の高度突出を認める），e. 口蓋裂の1例（披裂は硬口蓋まで及び，幅広いU字型口蓋裂を呈する），f. 口蓋裂の1例（披裂は軟口蓋にとどまる），g. 粘膜下口蓋裂の1例（口蓋垂裂と軟口蓋中央部の筋層断裂がみられる）

a b c

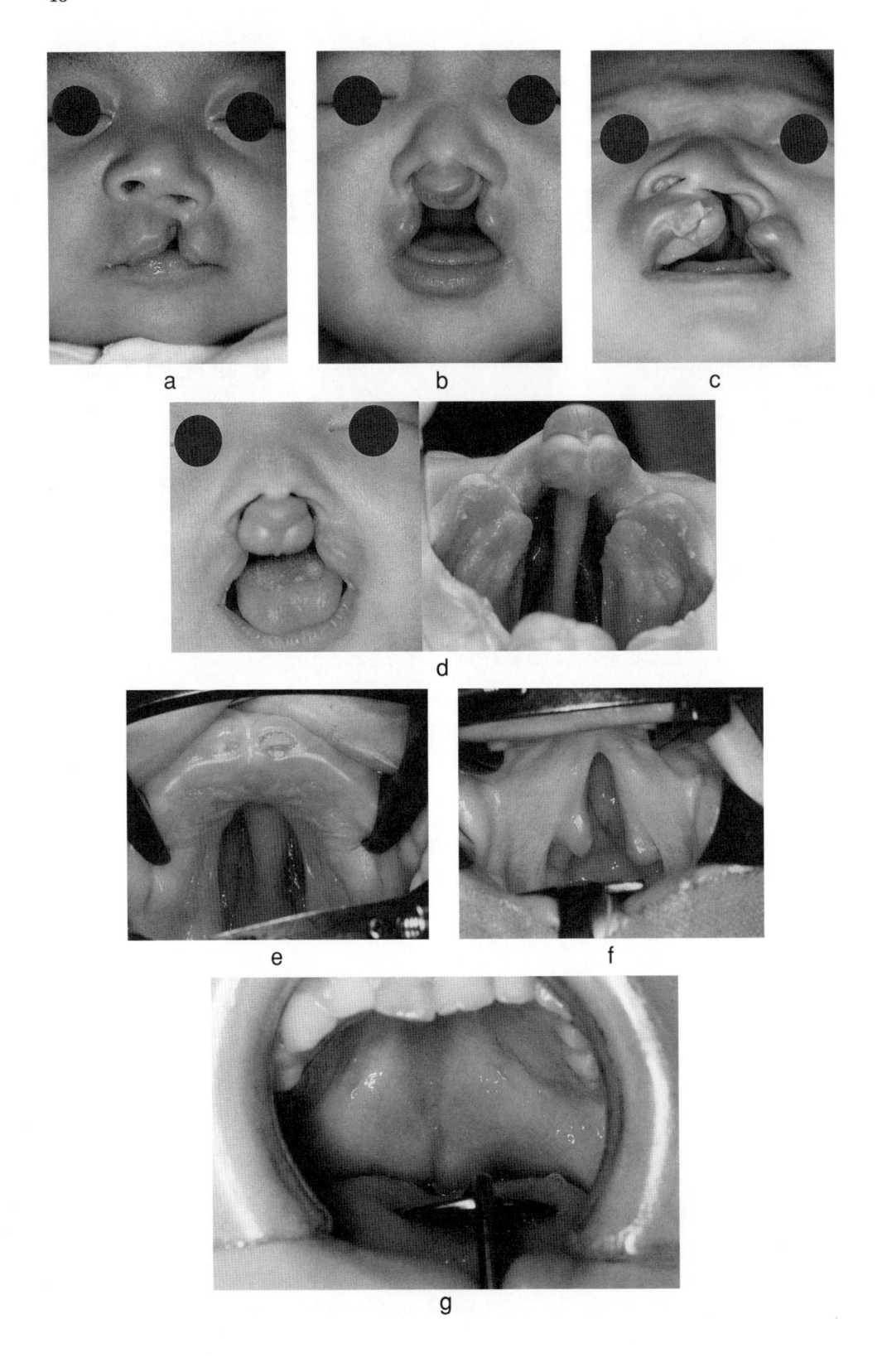

d

e f

g

2. 口唇裂・口蓋裂による障害

2.1. 顔の変形

　口唇部の裂異常が顔の変形の中核をなすが，通常著しい鼻変形をともなう．また，口唇外鼻の土台となっている上顎骨の発育不全にともなって口唇外鼻の変形は一層増悪する．

2.2. 哺乳障害

　口唇口蓋裂および口蓋裂では，口腔と鼻腔が交通しているため，吸啜時に口腔内陰圧を形成することができず，また，乳首が裂隙に嵌入するために乳首に対する圧迫圧が低下することによって哺乳困難となる．

2.3. 構音障害

　顎裂，硬口蓋および軟口蓋の器質的欠損と鼻咽腔閉鎖不全による構音障害が惹起される．さらに，異常構音が固定化することによって特徴的な口蓋裂言語症状を呈する．

2.4. 上顎骨成長発育障害

　生来の上顎骨成長発育不全に加えて，手術侵襲により上顎骨の前下方発育が抑制される．

2.5. 永久歯の歯数異常および歯の位置異常

　顎裂をともなう患者では顎裂部の骨欠損のために乳歯胚・永久歯胚の欠如あるいは位置異常を生じる．位置異常の結果，乳歯・永久歯が顎裂部に沿って咬合に全く関与しない方向の位置に萌出する．患側の乳側切歯は口蓋側に萌出する場合が多い．また，患側の側切歯は欠如するか，もしくは矮小歯といった形態異常を呈する．顎裂に近接した中切歯は捻転して萌出する．

2.6. 聴覚障害

　口蓋裂児には聴覚障害を合併することが多い．難聴の大部分は滲出性中耳炎に由来する．口蓋裂を有する児の約80%が罹患するといわれている[1]．

2.7. 他の先天異常の合併（表1, 2）

表1　口唇裂・口蓋裂の合併異常の頻度

		合併異常例数（人）	頻度（%）
口唇（顎）裂	$n=115$	36 (14)	31.3 (12.2)
口唇（顎）口蓋裂	$n=206$	81 (40)	39.3 (19.4)
口蓋裂	$n=132$	86 (62)	65.2 (47.0)
粘膜下口蓋裂	$n=53$	38 (25)	71.7 (47.2)
計		506　241 (141)	47.6 (27.9)

注.（　）内は大奇形（Marden, 1964）を呈する例数および頻度を示す.

表2　合併異常の種類

種類	例数（人）	頻度（%）
中枢神経系	76	15.0
頭蓋・顎顔面	65	12.8
眼球・眼瞼	65	12.8
心臓・大血管	54	10.7
口腔器官	52	10.3
消化管	42	8.3
耳	40	7.9
四肢	32	6.3
腎・尿路	24	4.7
皮膚	15	3.0
胸郭・脊柱	10	2.0
内分泌腺	9	1.8
呼吸器	8	1.6
その他	7	1.4

注. 重複例を含む.

　口唇裂・口蓋裂を部分症状とする先天異常症候群は現在まで300種以上も明らかとなっており，各種の全身的合併症や成長発育障害を合併することが少なくはない．大阪府立母子保健総合医療センターでの調査では一次症例506人のうち，241人になんからの合併異常を有しており，そのうち141人が大奇形（生命維持に問題のある症例や社会的容認度に大きな問題のある症例）を有していた．裂型別にみると粘膜下口蓋裂や口蓋裂では合併異常の発現は高頻度にみられる．合併異常の種類は多岐にわたるが，中枢神経系の異常が最も多く，頭蓋・顎・顔面の異常，眼球・顔面の異常，心臓・大血管の異常が多い．

2.8. 精神心理的負担

　口唇裂・口蓋裂による機能障害や形態異常が患者および家族の心理的負担となる.
　口唇裂・口蓋裂では出生直後より以上述べた種々の形態的, 機能的障害を有している. またこれらの障害は患児の成長発達の過程で多様な変化がみられる. 短期間に多くの障害を解決することは不可能であり, 多くの専門家による適切な時期の適切な治療が施されなければならない. しかも, 各々の治療は有機的な連携をもった系統的な治療体制のもとになされることが大切である[2]. 大阪府立母子保健総合医療センターにおける口唇裂・口蓋裂治療のスケジュールを図2に示す.

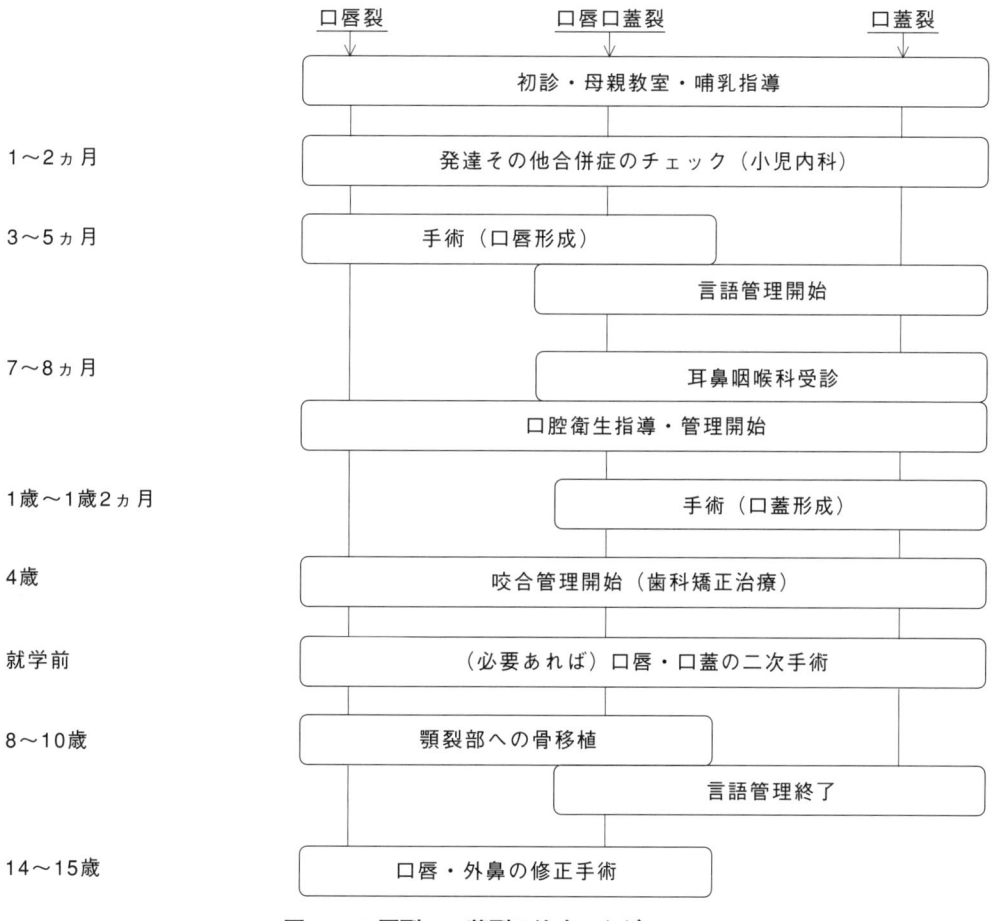

	口唇裂	口唇口蓋裂	口蓋裂
	↓	↓	↓
	初診・母親教室・哺乳指導		
1～2ヵ月	発達その他合併症のチェック（小児内科）		
3～5ヵ月	手術（口唇形成）		
		言語管理開始	
7～8ヵ月		耳鼻咽喉科受診	
	口腔衛生指導・管理開始		
1歳～1歳2ヵ月		手術（口蓋形成）	
4歳	咬合管理開始（歯科矯正治療）		
就学前	（必要あれば）口唇・口蓋の二次手術		
8～10歳	顎裂部への骨移植		
		言語管理終了	
14～15歳	口唇・外鼻の修正手術		

図2　口唇裂・口蓋裂の治療スケジュール

3. 家族へのオリエンテーション

　口唇裂・口蓋裂児が出生した場合には，家族とりわけ母親のショックは計り知れないものがある．母親はショックのあまり思考することができず現実から逃避しようとする場合も少なくはない．母親を精神的な面から援助することが重要で，家族に発生要因，治療計画，治療成績について詳しく説明し，両親の不安感や心理的動揺を取り除くことが大切である．
　外来通院中には患者の家族が互いに交流できる機会を設け，母親を孤立させない手段を講じる．口唇裂・口蓋裂児を家族全員が励まし合い，愛情をもって育てる環境がつくれるよう支援するとともに，患者家族と施療者側が一体となって患児の治療に向う体制をとることが重要である．症例によっては地域保健所とも連携をとり，地域での支援をも必要とする場合がある．

4. 哺乳障害の対策

4.1. 哺乳障害の原因

　口唇口蓋裂児および口蓋裂児が出生後直ちに直面する問題点は哺乳障害である．患児に通常の乳首を用いると硬口蓋前方部ならびに歯槽部の裂隙に乳首が嵌入して乳首への圧迫圧が著しく低下する．また，硬口蓋後方部から軟口蓋部に裂隙があるために吸啜時の口腔内陰圧が形成されない．乳首圧迫圧は健常児の約1/2程度に過ぎず，一方，口腔内陰圧（吸啜圧）はほぼゼロに等しい[3]．このように乳首圧迫圧が低下することと，吸啜圧が形成されないことが口唇口蓋裂児の哺乳障害の主たる原因といえる．また，裂幅の大きい症例では裂隙に乳首が嵌入して，鼻中隔粘膜や下鼻甲介粘膜に褥創性潰瘍が生じて，哺乳速度の低下を招くこともある．

4.2. 口蓋裂用乳首

　口蓋裂児の哺乳障害を改善するために，逆流防止弁を用いたり，乳首を大きくしたり，材質を柔らかくして圧迫圧のみで吸啜できるように工夫された口蓋裂用乳首が市販されている．ピジョンP型乳首やチュチュA，B型乳首[4]がよく用いられる．しかし，口蓋裂用乳首を用いても吸啜圧が形成されるわけではなく，健常児にみられる乳首の圧迫動作と吸啜動作がリズミカルに行われる哺乳運動ではない．

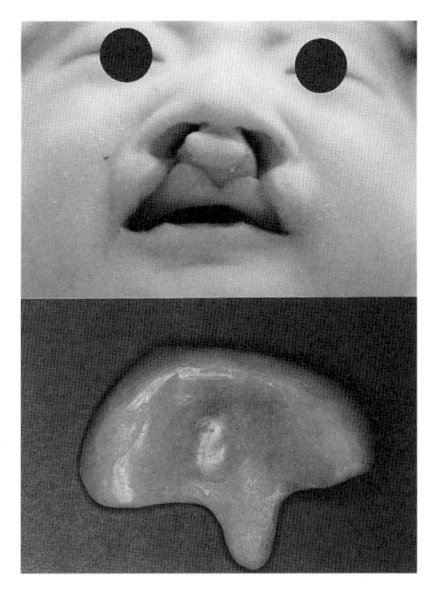

図3　ホッツ床

4.3. ホッツ床（図3）

　可能な限り健常児と同様の哺乳動作を賦与して，乳児期の正常な口腔機能を獲得させる目的で考案されたのがホッツ（Hotz）床[5]である．床の中央部は通常の義歯に用いる硬性レジンで構成されているが，床の辺縁に軟性レジンを用いて顎発育抑制の防止を図っている．装置の内面を削合，調整することによって矯正力をかけないで顎の発育を望ましい方向に誘導することが可能で，口唇裂手術前後の上顎歯槽形態の保全にきわめて有用である．また，ホッツ床の装着によって患側梨状孔縁部が前方へ誘導され，口唇裂にみられる患側鼻翼基部の後方偏位が改善される．ホッツ床は生後1週までに装着することが望ましく，装着開始が生後1ヵ月を過ぎる症例では患児は床になじめず，床の装着が困難なことが多い．
　このようにホッツ床は哺乳障害の改善に有用であるばかりでなく，上顎歯槽形態の保全や外鼻形態の改善にも有効であり，口唇口蓋裂の初期治療の面で不可欠である．

5. 口唇裂の手術

5.1. 片側性口唇裂の形態的特徴（図4～6）

　片側性口唇裂では患側の鼻翼の扁平化，鼻翼基部の後方，外方，下方への偏位，鼻柱基部の健側偏位，鼻柱の傾斜，患側の鼻孔の拡大，鼻尖の健側偏位，披裂部口唇組織の不足，患側人中稜の不明瞭，キューピッド弓の吊り上がりによる変形等がみられる．このような変形

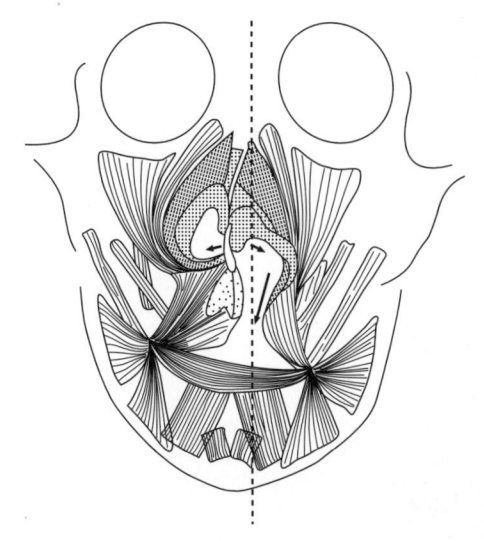

図4　片側性口唇裂における口裂周囲筋の走行

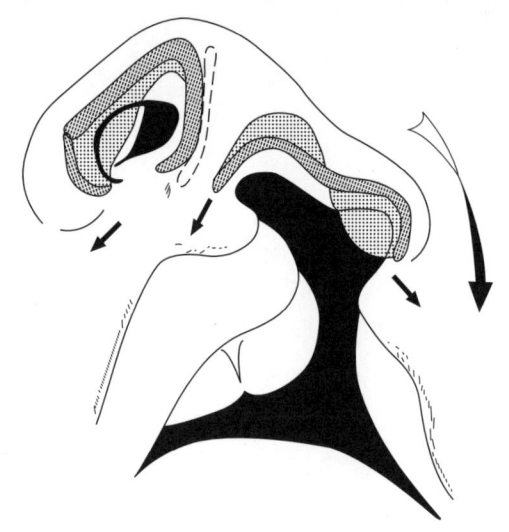

図5　鼻軟骨の異常
　大鼻翼軟骨外脚，内脚および鼻中隔軟骨が筋の作用方向に牽引され，外鼻の著しい偏位が生じる．

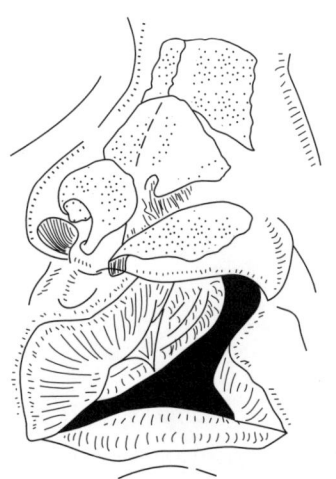

図6　鼻軟骨の位置関係

はひとつには口唇外鼻の土台となっている上顎骨の変形に起因するところが大きい．さらに口裂周囲筋である口輪筋や鼻筋が裂部で筋肉の連続性を欠き，筋の作用方向に軟組織が牽引される．筋の走行異常と上顎骨の骨格異常が重なって鼻軟骨の変形が生じる．すなわち，大鼻翼軟骨内側脚が健側方向に牽引され，外側脚が下方，後方に牽引され，鼻翼は扁平となるばかりでなく，外側脚が著しくねじれる．また，鼻中隔軟骨前縁部が健側に大きく偏位する．

5.2. 両側性口唇裂の形態的特徴

両側性口唇裂では鼻柱の短小，鼻翼の扁平化，鼻翼基部の外方偏位による鼻孔底の開大がみられ，鼻唇角（鼻柱から白唇に移行する角度）が鈍である．中間唇には唇稜がみられず，また口腔前庭も著しく狭い．完全裂では中間唇には口輪筋線維が存在しない．他方，外側唇では両側の口唇分節の筋束は裂縁に沿って鼻翼基部に向い特徴的な筋肉の膨らみを作って停止する．完全口唇顎口蓋裂例では中間唇の筋欠如によるコントロール不足，顎間骨－鋤骨縫合部の過剰発育，上顎歯槽部のlateral segment（外側分節）の低形成，下口唇圧や舌圧によって中間顎が著しく突出ないし偏位していることが多い．

5.3. 片側性口唇裂の手術法

一般的には片側性口唇裂に対する手術は生後3ヵ月，体重5〜6 kgになった時点で施行される．顎裂口蓋裂をともなう症例では術前よりホッツ床を使用して，上顎歯槽弓形態の改善を図ったうえで手術を行う．

片側性口唇裂に対する手術成績は近年著しく向上し，口唇形態のみならず外鼻形態も初回手術で十分改善されるようになっている．手術に際しては，口唇部ではキューピッド弓，人中窩，良好な赤唇形態を形成し，綺麗な傷跡にすることは当然のことである．一方，外鼻に関しては健側に偏位した外鼻軸の方向を是正し，著しく偏位した鼻翼基部の修正が重要なポイントとなる．代表的な手術法として三角弁法[6]やMillard法[7]があるが，これらはあくまで白唇部の皮膚切開法を示すもので，手術に際しては白唇部の切開に加えて，鼻腔内の処理が重要なポイントとなる．口唇裂手術時の裂閉鎖の範囲についてはまだ議論がある．硬口蓋をも併せて閉鎖すると，口蓋裂手術後の鼻口腔瘻は生じにくい利点はあるものの，上顎骨の成長発育に悪影響を及ぼす．筆者は片側性口唇裂初回手術時には顎裂部および硬口蓋の閉鎖は行わず，鼻前庭鼻腔底までを閉鎖している．筆者の手術法[8]および自験例を示す（図7〜9）．

5.4. 両側性口唇裂の手術法

両側性口唇裂初回手術は片側性口唇裂に比して著しい困難と問題点がある．すなわち，①中間唇が小さい症例がある，②基準にすべき反対側が正常でない，③中間顎の偏位が著しい

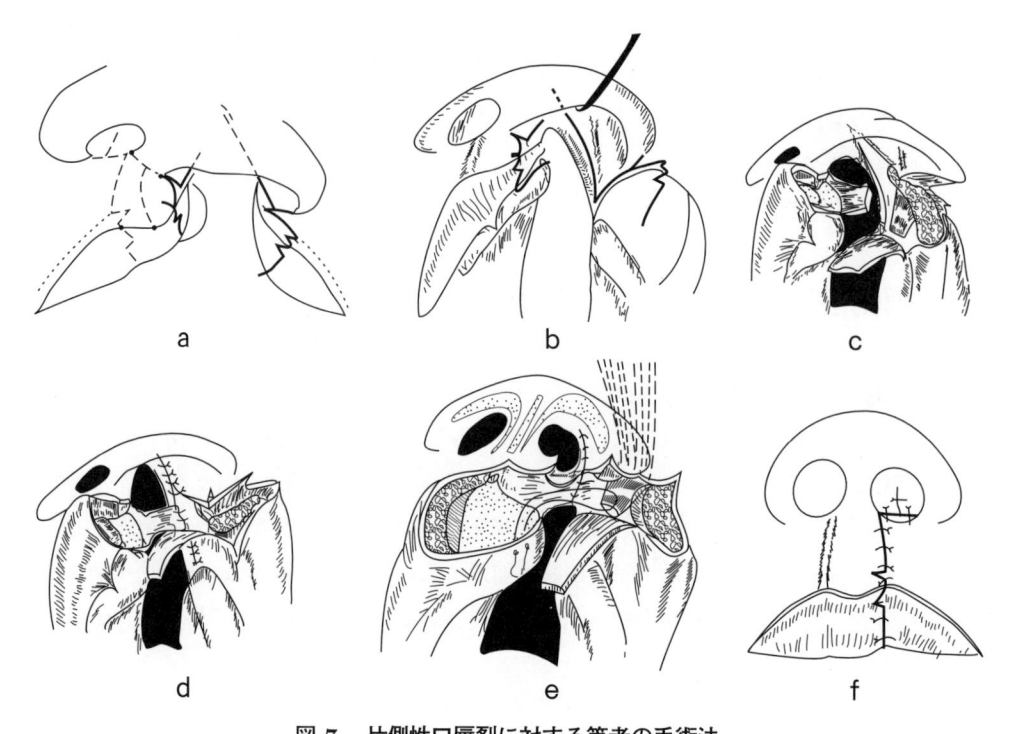

図7　片側性口唇裂に対する筆者の手術法
a. 切開線（正面位），b. 切開線（仰角位），c. 披裂縁弁の作成，d. 梨状孔縁切開創の被覆方法，e. 鼻筋の処理方法，f. 手術完了時．

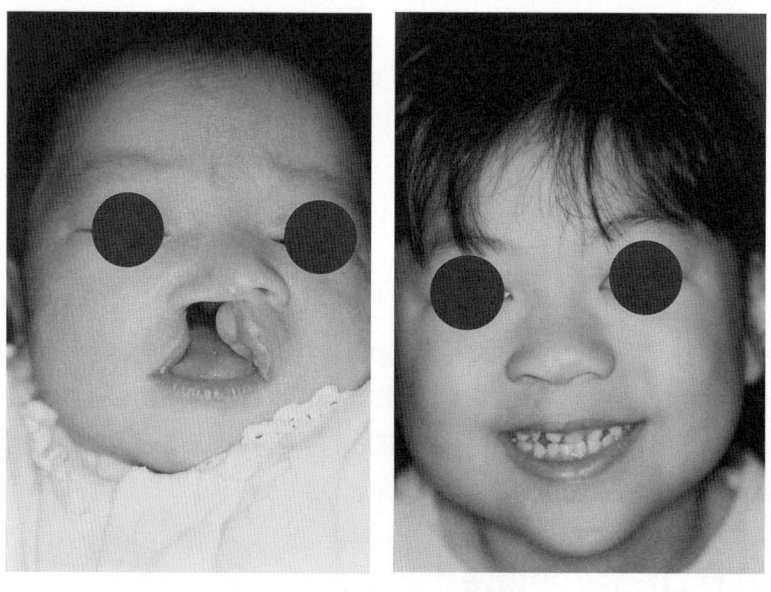

図8　片側性口唇裂の自験例（1）
左：術前，右：4歳．

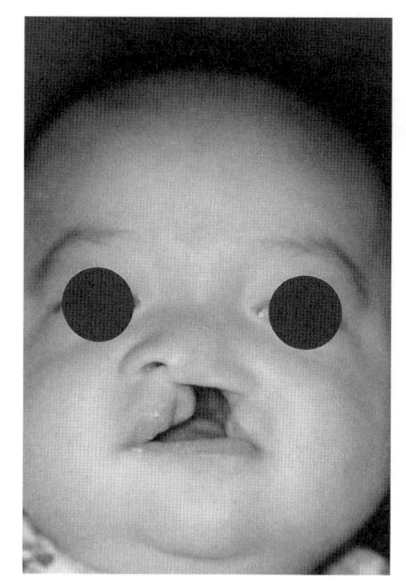

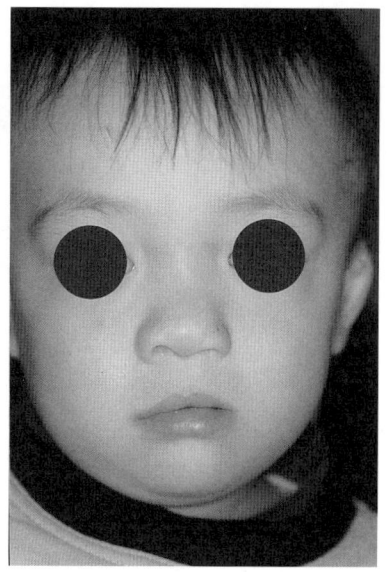

図9 片側性口唇裂の自験例（2）
左：術前，右：2歳．

症例がある，④鼻柱が短い，⑤術後成長にともなって変形が助長する等がその理由といえる．両側性口唇裂の初回手術は両側同時に行う一期的手術と片側ずつ一定の期間をおいて行う二期的手術に大別できる．

1） 一期的手術

　一期的手術の利点として口唇の左右のバランスがとりやすい，外側唇の粘膜弁を用いて深い口腔前庭を形成しやすい，口輪筋形成が可能なことがあげられる．しかし，直線縫合による一期的手術では中間唇の血行が障害されないが，皮弁を用いる手術では中間唇を部分的に横断する切開が加わるため，一期的手術で血行障害が危惧される．一期的手術としてよく用いられているのは Manchester 法[9]であるが，中間唇部は成長にともなって幅広くなること，キューピッド弓が吊り上がりやすいことが欠点といえる．そこで，中間唇の皮弁をできるかぎり小さくし，初回手術時の鼻形成，顎裂閉鎖をも同時に行う方法を Mulliken（1995年）[10]が報告している（図10）．

　両側の口唇裂を同時に閉鎖する一期的手術では片側性口唇裂と同様に生後3ヵ月頃に行う．

2） 二期的手術

　二期的手術の利点として，血行障害はなく，手術侵襲が少ないという点があげられる．しかし，左右のバランスが取りにくい，口輪筋形成が十分行えない，中間顎の偏位を来たしや

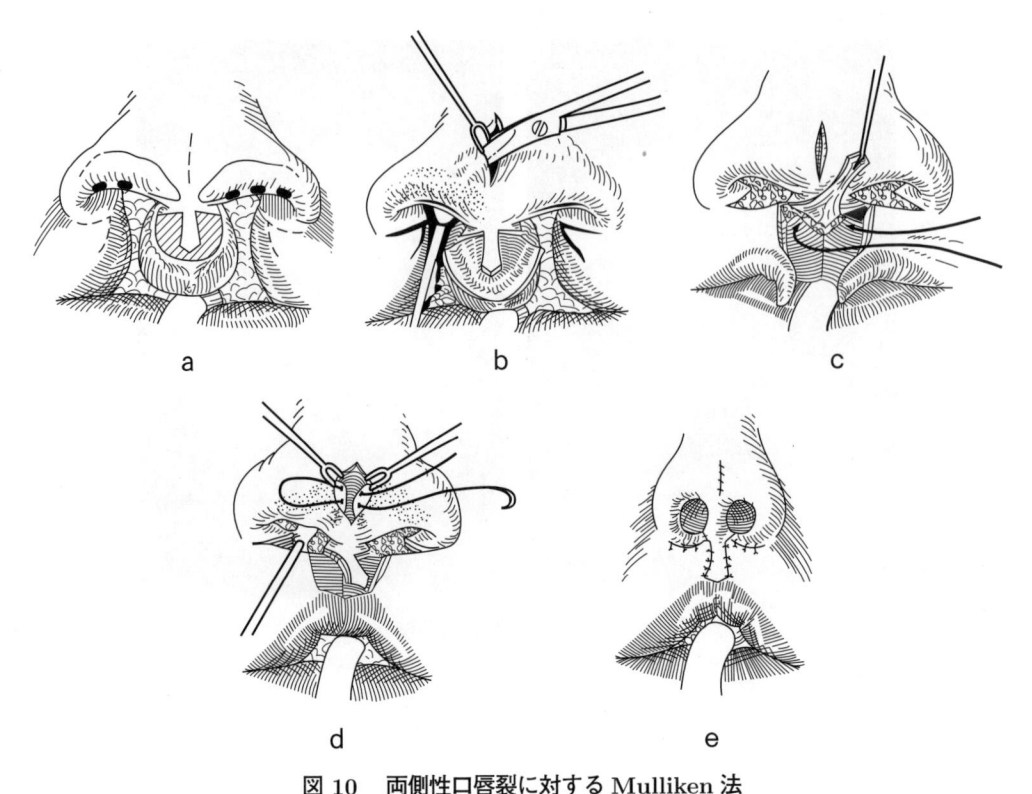

図10 両側性口唇裂に対する Mulliken 法
a. 切開線，b. 鼻軟骨の剥離，c. 口輪筋筋肉輪の形成，d. 大鼻翼軟骨の矯正固定，e. 手術完了時.

すい，中間唇が小さい場合赤唇中央部の厚みが不足するために whistling deformity[*1]を生じやすい，深い口腔前庭を形成できない等の問題点がある.

　二期的手術法として片側性口唇裂で用いられる弁状切開による方法が多く，三角弁法や鬼塚法がよく用いられる．二期的手術の場合，口輪筋の連続性が得られず，中間唇が成長とともに大きくなり，皮弁の瘢痕が顕著になったり，変形が増すことがある．

　左右別々に行う二期的手術では3ヵ月時に裂幅の広い側を閉鎖し，5ヵ月時に他側の手術を行う．

　一期的手術を採用するか，あるいは二期的手術にするかは口唇裂の披裂状態や患児の全身状態，あるいは術者の経験や慣れによって決定されるべきものである．いずれの方法をとるにしても初回手術で解決できるものでなく，後に二次修正を要し，術前に家族に対する十分なインフォームド・コンセントが必要である．自験例を図11，12に示す．

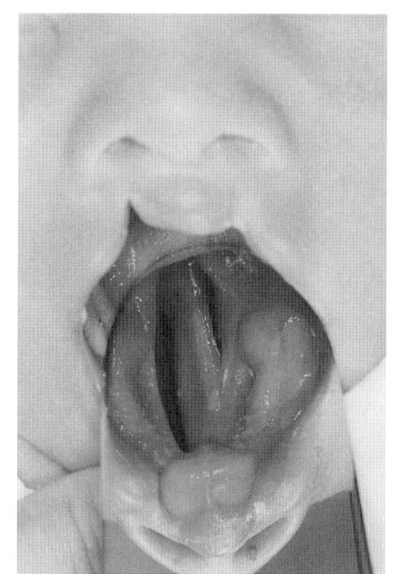

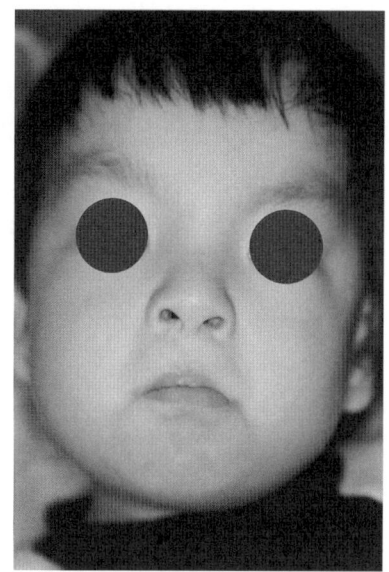

図 11　両側性口唇裂の自験例 (1)
左:術前，右:2歳.

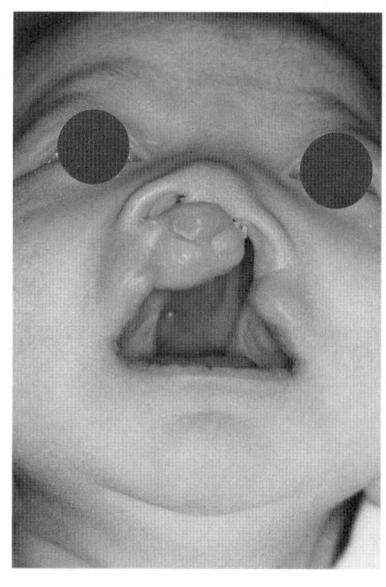

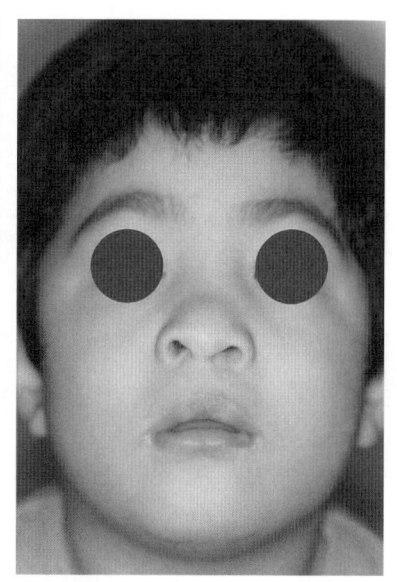

図 12　両側性口唇裂の自験例 (2)
左:術前，右:4歳.

3) 中間顎が著しく突出した両側性口唇顎口蓋裂に対する新しい治療（図13, 14）

　両側性完全口唇顎口蓋裂のなかには中間顎が前方に著しく突出した症例がある．このような症例に対し，中間顎の状態を無視して手術すると，口唇部の創の治癒に問題が残る．また，

[*1] 口笛をくわえたように，上唇中央部が陥凹する状態をいう．

術後の口唇圧によって左右の外側歯槽が狭窄し，上歯列形態の改善が困難となることが多い．そこで術前になんからの顎矯正治療が必要となるが，ホッツ床による顎矯正では良好な歯槽弓形態を得るまでは時間がかかり，口唇裂手術の時期が著しく遅れる．従来は矯正帽（口唇部を圧迫する装置）と口腔内に装着した床で中間顎を後退させる方法がとられてきたが，矯正帽の圧によって中間唇部に潰瘍が生じたり，また，必ずしも良好な上顎歯槽形態が得られるわけではない．そこで，最近筆者は顎矯正装置（Latham 装置）[11]を上顎にピン固定を施すことによって，中間顎の高度突出の改善，外側歯槽弓の前方移動，中間顎の偏位の改善が容易に行えるようになった．

その治療システムは以下に示す．

1. 生後直後よりホッツ床を用い，哺乳障害の改善を図る．
2. 生後2ヵ月にLatham装置を上顎にピン固定する．外側歯槽弓の狭窄がみられる場合はまず歯槽弓の拡大を行う．その後，中間顎と上顎外側歯槽弓を口蓋後方部のクロス・バーを介して弾性ゴムで牽引すると，中間顎は後方に，上顎外側歯槽弓は前方に移動し，良好な歯槽弓形態が得られる．

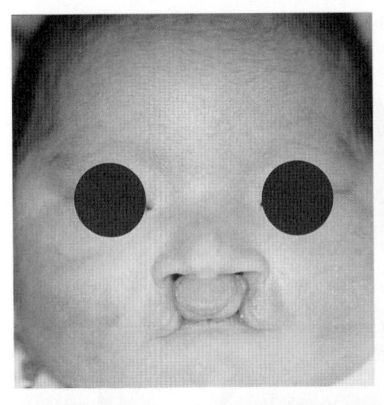

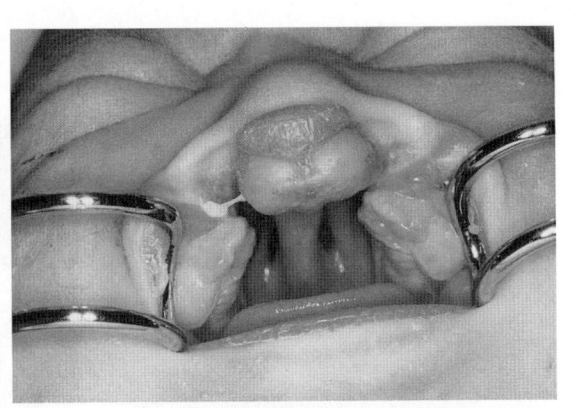

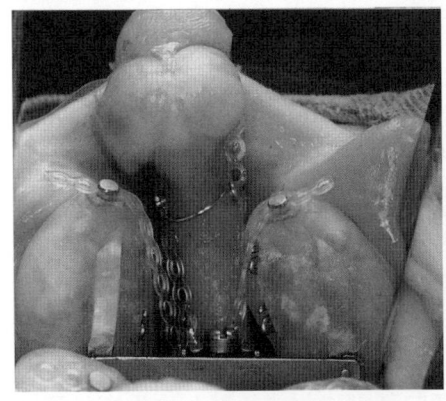

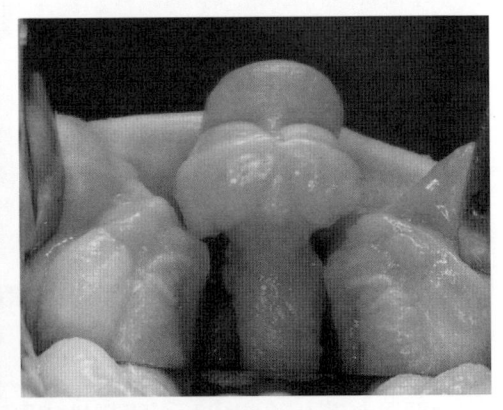

図13　中間顎が著しく突出した両側性口唇顎口蓋裂の初期治療（1）
左上：正面位．右上：口腔内．左下：Latham装置を上顎にピン固定し，外側歯槽の拡大と中間顎の後方移動を図る．右下：術前矯正終了時．

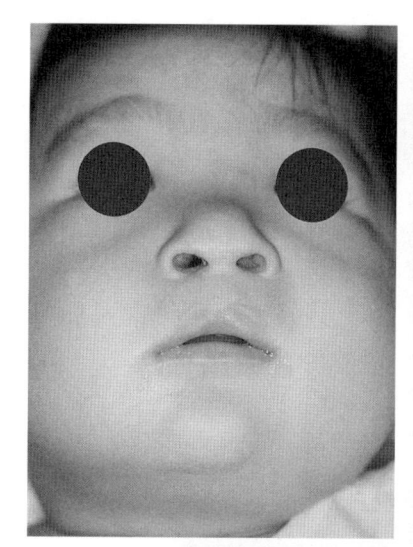

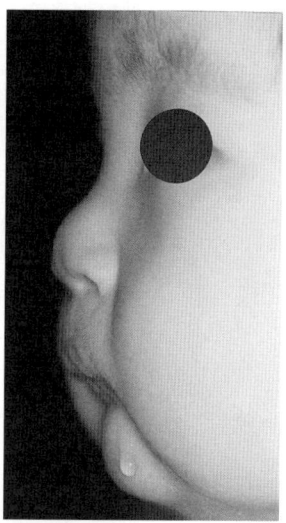

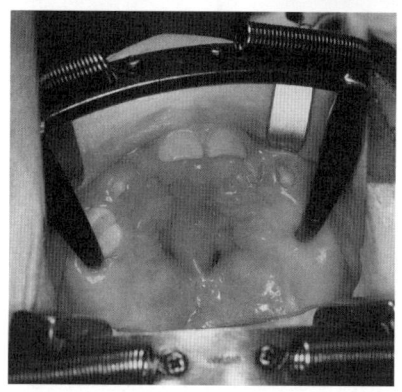

図14 中間顎が著しく突出した両側性口唇顎口蓋裂の初期治療（2）
上：1歳6ヵ月時の口唇外鼻形態．下：1歳6ヵ月時の上顎歯槽形態．
1歳時にFurlow法による軟口蓋閉鎖を施した．口蓋中央部に未閉鎖部分が残存している．1歳6ヵ月時に同部をVeau法で閉鎖した．

 3．生後3ヵ月時に歯肉骨膜弁を用いて，顎裂閉鎖を行う．
 4．生後5ヵ月時に一期的口唇形成術．
 5．生後12ヵ月時にFurlow法による軟口蓋閉鎖術．
 6．生後18ヵ月時に硬口蓋閉鎖術．

このようなLatham装置による顎矯正治療と段階的手術によって，良好な口唇外鼻形態ならびに上顎歯槽弓形態が得られ，両側性口唇裂の治療成績は格段に進歩した

5.5. 口唇裂の修正手術（図15）

口唇裂初回手術の後に口唇部の傷跡が目立ったり，赤唇部の厚みや形が不整であったり，外鼻の変形が顕著な場合には，子どもの心理的負担を考え就学前の時期（5，6歳頃）に口唇

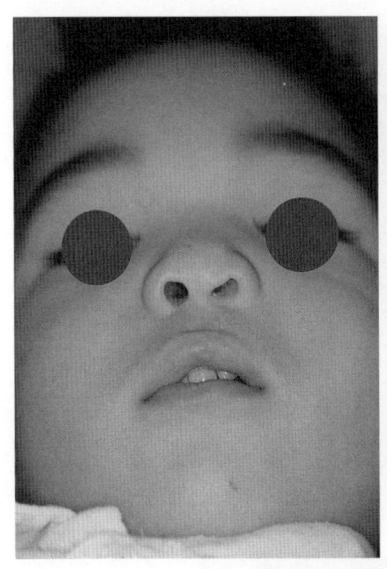

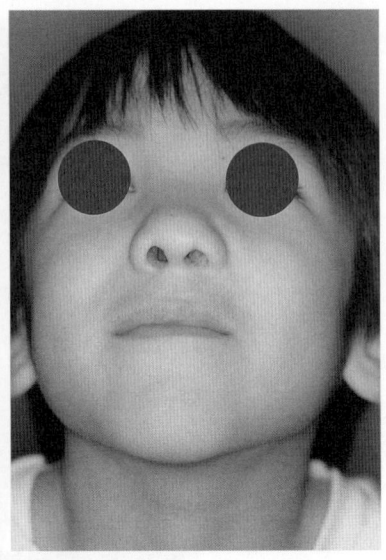

図 15　外鼻の修正手術
左：4 歳 6 ヵ月，右：術後 2 年．

外鼻の修正手術を行う．しかし，鼻中隔軟骨の歪みを根本的に修正する手術といった大掛かりな鼻の修正術はこの時期では避けるべきで，鼻軟骨の発育がほぼ完了する時期 15 歳以降まで延期する．修正の方法は症例によって異なるが，たとえば両側性口唇裂で口唇部の瘢痕が目立ち，下口唇と上口唇に著しい不均衡がある場合は上口唇中央部の瘢痕を切除し，欠損部に下口唇からの組織を移植する場合もある．口唇の形態は上顎骨の歪みによっても生じるため，症例によっては矯正歯科治療で上顎歯槽形態の改善を図った後に，口唇修正術を行うこともある．

6. 口蓋裂の手術

6.1. 口蓋裂における口蓋の臨床解剖（図 16）

口蓋裂児における口蓋咽頭の解剖学的特徴は次の 4 点に要約される．
1. 口蓋帆の前 1/4 は健常の場合，筋がなく口蓋腱膜のみが存在するのに対し，口蓋裂の場合，口蓋咽頭筋縦走部と口蓋帆挙筋の一部，さらに口蓋垂筋が口蓋骨後縁に直接付着している．これらは Veau's cleft muscle と呼ばれる．
2. 骨口蓋は全体的に発育低下を来たし，中央部に器質的欠損を有し，大口蓋孔は破裂が大であればあるほど前方に位置している．
3. 軟口蓋筋のなかで，とくに口蓋帆挙筋は低形成である．
4. 口蓋垂筋以外の筋肉は，すべて正常人同様の起始をもっている．しかし，筋の走行と

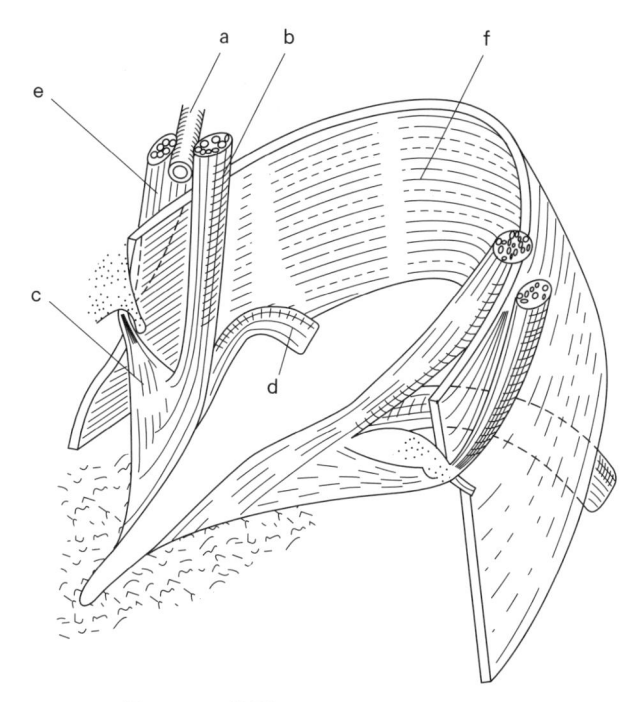

図 16　口蓋裂における軟口蓋筋の走行
a. 耳管，b. 口蓋帆挙筋，c. 口蓋腱膜，d. 口蓋咽頭筋，e. 口蓋帆張筋，
f. 上咽頭収縮筋．

停止には著しい差がみられる．
　このように口蓋裂では口蓋部の単なる裂のみならず，軟口蓋筋の走行異常と短い口蓋をともなっている．

6.2. 口蓋裂手術の論点

1）手術方法

　口蓋裂手術は口蓋の器質的異常を修復して，呼吸，嚥下，発音機能を高めることを主目的とする．また，これと同時に上顎骨劣成長や咬合異常の防止なども手術に際して心掛ける必要がある．
　口蓋裂に対する手術は当初は裂を単に閉鎖することから始ったが，単なる縫合では緊張による創の縫合不全がおこりやすかった．Von Langenbeck（1861）[12]は歯槽堤に沿って犬歯部より翼突鉤の付近まで骨膜に至る切開を入れ，硬口蓋の粘膜骨膜を骨より剥離して裂隙部と交通させて両茎弁とし，正中に移動し縫合した．この方法が今日の口蓋裂手術の基礎となっている．
　しかし，Von Langenbeck 法では口蓋が後方に移動されず短口蓋の状態であり，鼻咽腔閉鎖に有効でないことが明らかとなってきた．そのため口蓋弁を後方に移動して鼻咽腔を狭小化

する術式[13]や軟口蓋筋の機能的再建を図る術式[14]が考案されてきた．すなわち，①口蓋側粘膜に十分な移動性を与え，②鼻腔側粘膜を十分延長することによって軟口蓋の延長を図り，③口蓋帆挙筋の筋肉輪形成を行うことによって軟口蓋の運動性を高めるという術式，プッシュバック法（push back 法）が成立した．本法は言語成績が安定していることから，いまなお本邦でも多くの施設で用いられている口蓋裂手術の代表的な手術法である．push back 法では軟口蓋の延長に硬口蓋の組織を用いるため，硬口蓋の前方部および側方部に大きな骨の露出部が生じる．この後方移動術の術式が徹底するほど，また，早期（1歳～1歳半）に行った手術侵襲によって上顎骨の劣成長が顕著となり，著しい咬合異常を惹起する．そこで顎の成長発育を阻害しない種々の術式が試みられるようになってきた．しかし，顎発育面を重視すれば言語成績の低下を来たす術式もあり，現在のところ顎発育と言語成績の両面を充足できる手術法はまだ模索中といえる．

2) 手術時期

　口蓋部の裂を閉鎖することは正常な言語機能を習得のうえで必須のものであるが，食物の咀嚼や嚥下といった機能面からも重要であり，できる限り早期に閉鎖されるのが望ましい．しかし，口唇口蓋裂児では出生時には顎裂部の大きな欠損に加えて，軟口蓋部の広い組織欠損がある．手術前の顎矯正や口唇裂手術後に裂幅は徐々に狭くなっていくので，3，4ヵ月に口蓋部の手術を施す必要はない．また，軟口蓋は呼吸経路のひとつでもあり，新生児期および乳児期早期に閉鎖すると鼻呼吸が障害される．呼吸機能の面からみると少なくとも定頸後が望ましい．一方，上顎骨への手術侵襲と顎発育面から考えれば，できる限り手術を遅らせた方が良い結果が得られる．このような点を考慮して表出音が増加する1歳から1歳半頃に手術を施行するのが一般的である．この時期を過ぎても，口蓋に大きな裂が残存した場合，構音の習得に患者は苦渋する．とくに硬口蓋の閉鎖時期を著しく遅らせた手術法を選択した場合には構音習得上の問題点が残る．

　かっては口蓋裂の手術時期として体重10 kg 以上，1歳6ヵ月という基準が示されていた．しかし，口蓋裂手術はいかなる手術術式を選択しても熟練した術者が行えば出血量も10 cc以下であり，体重が7 kg 以上であれば輸血することなく手術は安全に行えるので，患者個人の言語発達や摂食障害の程度を考慮して手術時期を決定すればよい．

6.3. 口蓋裂の手術方法

　口蓋裂では披裂に加えて軟口蓋筋の走行異常，軟口蓋短小および深い咽頭腔をもともなうため，披裂部の単なる閉鎖手術では良好な鼻咽腔閉鎖機能が得られない．手術に際しては裂を閉鎖し，軟口蓋の延長を図って鼻咽腔の狭小化をもたらし，さらに軟口蓋筋の機能的再建を併せて行う必要がある．従来から種々の手術法が考案されてきたが，現在よく用いられている手術法を軟口蓋の延長方法の観点からみると次ぎの3つに分類される．

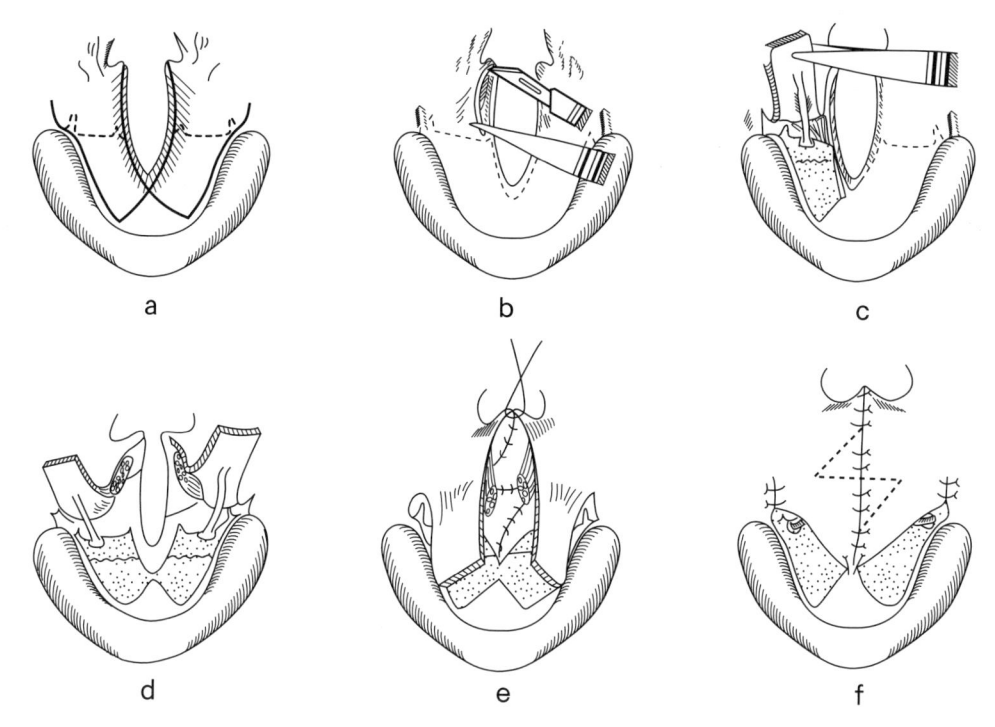

図17 push back 法の手技
a. 切開線の設定，b. 軟口蓋の切開，c. 口蓋粘膜骨膜弁の剥離，d. 鼻側粘膜を延長するために Z 形成を行う．e. 鼻側粘膜の縫合と口蓋帆挙筋筋肉輪の形成，f. 手術完了時．

1) push back 法（口蓋粘膜骨膜を用いて軟口蓋の延長を図る方法）

　硬口蓋を広範に剥離して口蓋粘膜骨膜弁を作成して後方移動を図る方法で，push back 法と称せられる方法である．現在でも多くの施設で用いられており，言語成績は安定している．本法では軟口蓋の延長に硬口蓋の組織を用いるため，硬口蓋前方部および側方部に広範な骨の露出部が生じ，創面の瘢痕拘縮によって上顎骨の前方下方発育が阻害される（図17）．

2) 口蓋粘膜弁法（硬口蓋後方の小粘膜弁を用いて軟口蓋の延長を図る方法）

　二期的口蓋粘膜弁法（Perko 法）（図18）　硬口蓋への手術侵襲を軽減する方法としてPerko によって提唱された方法で，硬口蓋に骨膜と大口蓋血管神経束を背面に残した状態で，硬口蓋後方 1/4 の部位に骨膜上の小粘膜弁を形成して口腔側の延長を施し，鼻側粘膜は軟口蓋部にて Z 形成を行って後方移動を十分行わしめる方法である．初回手術では1歳半頃に軟口蓋のみ閉鎖し，硬口蓋の閉鎖は 5〜8 歳まで遅らす[15]．硬口蓋の未閉鎖部分は床で閉鎖する．いわゆる Zurich システムと呼ばれるもので，出生直後からホッツ床による上顎形態の丹念な管理のもとにはじめて可能となるものである．Zurich 大学の遠隔成績をみると顎発育は健常児のそれと全く同じで，良好な形態を有している．しかしながら鼻咽腔閉鎖良好例は

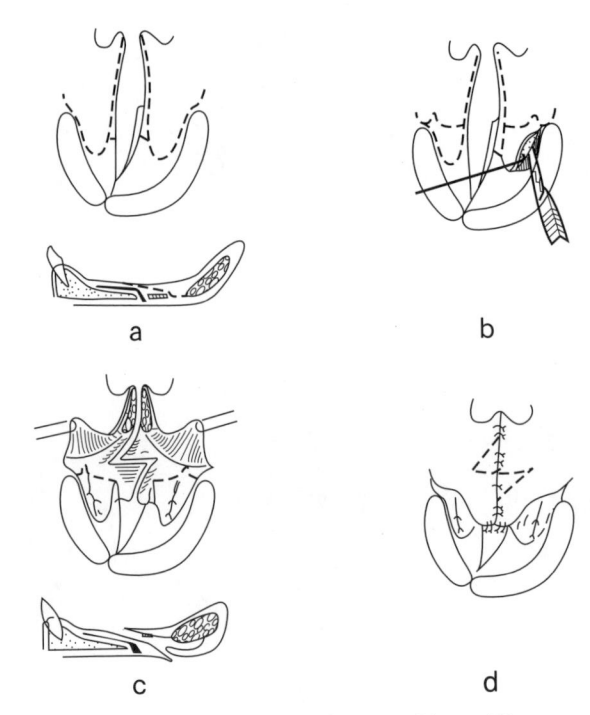

図 18 口蓋粘膜弁法（Perko 法）の手技
a. 切開線の設定．大口蓋神経血管束および骨膜は温存する．b. 口蓋粘膜弁の剥離．c. Z 形成による鼻側粘膜の延長．d. 手術完了時．硬口蓋前方部には未閉鎖部分が残る．同部は 4，5 歳時に閉鎖する．

Van Demark らの調査[16]によると 40.5%に過ぎず言語成績面で大きな問題を残している．本邦でも新潟大学や東京歯科大学で Zurich システムによる治療が行われ，混合歯列期前期までの上顎の発育は健常児と差がなく，顎発育の面からこのシステムの有用性が明らかとなっている[17,18]．しかし，良好な鼻咽腔閉鎖機能や正常構音の獲得率は push back 法に比し，劣ることは否めない．

一期的口蓋粘膜弁法（上石法） Perko 法では手術が二期となり，硬口蓋の閉鎖が遅れる．本来は床にて閉鎖するが床の適合が悪かったり，異物感のために床が装着出来ないことが多い．口蓋前方部の未閉鎖が異常構音の出現率を高めると考え，軟口蓋部の閉鎖は Perko 法に準じるが，硬口蓋部は初回手術時に鋤骨粘膜弁で閉鎖する方法である．最近では硬口蓋部の創面（上皮欠損部）に対して頬粘膜移植を施し，術後の創の瘢痕拘縮への防止策をとっている．上石法[19]では良好な鼻咽腔閉鎖機能を獲得する症例は 80%を越え，正常言語能力獲得率も push back 法とほとんど差がないという．しかし，顎発育面をみると上顎歯槽弓の長径に関しては良好な発育を示すものの，幅径の発育は十分でなく狭小化がみられる．

3) Furlow 法（軟口蓋に Z 形成を施して軟口蓋を延長する方法）

　従来の軟口蓋の後方移動では口蓋帆挙筋肉輪を十分形成しても 5～10％程度の症例に術後鼻咽腔閉鎖不全が残存する．そこで，1986 年 Furlow[20]は double opposing Z-plasty と称せられる新しい口蓋形成術を報告した．本法は軟口蓋の口腔側と鼻腔側に互いに相対する Z 形成を用いて軟口蓋を延長するとともに，披裂をはさんで一側は口腔側に，他側は鼻腔側の粘膜弁に口蓋帆挙筋を付着させ，それらを重ね合わせることにより筋肉輪を形成することを特徴とする（図 19）．当初は軟口蓋裂に用いられていたが，しだいに口唇口蓋裂例にも適用されるようになっている．軟口蓋裂の場合は硬口蓋の組織を用いずに裂閉鎖が可能であるが，口唇口蓋裂では硬口蓋の閉鎖に際して局所弁を起こし正中部で縫合する．裂幅が広く緊張が強い場合は歯槽堤に沿って減張切開を施す．本法は考案されてまだ日が浅く，遠隔成績を論ずることはできないが，自験例をみる限りにおいては鼻咽腔閉鎖機能は push back 法と同等か

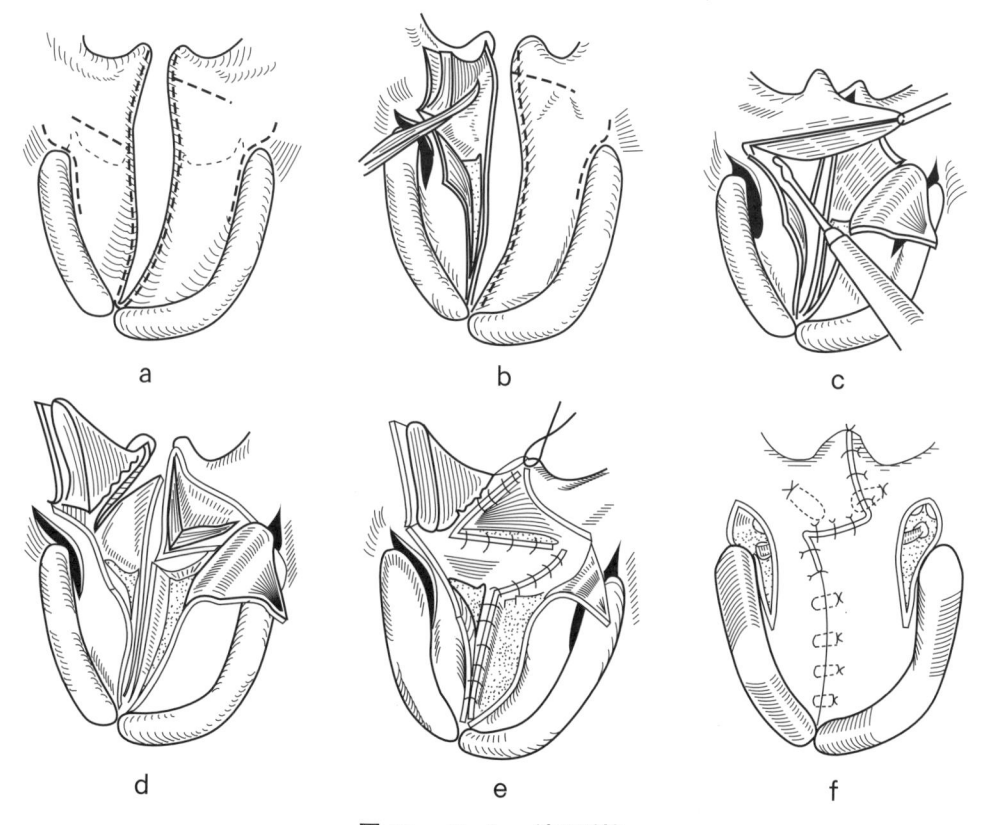

図 19　Furlow 法の手技
a. 切開線の設定．b. 口腔後方弁の形成．c. 上咽頭収縮筋と口蓋帆挙筋の間の剝離．d. 口腔後方弁，口腔前方弁，鼻腔後方弁および鼻腔前方弁の形成．後方弁は筋肉を含む粘膜筋肉弁とし，前方弁は粘膜弁とする．e. 鼻側の縫合と口蓋帆挙筋筋肉輪の形成．f. 手術完了時．

それ以上であると推定され，一方，顎発育面ではpush back法より優れていると思われる．

しかし，裂幅の広い症例にFurlow法を用いて一期的閉鎖を行うと硬口蓋側方部の骨の露出部が生じ，上顎歯列弓の狭窄をひきおこすことから，最近筆者は12ヵ月時にFurlow法による軟口蓋閉鎖を施し，18ヵ月時に硬口蓋閉鎖を行う二期的手術をを試みている．

7. 口蓋裂手術後の鼻口腔瘻

口蓋裂手術後に創が開き，口蓋の一部に孔が生じることがある．これを鼻口腔瘻ないし口蓋残遺孔という．その瘻孔がいずれかの位置にあるにしろ，患者やその親にとってきわめてショックなできごとである．

7.1. 鼻口腔瘻の発生要因

意図的に硬口蓋の閉鎖を放置したものを別とし鼻口腔瘻の発生を左右する要因として，手術手技の巧拙や局所の条件があげられる．手術時に大口蓋動脈を損傷すると，口蓋弁が壊死に陥り広範な鼻口腔瘻を生じることがある．また，口蓋の剥離操作や緊張の解除が十分でなかった場合は硬口蓋中央部に瘻孔が発生する．これらは手術手技によるものといえる．一方，局所の条件として考えられるものとしては，口唇裂手術時の裂閉鎖の範囲やその後に行われる口蓋裂手術法の選択も鼻口腔瘻の発生に関連する．口唇裂手術時に硬口蓋をも閉鎖した場合は，口蓋裂手術法としてpush back法を選択しても硬口蓋前方部に鼻口腔瘻が生じることはきわめて少ないのに対し，顎発育に配慮して口唇裂手術の際に顎裂部および硬口蓋の閉鎖を行わなかった場合，口蓋裂手術としてpush back法を選択すると，硬口蓋前方部の組織が不足し，鼻口腔瘻が形成されやすい．一般的には鼻口腔瘻の発生は前方部ほど多く，大きさも米粒大ぐらいのものが多い．

7.2. 鼻口腔瘻による障害

構音障害が最も重要な問題であるが，それ以外にも食物が鼻腔へ溢出・嵌入することによる不快感，食物残渣停滞による悪臭などは本人のみならず保護者にとっても大きな精神的負担となる．さらに鼻口腔瘻にともなう二次的障害として，①鼻腔粘膜の慢性増殖性病変，②食物を咬まずに丸呑みする癖が生じやすい（十分に咀嚼すると鼻腔へ溢出しやすくなる）なども無視できない．

発音時には鼻咽腔閉鎖がなされたとしても，構音点が鼻口腔瘻より前方にある子音では口腔内圧の上昇が阻害されるため構音が障害される．たとえば，/p/は構音点が口唇であるため鼻口腔瘻の位置に関係なく障害をうけやすい．一方，/k/は構音点が軟口蓋にあるため鼻咽腔

閉鎖機能が良好であれば障害はうけにくい．したがって，硬口蓋前方部に瘻孔が発生した場合，/p, t, s, ʃ/など口唇や歯（茎），歯茎硬口蓋に構音点がある子音では，構音点の後方化（口蓋化）による歪み，声門破裂音への置換，鼻雑音などが起こる．症例によっては，瘻孔を舌で閉じながら構音する習慣を獲得している場合がある．

瘻孔の面積とそれが口蓋に占める比率を測定した神原の報告[21]によると，15mm^2（2%）以下では構音に与える影響は少ないが，これを超えると明らかな異常を認めるとしている．

7.3. 鼻口腔瘻の診断

鼻口腔瘻が大きい場合は視診によって確認できる．裂溝状になっている場合や口腔前庭部の小孔の場合はゾンデを挿入することによって確認できる．鼻口腔瘻は正しい言語の習得や言語訓練に種々の悪影響を及ぼす．発音時に鼻漏れがある患者で鼻口腔瘻がある場合，これが瘻孔からのみ漏れているのか，鼻咽腔閉鎖不全をもともなうのかを明らかにする必要がある．瘻孔があれば綿球などで栓をして，発音時の鼻漏れが消失すれば鼻咽腔閉鎖機能に問題がないことになる．一方，鼻漏れが消失しない場合は鼻咽腔閉鎖不全も存在することになるが，この場合に不全の原因として鼻口腔瘻が関与している可能性も否定できない．すなわち，鼻口腔瘻が存在することによって口腔内圧の上昇が阻害され，鼻咽腔閉鎖機能を習得できていないと考えられる症例もみられる．

7.4. 鼻口腔瘻の閉鎖

言語訓練の面からみれば，鼻口腔瘻が発生すれば即座に閉鎖手術を行うのが望ましい．しかし，瘻孔周辺の組織は瘢痕化しており，血流が乏しく，組織の移動が困難なことが多く，鼻口腔瘻発生後直ちに手術を行うとふたたび瘻孔が生じやすい．また，度重なる手術侵襲により上顎骨の著しい発育障害をもひきおこす可能性がある．残存する瘻孔が小さくても上歯列の拡大処置を行うと，当然のことながら瘻孔は開大する．口唇口蓋裂児の多くは5, 6歳頃から矯正歯科治療を受けていることから，米粒大までの大きさの鼻口腔瘻であれば，上歯列拡大後に床で一次的に閉鎖し，二次的顎裂部骨移植術の際に確実に瘻孔を閉鎖する方針が総合的な観点から考えると望ましい．

8. 術後鼻咽腔閉鎖不全症の診断と治療

8.1. 鼻咽腔閉鎖不全の診断と発音補助装置

　鼻咽腔は軟口蓋，咽頭後壁および咽頭側壁に囲まれる空隙であり，呼吸時には開放した状態をとる．嚥下時，blowing 時および鼻音および一部の母音以外の発音時には閉鎖する．このように，鼻咽腔は必要に応じて巧みに開放・閉鎖運動を行っている．口蓋裂児では手術によって裂の閉鎖，口蓋帆挙筋の連続性の獲得，鼻咽腔の狭小化が図られ，外見上は正常な形態をとる．しかし，これで直ちに機能的な鼻咽腔閉鎖機能が獲得されるわけではない．初回手術において軟口蓋の十分な後方移動や筋肉輪形成を行い，さらに術後の継続的な言語管理を行っても，10％程度の症例に鼻咽腔閉鎖不全が残存する．

　鼻咽腔閉鎖不全の診断を行う場合，①安静時の鼻咽腔面積が正常人より著しく大きいか否か，②筋の運動量，すなわち，軟口蓋および咽頭側壁の運動量はどうか，③発音時の鼻咽腔閉鎖感覚の学習不良があるか否かの3点について検討を要する．

　もちろん，①や②は視診，X線あるいは内視鏡で容易に診断が可能であるが，③については即座に判断できないことが多い．その場合，軟口蓋挙上装置を装着して閉鎖感覚を学習させるのもひとつの手段である．また，鼻咽腔面積が大きいと考えられる場合にはスピーチエイドの装着を考慮する．しかし，これらは恒久的なものではなく，最終的には手術で置き換える必要がある．

1） 軟口蓋挙上装置（Palatal lift prosthesis）

　歯に維持を設けた口蓋床の後方に軟口蓋を後上方に挙上する口蓋延長部を作製し，これにより鼻咽腔の狭小化を図ることを目的とした装置である．発音時の鼻咽腔の完全閉鎖が得られなくても，鼻咽腔狭小化による口腔内圧の上昇を促す結果，鼻咽腔の閉鎖感覚を習得できる．軟口蓋麻痺，粘膜下口蓋裂，先天性鼻咽腔閉鎖不全の症例や口蓋裂術後患者で軟口蓋が比較的長い症例に適用される．

2） スピーチエイド（図20）

　鼻咽腔部に挿入するバルブ部分，維持装置としての口蓋床部および両者を連結する軟口蓋部からなる装置をいう．鼻咽腔部に栓塞子としてのバルブを挿入することによって鼻咽腔閉鎖不全を改善することを目的とする．スピーチエイド装着後，鼻咽腔の狭小化による鼻腔漏出呼気量の減少，語音明瞭度の改善が得られるが，ときには鼻咽腔閉鎖機能の賦活効果も認められる．その場合，バルブを徐々に縮小させ，最終的にはスピーチエイドの撤去が可能となる場合がある．

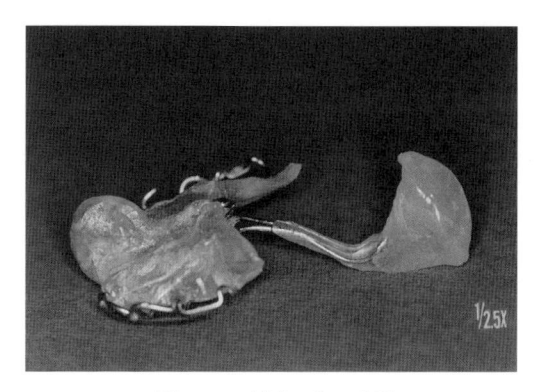

図20　スピーチエイド

鼻咽腔閉鎖不全の診断および治療法の詳細については4章を参照されたい.

8.2. 鼻咽腔閉鎖不全に対する手術

1) 閉鎖不全に対する二次手術

咽頭後壁の隆起形成　非吸収性で，生体親和性の高い充填材料，たとえば，ハイドロオキシアパタイトやシリコンを咽頭後壁に埋入し，咽喉後壁に隆起を形成し，閉鎖不全を補うものである．鼻閉を来たす可能性が少ないものの，閉鎖不全を治すには隆起が不十分と思われる．また，人工物の脱落による気道内異物の危険性もはらんでいる.

Re-push back　初回手術で筋再建，後方移動が不十分と考えられる症例は本手術の適応候補となる．しかし，広範囲の瘢痕を作ること，術前の瘢痕の程度や短口蓋が高度の場合は十分な効果があるとはいえない．最近はFurlow法を二次修正に用いる術者もみられるが，軽度不全例であれば適応となる.

咽頭形成術　咽頭の粘膜を利用して咽頭後壁に隆起を形成したり，括約弁ないし狭窄部をつくる方法[22]である．術後鼻閉を来たすことは少ないが，鼻咽腔中央部になお閉鎖不全を残す可能性がある．さらに，狭窄部と閉鎖部位が合致しない場合があり，本法の適応例は少ない.

咽頭弁形成術　咽頭後壁から粘膜筋肉弁を起こし，軟口蓋に縫合することにより，鼻咽腔の狭小化をはかる方法である．欠点として，弁により非生理的な鼻咽腔形態ができること，弁が拘縮，萎縮を来たし細くなり閉鎖不全が残ること，あるいは逆に拘縮，癒着によって鼻咽腔が狭くなり過ぎ，鼻閉を来たすことがあげられるが，咽頭弁形成術は閉鎖不全改善の面から最も安定した成績が得られている.

2) 咽頭弁形成術の種類

よく用いられている手術法として一色が考案したfolded pharyngeal flap[23]（図21）と松矢のunified velopharyngeal plasty[24]（図22）がある．前者は咽頭弁の瘢痕拘縮防止のため長い咽頭弁を採取して，咽頭弁を上下に折り畳んで，弁の尾根に創面を形成して軟口蓋鼻腔

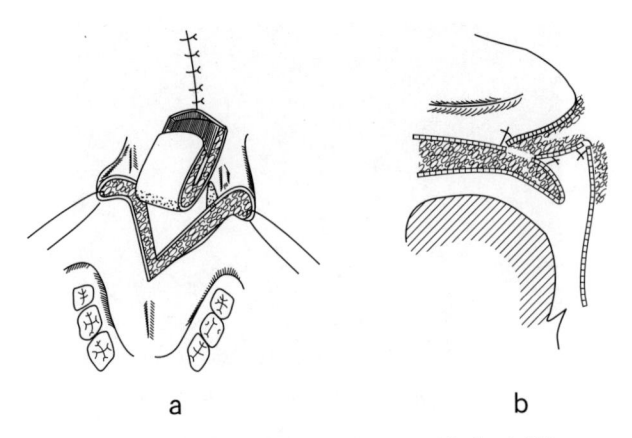

図 21　Folded pharyngeal flap 法（一色法）
a. 長く採取した咽頭弁を折畳み，尾根に創面をつくる．b. folded pharyngeal flap の尾根を軟口蓋鼻腔面に縫合する．

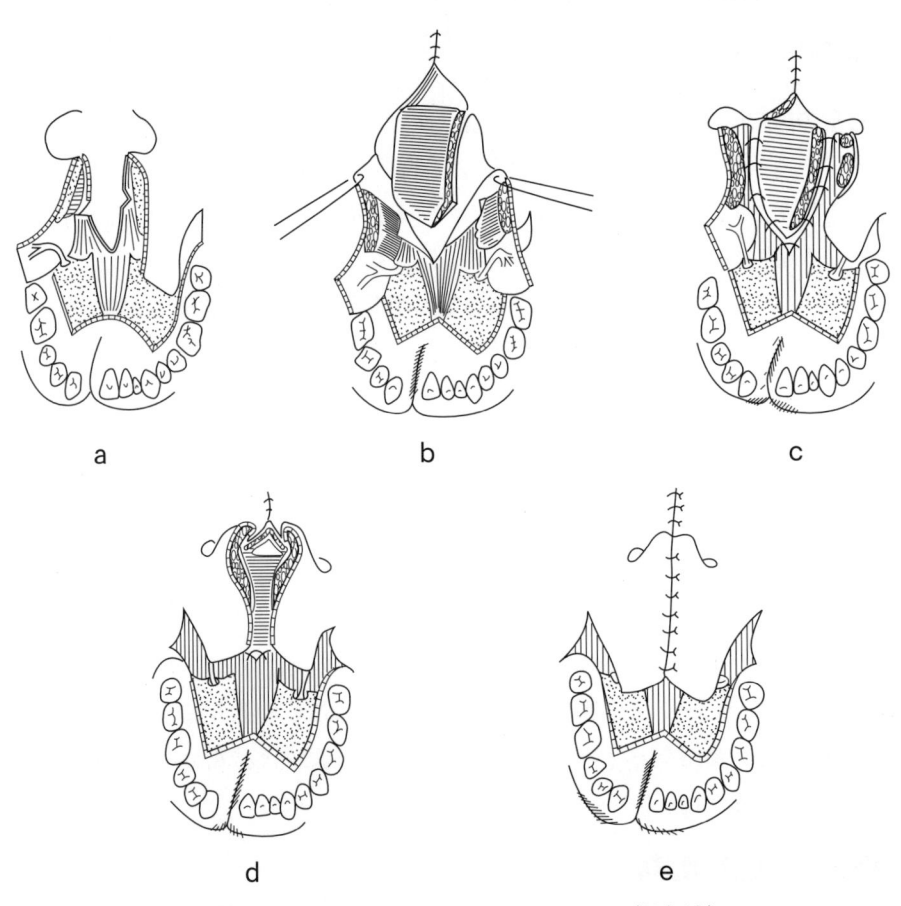

図 22　unified velopharyngeal plasty（松矢法）
a. re-push back を施す．鼻側粘膜に横切開を入れ，鼻側粘膜を延長する．b. 咽頭弁の採取．c. 咽頭弁と鼻側粘膜の縫合．d. 口蓋帆挙筋の一部と咽頭後壁に残存した上咽頭収縮筋とを縫合し，鼻咽腔の空隙を調整する．e. 手術完了時．

側粘膜と縫合する方法である．一方，松矢法は左右の口蓋帆挙筋の一部と上咽頭収縮筋をそれぞれ結合させて左右にふたつの筋層を含んだリングを形成することによって，側壁運動が少ない症例にも対応できることを狙った方法である．

3） 咽頭弁形成術の手術時期

3，4歳頃の咽頭弁形成術例では口蓋扁桃の肥大やアデノイド増殖が生じる時期で高い鼻咽腔抵抗値を呈し，鼻呼吸障害が惹起されやすい．また，環椎の位置が口蓋平面よりかなり低い状態にあり，鼻咽腔閉鎖面に合致した咽頭弁の作成が困難なことが多い．このような点から少なくとも6歳以降に咽頭弁形成術を行うべきである．

また，上顎骨の成長発育が不十分な症例では将来的に上下顎骨移動術が必要な場合があり，小児期に咽頭弁を施すと顎形成術時の全身麻酔時の経鼻挿管が困難なことも留意しておく必要がある．

9. 咬合管理

9.1. 口唇裂・口蓋裂患者における咬合異常

口唇裂・口蓋裂患者では上顎の劣成長に基づく骨格性の反対咬合（歯の咬み合わせが逆の状態をいう）や，顎裂による不連続な歯槽骨および顎裂に隣接した上顎前歯部の歯の数，形態，位置の異常に起因する咬合異常が高頻度に発現する．

1） 裂型と咬合異常

咬合異常の表現型は裂の側性，裂の程度，裂閉鎖手術の時期，手術方法，患者の年齢や身体発育段階さらに患児の上顎発育能などによって異なり多彩な形態異常を呈する．裂型別にみると，口唇（顎）裂ではおもに顎裂に近接した上顎前歯部の歯の異常（先天欠如，形成不全，捻転など）として発現するのに対し，口蓋裂単独例では上歯列が狭窄するとともに，上顎が頭蓋底に対して後方位を呈することによる反対咬合が高頻度にみられる．さらに口唇（顎）口蓋裂患者では口唇（顎）裂および口蓋裂の咬合異常が重複した複雑な咬合異常を示す．

2） 咬合異常の頻度

大阪府立母子保健総合医療センターで生後3ヵ月時に口唇裂初回手術を行い，1歳台前半にpush back法による口蓋裂初回手術を施した症例の4，5歳時の乳歯列期での評価では片側口唇口蓋裂例の約30%，両側口唇口蓋裂例の約54%が前歯部および臼歯部にわたる反対咬合を示した．このように咬合異常は程度の差こそあれ，必発するものであり矯正歯科専門医による咬合管理を必要とする．

9.2. 矯正歯科治療の開始時期

　形成手術後の矯正歯科治療の開始時期に関し，ふたつの考え方がなされている．ひとつは乳歯列期（4歳頃）から開始する方法であり，他は混合歯列前期（7，8歳頃）から行う方法である．早期治療の利点として，①上歯列拡大や上顎骨前方牽引に対する抵抗が小さく，効果が得られやすい，②上顎骨の成長発育を促せる，③永久歯の歯の排列をよくするなどがあげられる．一方，早期治療の欠点として，①乳歯列期では異常の程度が小さい，②乳歯列期の状態が必ずしも永久歯の正常な萌出を保証するわけではない，③治療期間が長くなるなどがあげられる．しかし，咬合異常の程度は裂型によっても異なるし，同じ裂型であっても患児の顎発育能が異なるために症例間で大きな差がみられる．筆者らは乳歯列期にすでに骨格性反対咬合を呈する症例に対しては，患児に早期から正常な咬合関係を獲得させ，咀嚼機能をはじめとする口腔機能を営ませることにより，顎顔面の成長発育を正常なパターンに近づけることを目的として，早期矯正治療を行っている．

9.3. 咬合管理の手順

1）　口腔衛生指導

　矯正歯科治療に先立って重要なことは齲蝕予防である．口唇裂・口蓋裂児では歯の位置異常を呈するものが多く齲蝕に罹患しやすい．早期矯正治療に必要な乳臼歯の保全および矯正装置装着後の口腔衛生状態の保持さらに健全な永久歯の交換を図って，齲蝕のない乳歯列をつくることが必要である．

2）　資料の採取と診断

　矯正歯科治療を開始するに際しては，種々の資料を採取し，咬合異常の状態を正確に分析する．必要な資料は歯列模型，口腔内および顔面写真，オルソパントモ写真，頭部X線規格写真，咬合法X線写真および手根骨X線写真があげられる．

歯列石膏模型および口腔内写真　上下歯列弓の不正咬合の状態および歯列の狭窄の程度や対称性，歯の数・形態・位置の異常を分析する．

オルソパントモ写真　いわゆるパノラマX線写真と呼ばれるもので，上下顎，副鼻腔，歯の状態が明らかとなり，永久歯の先天欠如の有無を調べ萌出順序の予測をたてるのに有用である．

正面位頭部X線規格写真および顔面正貌写真　顔面頭蓋骨格の対称性や咬合平面の傾斜の程度や鼻腔幅径などを診査する．

側方位頭部X線規格写真および顔面側貌写真　頭蓋底に対する上下顎の位置，下顎下縁平面や口蓋平面の傾斜，上下顎の相対的な位置関係，さらに頭蓋底や上下顎の大きさを分析す

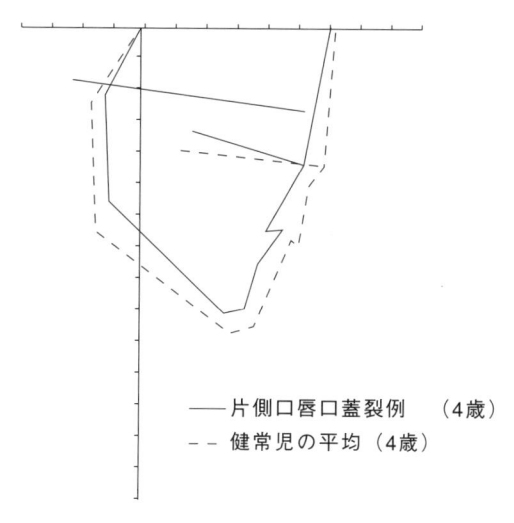

図 23　プロフィログラム
一定の座標平面と原点を定めて側方頭部 X 線規格写真フィルムのトレースで得られた主要な計測点を結んで顎顔面のアウトラインを表わした図.

る. 片側性口唇顎口蓋裂例では上顔面部の前下方成長が劣り, とくに上顎後方部の下方成長不全による口蓋平面の時計廻り回転, 上顎前後径の狭小, 上顎後方位, 上顎乳切歯の舌側傾斜が認められ反対咬合を呈することが多い. 一方, 下顎も骨体長および下顎枝長の短小, 下顎角の開大や下顎下縁平面の急傾斜を示し, 上顎の後退に対し下顎の後退傾向もみられる. これらの一連の分析により咬合異常の状態や程度が明らかとなる (図 23).

3) 反対咬合の改善

骨格性反対咬合を改善するために, 上歯列弓の拡大と上顎骨の前方牽引を行う.

上歯列弓の拡大 (図 24)　上歯列弓の拡大にはクワドヘリクス (拡大をコントロールする 4 つの輪を意味する) や急速拡大装置と可撤式の床タイプの拡大装置用いる. 月 1 回の来院ごとに拡大方向および拡大量を調整する. 約 3 ヵ月後には 6〜9mm の歯列幅径の拡大が得られる.

上顎骨前方牽引 (図 25)　歯列弓の拡大を主とした上下顎被蓋関係の改善を行うと, 顎裂幅が過度に開大し, 顎裂部骨移植後の移植骨の過度の吸収を惹起し, 非補綴的処置による永久歯咬合形成が困難となる. 最近では拡大は可及的最小限にとどめ, 上顎骨前方牽引をも併用して被蓋の改善を図っている. 筆者らは 4 歳時の資料で角 SNA および角 ANB が非裂症例より −1 S.D. より小さく, crossbite score (反対咬合指数) が 10 以上の症例を乳歯列期からの矯正治療適用例とし, 上歯列弓の拡大を併用した上顎前方牽引治療を行っている[25]. クワドヘリクスの第 2 乳臼歯バンドの頬側面に乳犬歯より牽引できるように調整したフックを鑞着し, 片側 150 g 程度の力でフェイスクリブタイプの前方牽引装置を用いて牽引する. 角 ANB がおおむね +1 SD 内, かつ crossbite score が 0 を牽引終了の目安をする.

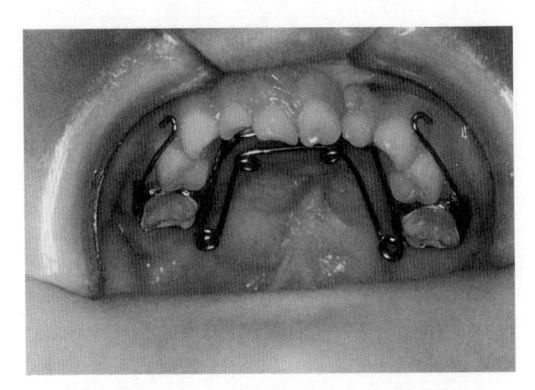

図 24　クワドヘリクスによる上歯列の拡大

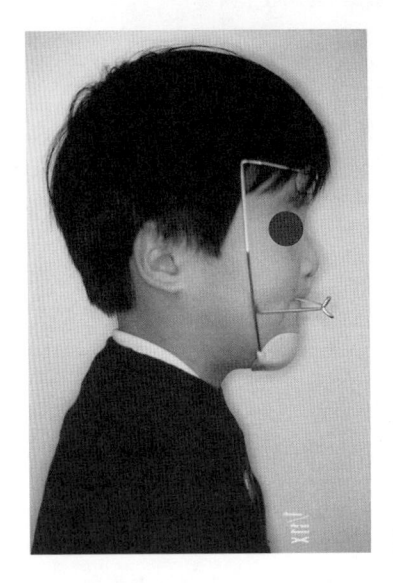

図 25　上顎骨前方牽引装置

上顎骨前方牽引の効果（図 26～28）　牽引治療が終了して 3 年以上経過した 14 例の片側口唇口蓋裂における骨格性変化をみると，牽引中には上顎骨の指標である A 点は前下方へ，PNS 点は下方へ移動する．一方，下顎では B 点，Me, Go は後下方へ移動する．すなわち，牽引治療によって上顎骨の反時計廻りの回転，下顎の時計廻りの回転がみられて，上下顎関係の改善が得られる．牽引治療終了後はいったん後退した下顎は前下方への発育を呈するものの，大半の症例では上下顎のバランスのとれた成長発育がみられ，上下顎の歯の被蓋関係（咬み合わせの関係）が保たれる．

4)　顎裂部への骨移植（図 29～31）

　上歯列の側方拡大および上顎骨前方牽引により前歯臼歯の被蓋の改善を得た後は永久歯の交換状態の観察を行って，犬歯の萌出前（犬歯の歯根が 1/2 程度形成された時期）おおむね 8～10 歳頃に自家腸骨海綿骨細片を顎裂部に移植する[26]．顎裂部は一般的には口唇裂手術時あるいは口蓋裂手術時に粘膜で閉鎖されるが，ときには同部に小さな瘻孔が残存する．

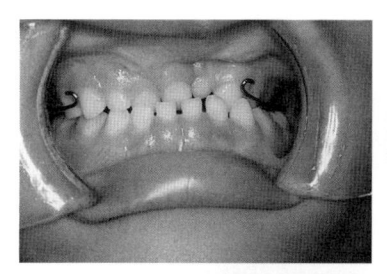

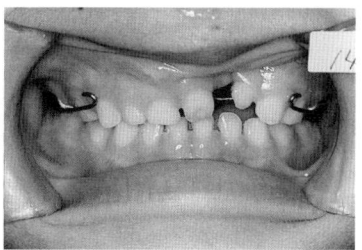

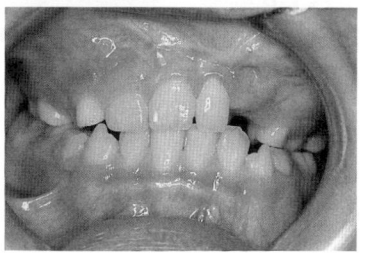

図 26　上顎骨前方牽引による咬合状態の変化
上左：4歳4ヵ月の左側口唇口蓋裂例．著しい反対咬合を呈する．上右：前方牽引終了時（4歳10ヵ月）の咬合状態．下：9歳10ヵ月時の咬合状態．

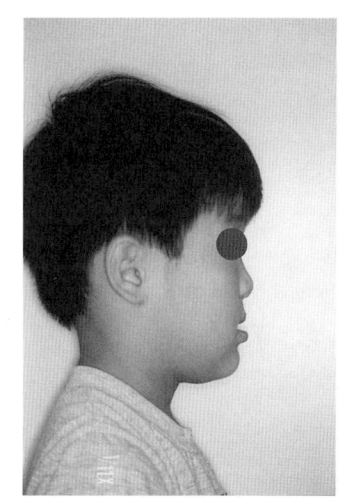

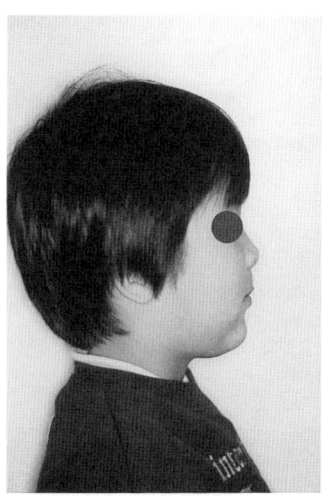

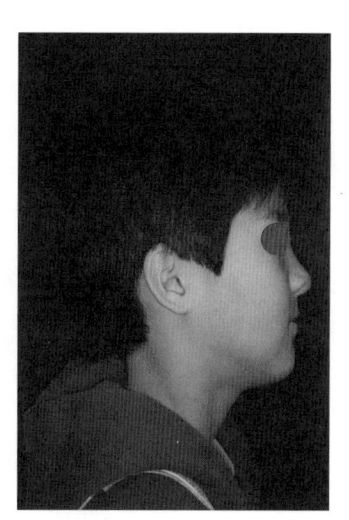

図 27　上顎骨前方牽引による側貌の変化（図26の症例）
左：4歳4ヵ月．中顔面の陥凹がみられる．中：4歳10ヵ月．陥凹感が消失し，中顔面の突出を認めるようになった．右：9歳10ヵ月．

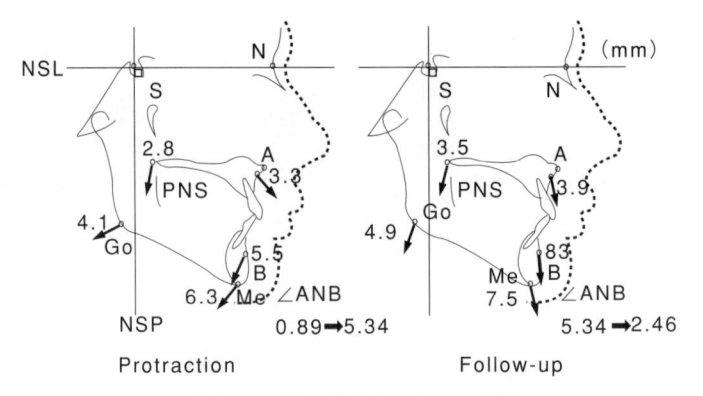

図 28 上顎骨前方牽引による効果
左：上顎骨前方牽引治療による変化．矢印は移動方向を，数値は移動量を示す．右：牽引治療終了後3年後の変化．

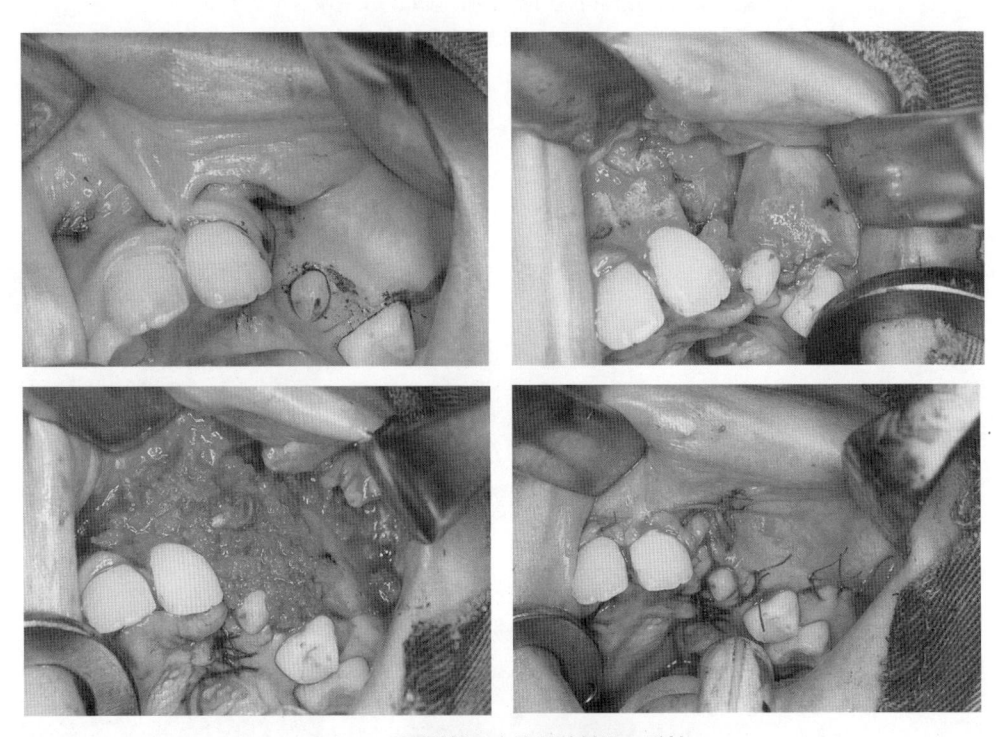

図 29 顎裂部二次的骨移植術の手技
左上：切開線の設定．口腔前庭から口蓋前方部にかけて瘻孔がみられる．右上：歯肉弁を剥離して，顎裂部を明示した状態．鼻側および口蓋側粘膜を縫合し，移植床を形成する．左下：腸骨稜より自家海綿骨細片を採取して，顎裂部に充填する．右下：手術完了時．

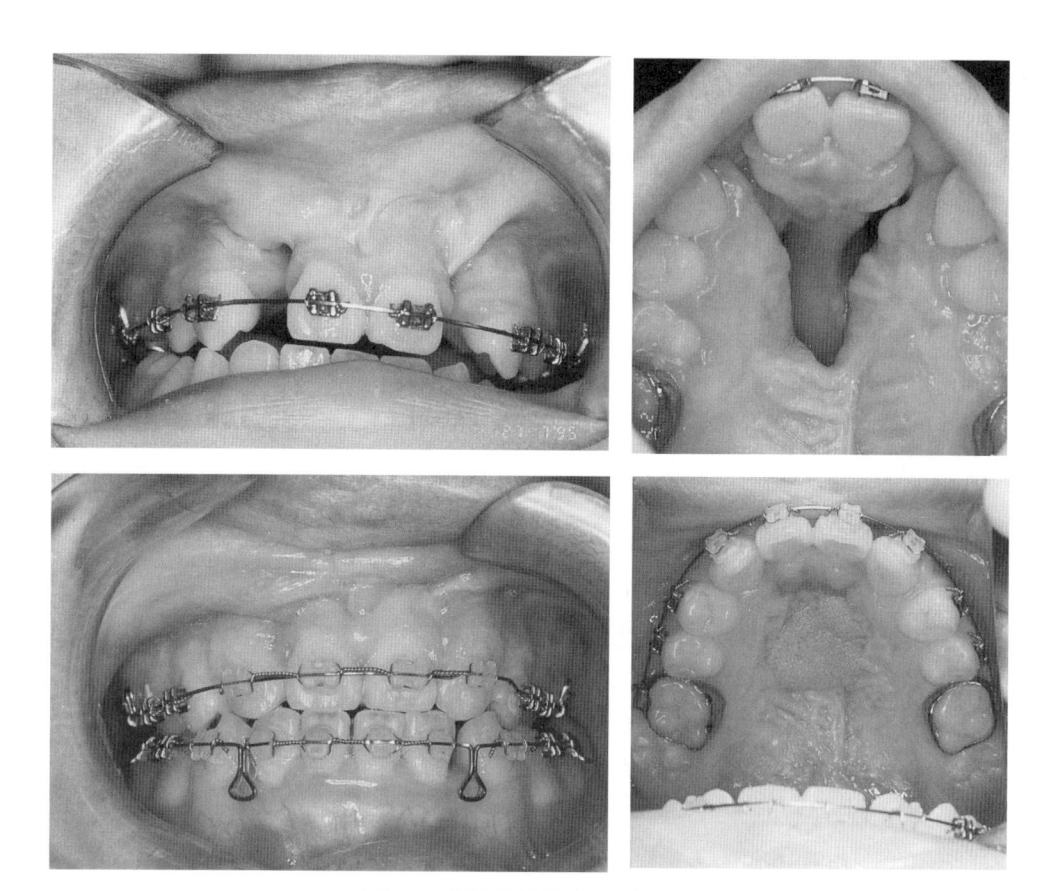

図 30　顎裂部骨移植術の自験例
左上，右上：10歳2ヵ月男児．両側性口唇顎口蓋裂例．口蓋部に大きな組織欠損がみられる．矯正治療前は小さな瘻孔であったが，上歯列拡大にともなって，瘻孔が大きくなった．左下，右下：14歳4ヵ月の状態．骨移植部に犬歯を誘導し，良好な歯列が得られている．口蓋部の組織欠損部は舌弁を用いて被覆した．術後4年2ヵ月の状態．

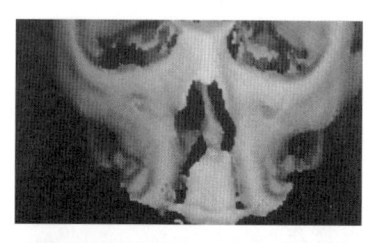

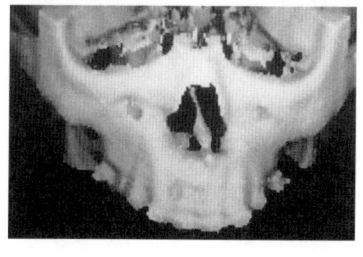

図 31　顎裂部骨移植後の骨架橋の状態
上：図30の術前CT写真．下：図30の術後4年2ヵ月のCT写真．

瘻孔の閉鎖も併せて適切な時期に骨移植を施す．

顎裂部骨移植術の利点
1. 歯槽骨の連続性を修復できる．
2. 骨移植部に歯を誘導することによって補綴処置に頼らない永久歯咬合形成が可能となる．
3. 鼻口腔瘻の閉鎖が確実となる．
4. 鼻翼基部の陥凹を修正できる．

骨移植術前後の管理　骨移植によって良好な骨架橋を形成し，さらに補綴処置によらない永久歯咬合形成を獲得するためには，手術時期，手術術式および術前後の矯正治療に十分な配慮を要する[27]．

1. 骨移植時期は犬歯萌出前でおおむね9〜10歳頃が適当である．
2. 顎裂幅が骨架橋の形成状態と密接に関連する．平均顎裂幅（梨状孔での顎裂幅と歯槽頂における顎裂幅の平均）は11mmを越えると予後は悪い．上顎歯槽弓長径の短い症例に歯列弓の過度の拡大を行うと顎裂幅は増大するので，術前矯正治療に際しては上顎前方牽引をも併用し，顎裂幅の管理が必要である．
3. 移植部に歯が誘導されない場合，移植骨は徐々に萎縮する．
4. 移植骨は血行に富み，量的にも十分採取できる自家腸骨海綿骨が望ましい．
5. 移植後の骨架橋の高さは顎裂隣在歯の歯槽長の高さに影響されるので，手術前に顎裂隣在歯（患側中切歯）の捻転を矯正すると，歯槽頂が吸収する可能性がある．
6. 移植骨の被覆は歯肉弁が良い．
7. 良好な口腔衛生状態．
8. 硬口蓋の粘膜骨膜の剥離は裂縁より行うが，剥離範囲は最小限とする．Push back法で口蓋形成術がなされている症例では大きな口蓋粘膜骨膜弁を形成すると先端部は血行が乏しく，壊死になりやすい．
9. 健側と同じ高さの鼻腔底をつくる．下鼻甲介が肥大している場合は部分切除する．
10. 両側裂では切歯骨の骨切りを施すと，鼻側粘膜の縫合が容易となる．その場合，切歯骨の固定に留意する．

このように骨移植の成績に多くの要因が関連し，治療に際しては，矯正歯科医と口腔外科医の密接な連携が重要である．

5）マルチブラケット装置による歯の排列と保定

マルチブラケット装置（図30，左上，左下）とは理想的な歯列弓形態に屈曲されたアーチワイヤーを歯に接着されたブラケットに結紮することによって個々の歯の位置以上の改善を図る装置のことをいう．レールに例えられるブラケットが移動することによって好ましい歯列形態が得られる．骨移植により連結した歯槽骨では，混合歯列期後期から永久歯完成期にかけて，非裂者とほぼ同じようにマルチブラケット装置により，可能なかぎり患児の歯を用

いて上下顎歯の緊密な咬合の確立を図ることができる．

　その後，矯正治療によって移動された歯や顎骨を一定期間保定する必要がある．この保定期間は口唇口蓋裂患者ではとくに重要で通常床タイプの保定床が用いられる．

6）外科的顎矯正手術

　口唇顎口蓋裂患者や口蓋裂患者では生来の上顎骨の形成不全に加えて，幼小時の口唇部，口蓋部の手術侵襲に起因した上顎骨の劣成長を来たすことは少なくはない．上顎が著しく後退し，相対的に下顎が前突した上下顎の不均衡を呈し，いわゆる dish face と称せられる顔面中央 1/3 の後退した特異な顔貌となる．口蓋裂手術法の改良や早期矯正歯科治療の導入によって，著しい顎変形を惹起する頻度は減少したものの，依然として 10% の症例は上下顎の不均衡を矯正治療のみで解決できず，思春期以降に外科的顎矯正手術を施し，咬合関係の是正や側貌の改善を図る．変形の本体は上顎骨の前下方への成長障害であることから，手術は本来全上顎の前方移動や下方移動が主体となる．しかし，口蓋裂例では口蓋粘膜の瘢痕や軟組織の不足による移動制限や緊張による術後の後戻りもあり，上顎骨の前方移動だけでは解決できない点がある．術後の後戻りをも考慮すると余裕をもって上顎を前方へ移動できる量は 5mm 程度に過ぎない．上顎の後退が比較的軽度で，下顎骨の前突も軽度な症例では下顎骨の後退手術で対処し，一方，上下顎のズレが著しく 10 mm を越える上顎の移動が必要な場合は上顎の前進と下顎の後退を同時に行う．下顎の後退には通常下顎枝矢状分割法を適用し，上顎の前進には Le Fort I 型骨切り術[*2]を用いる．

10. チーム医療

10.1. チームの構成

　口唇裂・口蓋裂患者は多くの障害を有しており，到底一人の専門家で治療できるものではなく，患者の成長発達にあわせて系統的な治療体系のもとで段階的な治療を施さなければならない．その点から本疾患に対するチーム医療の必要性が叫ばれている．チームの構成としては理想的には口唇裂・口蓋裂患者の諸問題を解決できるすべての専門家が同じ医療機関内に配置されることが望ましい．大阪府立母子保健総合医療センターでは口腔外科を中心として小児科，耳鼻咽喉科をはじめ関連部門との密接な連携のもとに総合診療を行っており，大阪府における口唇裂・口蓋裂治療の基幹医療機関となっている．このような理想的な施設を全国各地に置くことは財政上困難であるが，少なくとも口唇裂・口蓋裂の口腔医療を担う専門家，すなわち手術を担当する専門医（口腔外科ないし形成外科），言語聴覚士および矯正歯

[*2] 上顎歯槽基部で水平に骨切り術を行い，上顎歯槽全体を移動する方法．

科専門医が連携をとって対応できるチーム構成が口唇裂・口蓋裂診療に際して最低限必要となる．チームの運営にあたっては，①症例毎にカンファレンスを行い，診療状況や問題点を把握することが必要で，このことによってチームに参加する人が他領域の役割や治療の進行状況を把握できる，②長期成績をもとに治療体系を絶えず再検討すること，③チーム医療のコーディネーターを置き，患児および家族とのつながりを強化することがより良い成績を得るうえで重要と思われる．

ところで，現在のわが国の口唇裂・口蓋裂医療のなかで手術部門や咬合管理部門から分離した状態で言語管理を行わざるを得ない施設があることも事実である．その場合，手術担当医や矯正歯科医が言語管理に関する十分な情報が得られないことが多いし，逆に言語聴覚士は修正手術や咬合治療に関する方針が把握できないことがある．これらはチーム医療の運用面での拙さを物語るもので，口唇裂・口蓋裂診療にかかわる者は患者のために絶えず連携をとるように努力すべきであるし，医療技術に関しても絶えず精進すべきと考える．また，診療担当者や患者家族に治療方針について疑義がある場合には他の口唇裂・口蓋裂診療チームの意見を仰ぐことも必要である．

10.2. 言語聴覚士の役割

口蓋裂手術後の鼻咽腔閉鎖機能の評価と機能訓練や異常構音の評価とそれに対する訓練は言語聴覚士に課せられた重要な役割である．しかし，これらは口蓋裂幼児に対する言語アプローチの面からすると直接患児の言語にかかわる狭義の言語治療といえる．口唇裂・口蓋裂は顔面の先天形態異常であるため，社会的容認度からみても患児の出生は親にとって精神的な衝撃が大きい．出生直後から哺乳障害に直面し，口蓋部を完全に閉鎖するまで1年程要するため，親が情緒的に安定した状態で育児を行うことは困難をきわめる．このことは母子関係の悪化を惹起し，患児の精神発達，ひいては言語発達に悪影響を及ぼす．このような観点から言語聴覚士も早期から親をはじめとする環境に働きかける広義の言語治療，すなわち言語管理が必要とされる[28]．口蓋裂手術前管理としては親への精神的援助，言語発達，哺乳・摂食に関する指導，口蓋裂言語や治療計画の説明，他の治療との調整，親との信頼関係の確立等があげられる．筆者の施設では口唇裂をともなう口蓋裂児の場合は口唇裂初回手術が終了した生後3ヵ月頃に言語聴覚士が親と面談を開始するようにしている．口唇形成が終るまでは精神的余裕がないことが多く，口唇の手術が終ると次の手術（口蓋形成術）や言語の問題を心配するようになる傾向があることによる．チーム医療における言語管理は得られた患者情報を他の領域のスタッフに提供することも重要な役割である．このため，親の心理状態や家族の経済的，心理的援助の有無など言語聴覚士が把握した情報を術者に伝えたり，問題症例によっては専門的な家族ケアを地域の保健所や社会福祉施設に依頼する．このように早期からの言語管理の実施は患児と家族にも，また施療者にも有益と考えられるが，実施にあたっては家族の経済的，心理的負担を考慮し，言語管理がチーム医療体制のなかで十分にそ

の機能を果し得るものでなければならない．

10.3. 言語管理と他科診療の関連

　口唇裂・口蓋裂に対する言語管理が他科診療から遊離して行われるものではなく，相互の連携体制が必要なことはすでに述べた．矯正歯科治療や口腔外科手術によって構音器官に大きな影響が及ぶことも稀ではなく，また，取扱う患者の多くは成長期にあり，口唇裂・口蓋裂児を取巻く多くの問題点や環境などの背景因子を十分把握した上での言語管理が望まれる．そのためには口唇裂・口蓋裂の病態，治療法，患児の局所的および全身的な成長発育，社会の受入などに関しての知識を深めることが重要である．

　なかでも，次に述べる要因との関連性に留意する必要がある．

1. 合併異常：口唇裂・口蓋裂児では精神運動発達遅滞，先天性心疾患などの先天異常を合併する例が多い．とくに，粘膜下口蓋裂や口蓋裂ではその合併頻度が高い．とくに粘膜下口蓋裂では精神運動発達遅滞を示す例が多く，また局所的にも軟口蓋筋が菲薄で軟口蓋運動性が乏しく，言語管理のうえで困難なことが多い．
2. 口蓋裂手術法：わが国では口蓋裂初回手術法として push back 法を適用する施設が多いが，近年，上顎骨の成長発育を鑑みてさまざまな手術法がとられていることも事実である．施設によっては二期的の口蓋裂手術を採用し，硬口蓋部の閉鎖時期を著しく遅らせる場合もある．
3. Robin シークエンス：幅広い U 字型口蓋裂，小下顎，新生児時期の上気道閉塞を呈する状態を Robin シークエンスといい，新生児期の舌根沈下による呼吸困難は致死的である．上気道の開存を図るために新生児期に舌を下口唇に固定する舌固定術がしばしば適用される．通常，口蓋裂手術時に舌固定の解離術が行われるが，長期間舌が下口唇に固定され，構音習得に際しての舌運動に悪影響を及ぼす．
4. 矯正歯科治療：幼児期にすでに骨格性反対咬合を示す症例に対しては，反対咬合の改善に上顎骨前方牽引治療や上顎骨の仮骨延長法が行われるが，上顎骨を前下方に牽引することは鼻咽腔の開大を惹起し，鼻咽腔閉鎖不全を招来する可能性がある．また，上歯列弓の拡大処置によって口蓋部の残遺孔が拡大し，声門破裂音が出現することも時には経験する．
5. 咽頭腔の成長発育：幼児期に十分な鼻咽腔閉鎖機能が獲得されても，12，3 歳以降にアデノイドの萎縮や後鼻棘が頭蓋底から遠ざかり咽頭腔が広くなり，鼻咽腔閉鎖不全を呈する場合も少なくはない．

引用文献

[1] 三辺武幸: 口蓋裂と滲出性中耳炎. 耳鼻咽喉科 MOOK, 11: 74–79, 1985.

[2] 宮崎　正: わが国における唇顎口蓋裂治療の現況. 日口蓋誌 12: 75–84, 1981.
[3] 小原　浩: 中期口唇形成治療システムへのHotz床の併用効果について. 阪大歯学誌 38: 161–187, 1993.
[4] 和田　健, 舘村　卓, 他: 新しい口蓋裂乳幼児用乳首の考案. 日口蓋誌 11: 213–220, 1986.
[5] Hotz M: Pre-and early postoperative growth guidance in cleft lip and palate cases by maxillary orthopedics. Cleft Palate J 6: 368–372, 1969.
[6] Randall P: A triangular flap operation for the primary repair of unilateral cleft of the lip. Plast Reconst Surg 23: 331–347, 1959.
[7] Millard DR Jr: Rotation-advancement principle in cleft lip closure. Cleft Plate J 1: 246–252, 1964.
[8] 西尾順太郎, 北村龍二, 他: 片側性完全唇裂手術時における鼻孔底の処理について. 小児口腔外科 5: 41–48, 1995.
[9] Manchester WM: The repair of double cleft lip as part of an integrated program. Plast Reconst Surg 45: 207–216, 1970.
[10] Mulliken JB: Bilateral complete cleft lip and nasal deformity : An anthropometric nanlysis of staged to synchronous repair. Plast Reconst Surg 96: 9–23, 1995.
[11] Bitter K: Latham's appliance for presurgical repositioning of the protruded premaxilla in bilateral cleft lip and palate. J Cranio-Maxi-Fac Surg 20: 99–110, 1992.
[12] Von Langenbeck B: Die Uranoplastik mittelst Abloesung des Mucoperistelen Gaumenueberzuges. Arch Klin Chir 2: 205, 1862.
[13] Wadill WE: The technique of operation for cleft palate. Brit J Surg 25: 117–130, 1937.
[14] Ruding R: Cleft palate: anatomic and surgical considerations. Plast Reconst Surg 33: 132–147, 1963.
[15] Perko MA: Two-stage closure of cleft palate (progress report). J maxfac Surg 7: 76–80, 1979.
[16] Van Demark DR, Gnoinski WM, et al: Speech results of the Zurich approch in the treatment of unilaterlal cleft lip and palate. Plast Reconst Surg 83: 606–613, 1989.
[17] 大橋　靖: 唇顎口蓋裂児の顎発育に関する研究―各種治療法の比較―. 平成6年度文部省科研報告書, pp.8–29, 1995.
[18] 吉岡弘道: Zurich システムによる治療を行った唇顎口蓋裂児の上顎歯槽弓および口蓋の成長発育に関する研究. 日口蓋誌 16: 1–30, 1991.
[19] 上石　弘: 口蓋形成術が顎発育に及ぼす影響に関する研究―特に口蓋粘膜弁法について―. 北里医学 11: 230–241, 1981.
[20] Furlow LT: Cleft palate repair by double opposing Z-plasty. Plast Reconst Surg 78: 724–736, 1986.
[21] 神原　淳: 口蓋形成術後の残孔が発音におよぼす影響に関する研究. 九州歯会誌 28: 688–710, 1975.
[22] Orticochea M: A review of 236 cleft palate patients treated with dynamic muscle sphincter. Plast Reconst Surg 71: 180–185, 1983.
[23] 一色信彦: 折畳咽頭弁 (Folded pharyngeal flap) について. 耳鼻臨床 69 (増2) : 811–814, 1976.
[24] 松矢篤三: 鼻咽腔閉鎖不全に対する pharyngeal flap operation の適応と手術手技. 日口外誌 30: 571–578, 1984.
[25] 平野吉子, 西尾順太郎, 他: 乳歯列期に上顎骨前方牽引を適用した片側性唇顎口蓋裂の2症例について. 近東矯正歯誌 30: 107–116, 1995.
[26] Bergland O, Semb G, et al: Elimination of the residual alveolar cleft by secondary bone grafting and subsequent orthodontic treatment. Cleft Palate J 23: 175–205, 1986.

[27] 幸地省子, 東福寺直道, 他: 顎裂への新鮮自家腸骨海綿骨細片移植―歯槽頂の高さの評価―. 日口外誌 39: 735–741, 1993.

[28] 峪 道代, 西尾順太郎, 他: 大阪府立母子保健総合医療センターにおける口蓋裂児の言語管理と初回口蓋形成術後の言語成績. 日口蓋誌 18: 241–250, 1993.

第 3 章

口唇裂口蓋裂児の心理面について

● 糟谷 政代

1. 臨床心理検査の適応について

　日常の臨床では被験者の本心を知るための手がかりとして，あるいは問題の解決をはかるために必要に応じて種々の臨床心理検査が行われる．口唇裂口蓋裂児の心理面や親子関係を知るためには臨床心理検査を施行し検討をする場合が多い．そのため臨床心理検査を行うにあたり注意しなければいけない点は，①検査は検査を受けるものの態度いかんにより検査結果が異なることもあり，検査の評価は解釈するものの能力次第でもある．②検査を信頼しすぎるという危険があるため検査を受けた個人を強調しすぎ，その人の生活事態を無視させる傾向がある．③検査の使用は好ましくない関係を作り上げることもある．④臨床的場面での検査の使用には見解に隔たりがあったり問題のある領域がある．⑤選別技術は過去の作業基準から開発されているので過去の基準や適合を存続させがちである．⑥検査の解釈はすべて蓋然的であるなどである．しかし，検査が適切に使用された場合には，①検査はその代わりのもの（たとえば面接など）よりも高度の伝達性がある．②検査は個人の先入態度に比較的とらわれない．③多くの検査は厳密な統計的分析を受けられる．④検査はそれに代わるものより経済的であるなどの利点があげられる[1,2]．

　臨床的場面で心理検査を施行する場合には，その検査を十分に研究し実習して検査の限界や危険性や利点などを基本的に理解しておくことと，心理検査の素養を深めておくことが必要であり，実施する心理検査の歴史的背景を理解することも大切である．そして最も大切なことは被験者にあまり負担を与えることはさけねばならないという点である．テスト時間やテスト場所にも配慮して，あくまでも被験者中心に施行することが大切である．

2. 親子関係について

　通常，親子関係とは子どもが最初に体験する親と子どもの人間関係で，親は権威と責任を持って子どもを養育し「しつけ」をする．子どもは受動的に親の「しつけ」を受け入れる一方，親の日常生活からさまざまなことを学習するような関係をいう．実際に親がどのような養育態度をとるかは，①親の性格，②親が持っている理想的な子どもの像あるいは子どもに対する価値観，③親の過去の体験，④家庭内の人間関係，⑤子どもの出生順位などのさまざまな要因に規定されてくる．親子関係のあり方は子どもの現在の行動を規定しているだけでなく，子どもの人格形成に大きな影響を与えていくが，子どもの発達にとって望ましくない影響や子どもの問題行動の原因になったりする親の養育態度には，①子どもの自主性や独立心などが発達しにくい過保護，②干渉過多，③子どもの社会化が進行しにくい放任的な態度などがあげられる．親の子どもに対する態度と子どもの問題行動との間には一定の関係があり，親が子どもをかわいがらない場合（愛情の拒否）と，その反対に親が子どもをかわいがりすぎる場合（溺愛）はともにそれが子どもの問題行動（乱暴，反抗，うそつき，しっとなど）の原因になったりする場合もある．子どもに対して愛情と敵意の相反する感情の両面性を持つ親の養育態度は「しつけ」の一貫性を欠くために子どもは情緒不安定になりやすい[1-4]．
　また，子どもの心身の発達に対して家庭が持っている機能には，子どもに対して加えられた社会的圧力を防ぐ防壁の役や社会に変わって社会の要求を子どもに伝えるところの社会化の役目などがあるが，両親，兄弟，祖父母という身分関係によって各自の位置が規定される家庭内の人間関係が子どもの性格にいろいろな陰影をあたえているのである．

3. 乳幼児期の口唇裂口蓋裂児をもつ親の心理面について

　待ち望んでいた子どもが口唇裂口蓋裂児（口唇口蓋裂と口蓋裂）で誕生した場合，両親のショックはきわめて大きく，両親の気持ちには驚愕，罪悪感，悲哀，社会的な逃避など種々さまざまな感情が生まれ，出生という出来事の本来もっている喜びは少ない[5,6]．とくに口唇裂口蓋裂を知らされた時の親の気持ちは，死を考えた，頭の中が真っ白になった，世間体や子どもの将来はと不安や困惑で一杯になったという[7,8]．両親はこのような心理状態のなかで，口唇裂口蓋裂児に起因する種々の問題や治療に直面し，たとえば哺乳障害，手術施設の選定，子どもの成長につれての不安や疑問，夫婦の関係，祖父母・兄弟・親戚や近隣の人々とのかかわりなどのさまざまな問題を克服して行かねばならない．今日でも口唇裂口蓋裂児の誕生を隠したり夫婦が離婚するといった事実にも遭遇する．その後の親子関係に影響する場合も

表1　口唇裂・口蓋裂の治療体系

	医学・歯学的側面	言語・社会的側面
誕生	Hotz 床装着	哺乳・摂食・育児環境についての助言 母親の心理面への援助
3ヵ月	口唇形成術	
1歳	口蓋形成手術　push back　二段階法 耳鼻科的診断治療　　　　軟口蓋の閉鎖術 聴力検査　　　　　　　　Plate 装着	発達評価・舌運動機能についての助言・評価 CSSB・言語発達評価 口蓋裂言語についての説明
1歳6ヵ月		
2歳	鼻咽腔の閉鎖機能不全 瘻孔・反対咬合・Plate の調整・管理	各検査時に評価・助言 　鼻咽腔閉鎖機能　CSSB 評価 　言語発達評価　構音発達評価 　言語環境調整
2歳		
4歳		保育園・幼稚園入園への助言 構音訓練　　心理面への援助
5歳	硬口蓋の閉鎖術	
6歳	（口唇二次修正手術） 矯正治療	就学
7歳	瘻孔閉鎖手術	学校不適応・情緒的問題などの助言・援助
10歳	口唇二次修正手術　鼻翼修正手術 顎変形修正手術	
18〜20歳		就職・結婚などについて

CSSB : Chewing, Sucking, Swallowing, Blowing

ある[6]．

　口唇裂口蓋裂の治療は出生直後の哺乳指導から始まり，鼻口唇形成，言語・歯列矯正・鼻口唇修正などと治療期間は成人に至るまで長期にわたる．表1に口唇裂口蓋裂の治療体系を示す．

　口唇裂口蓋裂児が出生直後から直面する哺乳障害の出現率は85％前後と高くほとんどの子どもに該当する[9]．本来，授乳は母子の絆を深め，初期のコミュニケーションのやりとりを築き上げていくものであり，この母子間のやりとりは初期においては子どもが社会性を発達させていく上で重要であるが，口唇裂口蓋裂児は哺乳障害のために逆の不安を起こさせる経験へと変化してしまい，初期のコミュニケーションが育まれにくくなる．

　親が子どもを受け入れるというできごとは子どもの発達の初期に確立され，子どもの心理的発達や社会化を促すため，乳幼児期の母子関係の安定は健常児・障害児をとわず非常に大切である．口唇裂口蓋裂児をもつ親は子どもの誕生から多くの心配や不安を抱えているため，親の不安やストレスは子どもを受け入れにくくさせて親子関係は不安定になりやすい．他の悪条件を有する子ども達に比べて口唇裂口蓋裂児自身が両親に受け入れられていると感じている割合は低い[7]．表2に示すように，口唇裂口蓋裂に起因する問題は種々あり一時的なものではない．子どもの成長につれて心配や不安も経年的に変化していき，親の主な関心事も乳児期は哺乳・摂食障害，幼児期では歯科的問題・手術・言語，学童期では歯科的問題・容

表 2　口蓋裂の患 (児) 者にみられる諸問題

1. 哺乳障害
   哺乳は生命維持に必要欠くべからざるもの
   ① 患児側の問題
     患児自身の口腔機能の能力低下のため，哺乳ビンで飲めないあるいは飲み方が下手
   ② 環境の問題
     患児は飲めないだろうという周囲の固定観念が優先．…その結果として，経鼻栄養での哺乳が多くなる（とくに両側性唇顎口蓋裂児には多い傾向）．そのため，哺乳によって習得する構音器官の協調運動は稚拙になり，離乳食を与えても嚥下が下手，固形物の丸のみ，舌機能の低下，よだれの長期間化，むし歯の発生などの併害が出現する．これらは構音運動面へ影響する場合もある
2. 鼻咽腔閉鎖機能の障害
   口蓋裂言語（cleft palate speech）と呼ばれるほど，話ことばを聞いただけでわかる特徴を持つ
   ① 声の障害（共鳴異常）
   ② 構音障害
     1) 鼻漏出による子音の歪み
     2) 音操作の誤り
       ● 鼻咽腔閉鎖不全と関連している異常構音
       ● 鼻咽腔閉鎖不全と関連していない異常構音
3. 言語発達について
   言語発達の遅れの有無については，意見が一致していない
4. 耳鼻咽喉科的疾患：難聴の出現が正常例に比べて多い
5. 歯科的問題：上顎の狭小化，瘻孔の有無，口蓋の深さ，歯列や歯牙の異常
6. 顔面の形態的異常：唇裂の手術…生後 3 ヵ月頃，体重 6 kg 前後
7. 心理社会的問題
   患者の年齢や置かれた社会的環境によって，その性質は異なり複雑である
   ex) 父母の離婚，家族の不和，母親の家出，就職や結婚に対する不安，容貌に対する悩み，遺伝，育児の不適切（過保護，放任）
8. その他：口蓋裂に合併する奇形
   必ずしもすべての例にみられるものではない
   四肢の奇形，先天性心疾患，耳の奇形，目の奇形，小顎症，脳の奇形，知的障害

貌・耳鼻科的疾患・集団の中への適応状態，成人期は結婚，遺伝などと子どもの成長につれて移行していく．そのため，医療側は親の心理面のケアにも心がけるべきである．

4. 児童期における口唇裂口蓋裂児の親子関係について

　児童期の口唇裂口蓋裂の子ども達が「自己のパーソナリティの形成の基本の場である家庭や両親・家族をどのように感じているのか」，両親は「子どもをどのように受け入れているのか」という観点から，口唇裂口蓋裂児の親子関係について，筆者が調査した資料をもとにして述べる．

4.1. 質問紙法によるアンケート調査

調査対象はことばの問題や他に障害を持たない小学校1〜3年生に在学している口唇裂口蓋裂児を持つ両親（170人）と同学年の健常児の両親（320人）である．アンケート調査をした結果[10]では，口唇裂口蓋裂児の親の養育態度は子どもを年齢より幼く扱い，子どもの発達に応じた自主性や独立性を促す態度は少ない傾向でいわゆる過保護傾向が多かった．子どものことばについて，親自身は子どもがどんな話し方や発音をしていても注意や誤りを正すことはあまりしないで許容する養育態度をとっていると思っていた（表3，図1）．しかし，同様な調査を高学年の口唇裂口蓋裂児（66人）とその両親（132人），同学年の健常児（169人）とその両親（338人）に施行した結果では，高学年の口唇裂口蓋裂児の親の養育態度の特徴は低学年の親の養育態度の特徴とほぼ同じ結果であった（図2）．高学年の口唇裂口蓋裂児自身が親の養育態度について感じていたのは，親は自分（子ども）を年齢より幼く扱い，過保護な態度が多く，子どもの発達に応じた自主性や独立性を促す態度が少ないと認知していた．そして，自分（子ども）のことばについては親の認知とは反対に親はどんな話し方や発音を

表3　尺度名と内容

	尺度名	尺度内容
1	所有欲	子どもを親の延長線上に考え，何事も子どもと共でなければ考えられないという物理的心理的な所有欲傾向
2	イライラ	親の怒りっぽいこと，短気なことなど，情緒的な不安定を示す傾向
3	情緒的な支持	子どもの行動を暖かく見守り，困難に直面したときに，子どもを情緒的に支えてやろうという傾向
4	甘いしつけ	親の子どもに対するしつけが甘く，親の甘やかしを表す傾向
5	対等主義	子どもをひとりの人間として対等の立場に立って扱い，物事をやっていこうとする傾向
6	否定的評価	子どもの行動をけなしたり，短所をあざ笑ったりする傾向
7	愛情の表出	親が子どもをどんなに思っているかを，子どもに行動として示そうとする傾向
8	干渉的	親が必要以上に子どもの生活領域に首をつっこみ，子どもの行動に干渉する傾向
9	子ども中心主義	何事も子どもを中心にして考えていこうという傾向
10	罪悪感による統制	子ども自身が罪悪感を感じて，自分の行動を改めるように仕向ける親の傾向
11	知的促進	子どもの知的な側面をのばすために，子どもと一緒になって，考えたり行動したり教えたりする傾向
12	自由放任	子どもの好きなようにやらせる傾向
13	厳格	子どもに対するしつけのきびしさの傾向
14	保護	事故に遭わないように，健康でいられるようになど，子どもを親の力で守ってやろうという傾向
15	自律性	子どものやることは，子どもに任せてやろうという自主性を重んじる傾向
16	過保護	子どもの年齢より小さく扱い，子どものかわりに親がしてしまう傾向
17	受容・合理的	子どもの発音やことばについて暖かく受けいれる親の態度傾向
18	厳格な矯正	子どもの発音やことばについては親はいつも注意したり，矯正したりする「しつけ」のきびしさの傾向

症　例	父親（小学校低学年）	母親（小学校低学年）
尺度名　z得点	45　　　50　　　55	45　　　50　　　55
干　渉　的	**	
厳　　　格	*	
保　　　護		
所　有　欲		
子ども中心主義		
愛情の表出		
厳格な矯正		
過　保　護		
知的促進		*
情緒的な支持		
対等主義		
受容・合理的		* **
罪悪感による統制	** **	
イ　ラ　イ　ラ	** **	*
否定的評価	**	
自　律　性		
甘いしつけ		
自由放任		

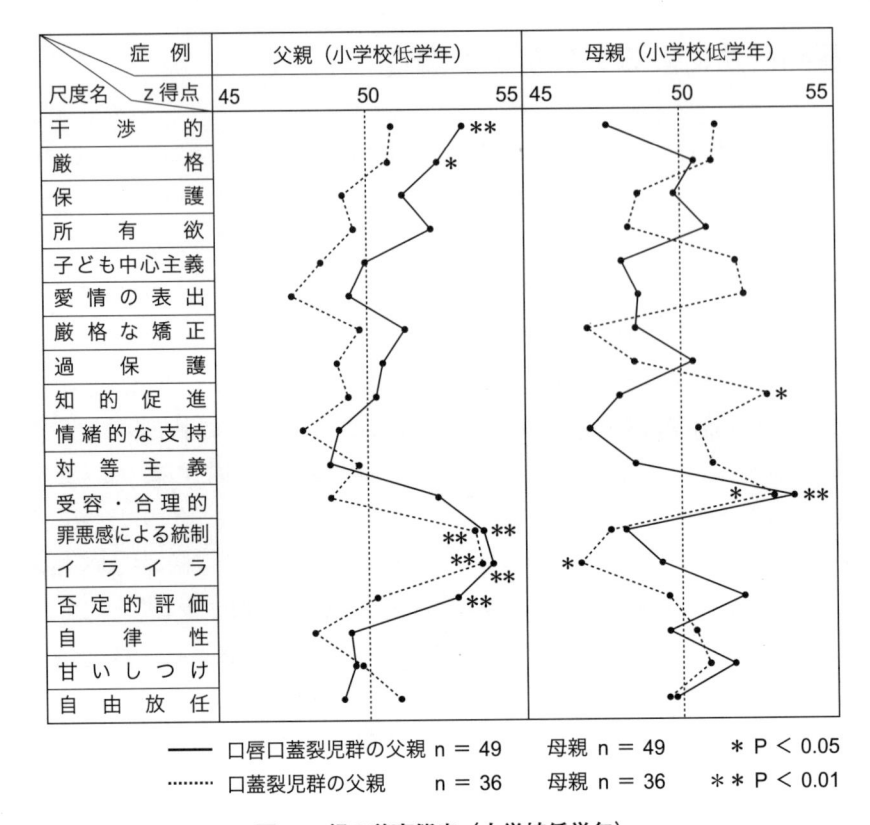

　　―――　口唇口蓋裂児群の父親　n = 49　　母親　n = 49　　＊P < 0.05
　　………　口蓋裂児群の父親　　　n = 36　　母親　n = 36　　＊＊P < 0.01

図 1　親の養育態度（小学校低学年）

していても注意する態度が多いと感じていた．親の子どものことばに対する認知とは反対の認知であった（図3）．

　子どもに対する両親間の養育態度は健常児では同一の方向性がみられたが，口唇裂口蓋裂児の両親間ではあまりみられなかった．口唇裂口蓋裂児の親子関係は，親の役割である保護機能や統制機能が弱い傾向が示唆されていた．

4.2. 動的家族画法による調査

　他方，筆者は口唇裂口蓋裂児は家族をどのように感じているのか，深層心理面での認知様相や家族機能をみるために動的家族画を用いて検討した．

　動的家族画法とは1920年代の人物描画法から発展してきた．家族画の描画人物に何らかの動きをいれることで，被検者の家族への力動的な相互関係の様子を推測できるように発展してきた．その後，描画から不安や自己概念，攻撃的行動や逃避的行動が予測できることや，動的家族画に描かれている人物像の行為について客観的な評価を成立させている[11,12]．近年では，自我の同一性の発達的変化や感情の交流などが推測できるので，臨床的にも幅広く用いられている検査法である（図4）．

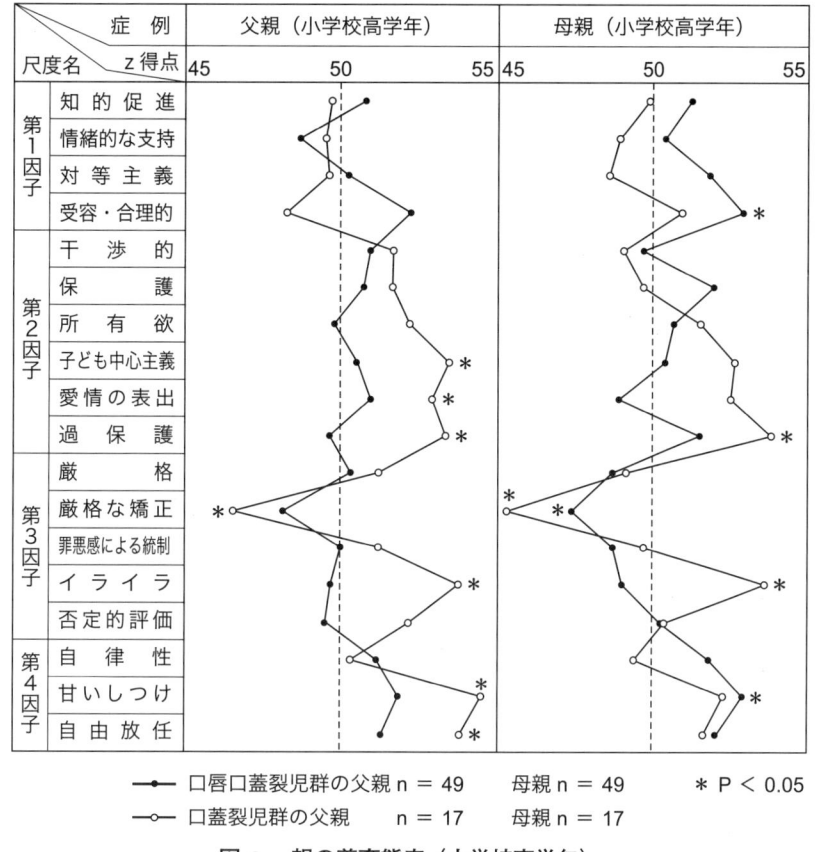

図 2　親の養育態度（小学校高学年）

　筆者が動的家族画法を施行した対象は，ことばの問題や他の障害を持たない小学校1年生から3年生の口唇裂口蓋裂児60例と，対照として協力を得られた小学校の同学年の健常児100例の計160例である．
　その結果[13)]では，家庭内での位置に影響を与える因子の同胞順位では，ひとりっ子あるいは末っ子は健常児では35.5%であったが，口唇裂口蓋裂児は67%と多かった．Andrews-Casal[14)]の調査でも口唇裂口蓋裂児の58%のものが自分の下に弟妹がいなかったと報告している．口唇裂口蓋裂の子どもの誕生が親にとって大きなショックであり「次子も同じ疾病であったら」との親のためらいや不安が次子の誕生に影響していることが推測される．
　家族内における自己の立場や心理，自己概念が投影される自己像の位置からは，口唇裂口蓋裂男児は家族内においては失敗感を抱きやすい態度を，女児では現実場面から引きこもりがちの態度をとりやすい傾向がみられた．
　人物像の大きさは健常児の自我の獲得過程では一般にその対象者である同性の親を大きく描くが，口唇裂口蓋裂児では同性の親を大きく描く傾向は少なく，自我の形成過程で迷いやひずみが生じている傾向がみられた．
　家族成員間の距離は情緒的な隔たりや親密性が投影される．小学校低学年では母親や陽性

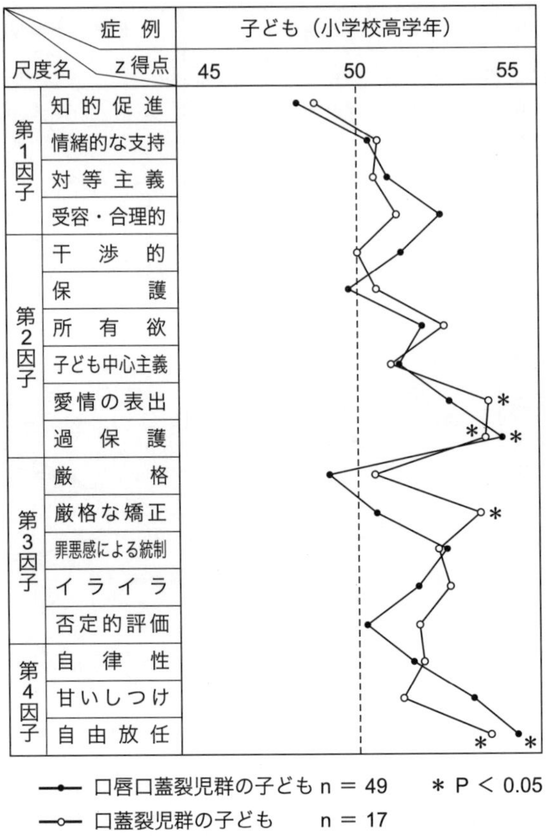

症例		子ども（小学校高学年）		
尺度名　　z得点		45	50	55
第1因子	知的促進			
	情緒的な支持			
	対等主義			
	受容・合理的			
第2因子	干渉的			
	保護			
	所有欲			
	子ども中心主義			
	愛情の表出			＊
	過保護		＊	＊
第3因子	厳格			
	厳格な矯正			＊
	罪悪感による統制			
	イライラ			
	否定的評価			
第4因子	自律性			
	甘いしつけ			
	自由放任		＊	＊

●— 口唇口蓋裂児群の子ども n = 49　　＊ P < 0.05
○— 口蓋裂児群の子ども　　n = 17

図3　子どもが認知している母親の養育態度

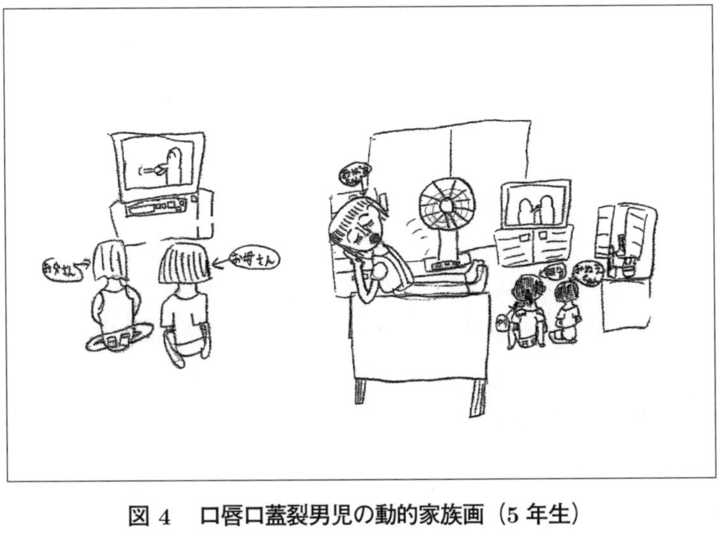

図4　口唇口蓋裂男児の動的家族画（5年生）

表4 父親像の行為（％）

父親像の行為 \ 人数	男子			女子		
	口唇口蓋裂 17	口蓋裂 15	健常 47	口唇口蓋裂 14	口蓋裂 13	健常 50
1. ご飯を食べている	41.2	6.7*	29.8	21.4	7.7	26.0
2. テレビを見ている	0.0*	6.7	21.3	0.0	7.7	14.0
3. 仕事	41.2**	40.0*	12.8	14.3	0.0	14.0
4. 勉強	11.8	13.3	8.5	0.0	0.0	4.0
5. 車の運転	5.9	6.7	2.1	0.0	30.8*	4.0
6. 縄跳び	5.9	0.0	6.4	0.0	0.0	2.0

*$P<0.05$ **$P<0.01$

表5 母親像の行為（％）

母親像の行為 \ 人数	男子			女子		
	口唇口蓋裂 17	口蓋裂 15	健常 47	口唇口蓋裂 14	口蓋裂 13	健常 50
1. 料理をしている	17.6	20.0	36.2	21.4	30.8	28.0
2. ご飯を食べる	11.8	13.3	27.7	14.3	15.4	16.0
3. テレビを見ている	0.0	6.7	16.9	0.0	7.7	18.0
4. 家事・育児	29.4	6.7	8.5	21.4	15.4	20.0
5. 仕事	11.8	13.3	4.2	7.1	7.7	8.0
6. 縄跳び	0.0	6.7	2.1	21.4*	7.7	2.0

*$P<0.05$

感情を持つ人に自己像を近づけて描き距離も近い．しかし，そのような特徴は口唇裂口蓋裂児ではみられなかった．

　人物像の行為はその人物に対する被験者の情緒や心理面が投影される．①父親像の行為では父親の大多数が生計のために働き家庭を安息の場と考えるならば，健常児は家庭でくつろいでいる父親や家庭の仕事をしている父親の自然な姿を認知していた．それに対し口唇裂口蓋裂児の父親像は家庭内の姿より会社の仕事や家庭サービスをして社会的に認められやすい姿を認知しているものが多かった．家族画においては父親が活動的行為をしている場合には本児の不安や自己概念の未熟さと関連していると指摘される[11]．日々の臨床でみられる口唇裂口蓋裂児の自己概念の未熟さや不安な態度が反映されていた（表4）．

　②母親像の行為では家庭内で児童の養育にかかわる姿を健常児も口唇裂口蓋裂児ともに認知していたが，母親がくつろいでいる姿は口唇裂口蓋裂児では少なく，自己あるいは相手を包囲して接触を拒む感情[11,12,15]を反映する縄跳びや会社の仕事が上位を占めていた（表5）．

　③自己像をいかに描くかということは，他の人との関係における自己の家庭内での位置や役割の認知をともなうものである．口唇裂口蓋裂児の自己像の行為は，テレビをみている姿

表6 自己像の行為（%）

自己像の行為	男子			女子		
人数	口唇口蓋裂 17	口蓋裂 15	健常 47	口唇口蓋裂 14	口蓋裂 13	健常 50
1. ご飯を食べている	23.5	6.7	27.7	14.3	7.7	24.0
2. 勉強	0.0	26.7	10.6	14.3	15.4	20.0
3. テレビを見ている	0.0*	0.0	19.1	7.1	7.7	14.0
4. 縄跳び	0.0	0.0	4.3	28.6	15.4	12.0
5. ボール遊び	17.6	0.0	8.8	7.1	7.7	2.0
6. トランプ	11.8	20.0	2.1	14.3	15.4	2.0

*$P<0.05$

は少なく，ボールや縄跳び遊び，勉強などが上位を占めた．ボール遊びや縄跳びは自己あるいは相手を包囲して接触を拒む感情を抱いていることと解釈される[11,15]．口唇裂口蓋裂児は自己と家族成員との関係に素直な感情が持てず，その人物に対する不安や恐れの感情を抱いていることが推測された（表6）．

児童期の口唇裂口蓋裂児は親との心理的な距離は遠い傾向にあり，家庭を安息の場としてとらえる見方に乏しい傾向がみられた．この傾向は口唇裂口蓋裂児だけの特有のものではなく，障害や問題を持っている子どもたち[15]と共通した傾向でもあった．

5. 児童期の口唇裂口蓋裂児の心理について

口唇裂口蓋裂の治療上で子どもの精神的な成熟や情緒的な問題を把握し，適切に対応することの大切さは述べるまでもない．

口唇裂口蓋裂児の性格は従順，受動的，消極的な傾向をしめし，心理や行動面については健常児と異なる傾向があるといわれている[9,16]．たとえば顔の容姿に不満がある，ひとりで行動することを好む傾向にある，家族以外の人と話したがらない，自分に自信が持てない，学校外の活動に仲間ほど積極的に参加しない，受動的傾向が強い，社交性に欠ける，社会成熟度が低い，自立心に欠けるなどである[17]．また，彼らは同年代の対等者（仲間）との会話では参加者というよりもそのグループの観察者あるいは傍観者でいることが多く[18]，対等な仲間から顔をジーと見つめられることは不安とプレッシャーをより強め，否定的な感情が増していくといわれている[19]．口唇裂口蓋裂児たちの自己概念の形成は低く，社会的能力は標準より下であると彼ら自身は自己評価をしていた[17,19]．そこで，筆者は人物画テスト[20]のデータ[21]をもとに口唇裂口蓋裂児の心理・情緒面を検討をした（図5）．

一枚の用紙に「人を描くということはなにを意味しているのだろうか」．人物を描くという行動を発達的にみると，年齢の増加にともない人に関する認知あるいは概念が増大する．身

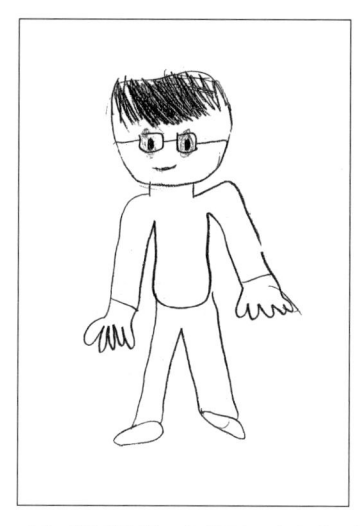

図 5　口唇口蓋裂男児の人物画．友だち（10 歳）

体発達と平行して現実的な人物像を表現することもよく知られている．人物を描く行動は年齢の増加にともないその内容が写実的になり客観的にもなっていくが，もしこれが正確に年齢に対応するならば一枚の人物画によって幼児や学童の精神発達を測定することが可能となる[20,22]．

　人物画テストの対象は児童期の口唇口蓋裂児 109 例である．その結果[21]では児童の基本的な発達は良好であった．しかし，口唇口蓋裂の子ども達は学習障害があり，低い学力で留年などのリスクがあると[23]，学校の教師は顔面に損傷を持っている子ども達の IQ を軽視する傾向があるなどの報告もあるため[24]，WISC とスタンフォード・ビネーの IQ と有意な相関関係がある人物画得点で口唇口蓋裂児の IQ 面を検討した．口唇口蓋裂児の人物画の得点は IQ85〜120 の範囲内に存在するものが多く，口唇口蓋裂児の精神的成熟面および IQ 面では健常児との差はなかった（図 6）．

　また，子どもの不安や態度を反映する情緒指標の結果では，口唇裂口蓋裂児は引っ込み思案で，指導性や自信を持って前進する態度は少なく，世間や他人に向かって手を差し伸べることが不得手な傾向にあり，人間関係の貧困さや社会性の未成熟さがみられ，情緒・心理面に問題をもつ子どもが多い傾向にあった（図 7）．これらの原因については子どもたちの家族や学校生活，友人関係や他のテスト資料などあらゆる背景をも併せて総合的に検討し，問題の解決や情緒面での支援をする必要がある．

人物描画得点の解釈

人物描画 得　　点	知的能力水準
8-7	平均知能上から優秀 （IQ 110 以上）
6	平均知能から優秀 （IQ 90 〜 130）
5	平均知能から平均知能上 （IQ 85 〜 120）
4	平均知能下から平均知能 （IQ 80 〜 110）
3	平均知能下（IQ 70 〜 90）
2	境界線（IQ 60 〜 80）
0-1	

人物描画得点分布

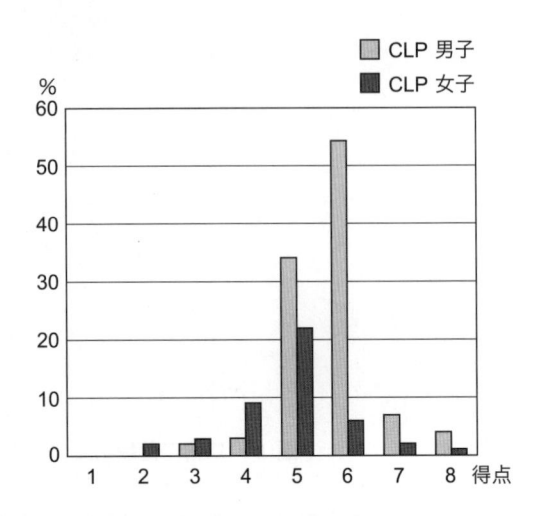

図6　人物描画とIQ得点の分布

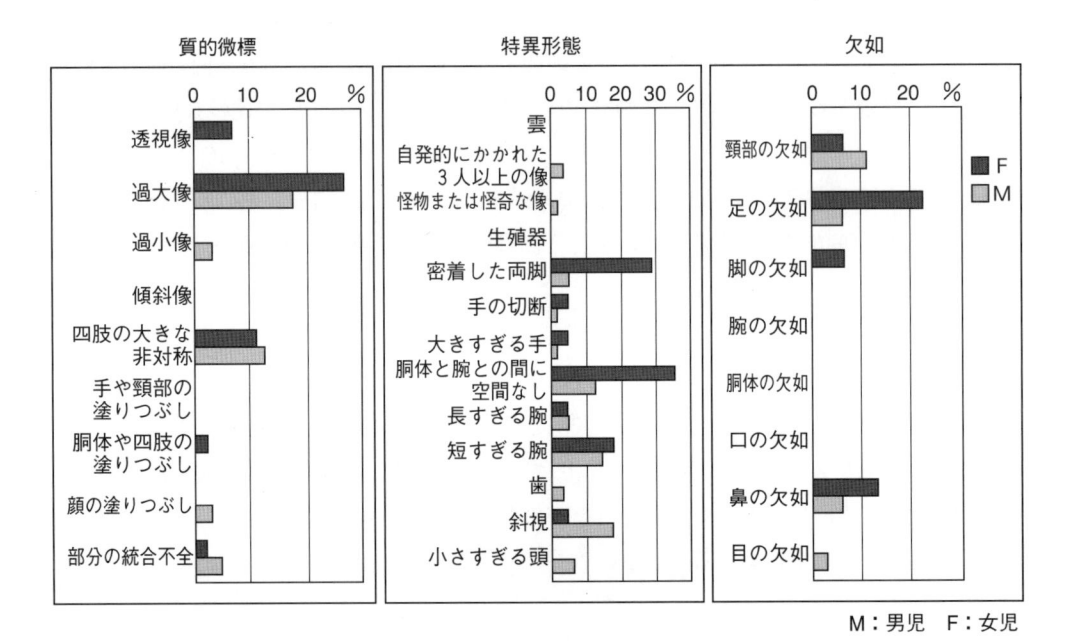

質的微標　　　　　特異形態　　　　　欠如

M：男児　F：女児

図7　情緒指標項目

6. 学校環境に対する口唇裂口蓋裂児の情緒・心理面について

　口唇裂口蓋裂児を持つ母親より学校で子どもは消極的で不活発な態度が多い，鼻口唇の形態や術後瘢痕でいじめられたり，からかわれているなどと，いじめや学校不適応現象に対する相談を受けることが日常の臨床では多い．

　いじめや学校不適応現象の要因は種々考えられるが，いじめについては文部省の生徒指導の資料[25]では，いじめの背景として，①児童の対人関係の未熟さ，②欲求不満の増大，③ストレスを解消する手段の乏しさという3つの要因をあげている．いじめっ子・いじめられっ子はすべて本人だけの責任ではなく，かなりの部分は周囲の事情によってつくられていく．いじめられっ子の性格については「わがままで依存性が強い，小心で過敏でびくびくしやすい，自己顕示欲が強い，反抗しやすい」などの指摘や「自分たちと違ったところのある子」などがいじめの対象となりやすい[26,27]．

　口蓋形成手術後の鼻口唇の形態や瘢痕などのために外見に変形が存在する口唇裂口蓋裂児が，自分たちと違ったところのある子としてからかいやいじめの対象となったり，病院受診のためにしばしば学校を早退・欠席する場合なども仲間意識からはずれるため，いじめの対象になりやすいことは容易に推察できる．また，親が考える以上に口唇裂口蓋裂児はクラス内で疎外されていたり，家庭や学校で話をする機会が少なく，進んで発表する子どもは健常児に比べ少ないため教師の評価は不正確となりやすいのと[6]，子どもの社会性の未熟さ[18]，おかしな話し方などがいじめや学校不適応現象の原因になりやすい．

　学校環境に関する研究は，建築物，施設，教員数，教育のカリキュラムなどを指標にして，児童・生徒の行動に及ぼす環境の効果を検討しているものが多い[28]．学校の規模という要因は児童・生徒と教師との積極的なコミュニケーションに影響を与えること，学年の要因は学校生活に対する態度に影響を与えることなどが指摘されているが，環境を構成する要因と環境内にいる者の環境に対する認知の仕方の両方から検討する必要がある[28,29]．その関連性を検討するにはあまりにも複雑な要因が存在する．

　そこで，われわれは学校不適応現象の原因を知るためには，まず学校生活を円滑にいとなむ上で，教育空間に対して安心感や親和感などが確立していなければ十分な自己発揮と適応は難しいという視点から，口唇裂口蓋裂児は学校という教育空間をどのように認識しているのかを，小学校5・6年生の口唇裂口蓋裂50例に調査した．その結果[30]，口唇裂口蓋裂児の学校環境に対するイメージは，健常児にとっては最も秩序感や統制力が強く認識されている空間の職員室や保健室などで開放感を感じており，主に児童の学習活動が営まれる基本空間である教室，児童の活動の場である校庭，つなぎの空間の廊下，児童たちにとって比較的外的統制力が少なく自由裁量のできる空間の登校の道や下校の道などの教育空間では秩序感を

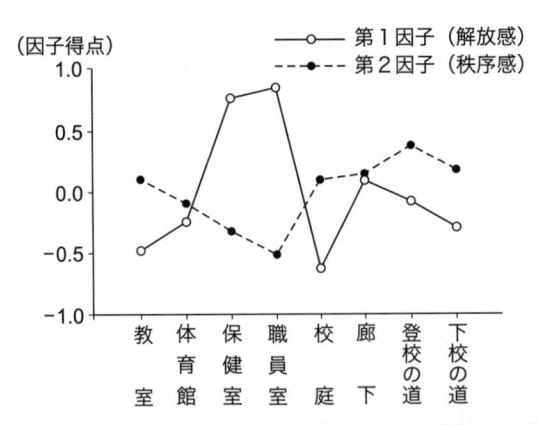

図8　各因子における空間毎の平均因子得点（口唇裂口蓋裂児）

強く感じていた．教育空間に対する口唇裂口蓋裂児のイメージ認識は健常児[31]）のイメージとは逆の認識であった（図8）．

　健常児の学校環境に対するイメージからは，成績や友人関係面で自己を十分に発揮し適応している児童の場合には，児童がより自主的に活動できる教育空間の「教室」「体育館」「校庭」「登校の道」「下校の道」などでより積極的に活動し，かつ情緒面では安定していた．反対に，口唇裂口蓋裂児は児童が主たる活動の教育的空間では安定感や親和感が確立しておらず，十分な自己発揮と適応が難しいことが示唆された．これらの原因としては子ども自身の問題（たとえば，社会性の未熟，不十分な対人関係，学業成績，諸活動への意欲のなさ）なのか，社会・環境問題（学校の規模，いじめの有無，親子関係）なのか，種々の要因が複雑に関与していることが推察されるが，これら諸要因との関連性については各児童ごとに検討することが大切である．

　鼻口唇の形態や瘢痕の程度に関係なく言語臨床家にとって重要なことは，担当している口唇裂口蓋裂患児が自分の先天奇形をどのように感じているかを敏感に察知することである．悩める子どもの問題をその年齢にあった「この程度の瘢痕でどうしてそんなに悩むのか」といった言語臨床家の価値基準をおしつけるのではなく，口唇裂口蓋裂児の悩みをともに理解して解決するための方向づけや，その年齢にあった口唇裂口蓋裂という正しい病識を説明をすることが大切なことである．言語臨床家は口蓋裂患児の全体を常に観察し，言語面のみならず心理面にも注意をはらうことが重要である．

7. 唇顎口蓋裂成人1症例の治療経過（心理面について）

　口唇裂口蓋裂児の成長にともなう種々の問題は患者自身の機能的な問題や患者をとりまく環境的な問題，あるいはそれらが互に影響してより複雑な問題として存在する．

第3章 口唇裂口蓋裂児の心理面について

近年では出生直後よりチームアプローチのもとで長期治療計画が立てられ，適切な時期に適切な治療と正しい情報の啓蒙がなされるようになり問題は大幅に減少してきているが，まだまだ問題を抱えている成人患者は多い．

成人になってから言語外来を訪れる患者にはそれまでの治療に対する不満を持った患者が多いが，乳幼児期から系統的な治療を受けて順調に経過してきたと思われる患者のなかにも，思春期になってから急に心理的な問題が生じる人もいる．成人患者のなかにはことばの障害が完全になくならないと就職しないというように現実からの逃避行動を示す場合もある．こうした成人患者に対しては鼻・口唇の修正手術や言語指導などでスピーチの障害を改善したり，社会的な不適応を解消する援助や患者の自尊心と社会参加への自信が増すようにカウンセリングを行う必要がある．

筆者はこのような心理面に問題を抱えて成人した症例を経験したので，治療や心理面の経過について述べる．

症例は左側口唇口蓋裂の35歳男性（無職）．主訴はことばが不明瞭ということで，ことばの改善のために当科に来院した．口唇・口蓋裂の形成手術施行病院は不明．口腔内所見を図9に，言語所見を表7に示す．初診時の言語状態は全体に開鼻声と声門破裂音が著明に出現しており，会話明瞭度は話題を知っていればわかる程度であった．問いかけに対する応答には「うん・ううん」という「yes, no」で応答し非協力的な態度であった．

診断名；術後硬口蓋瘻孔，鼻咽腔閉鎖機能不全による言語障害と診断され，瘻孔閉鎖術，咽頭弁形成手術，鼻口唇修正術などの外科手術と並行しながら言語訓練を行う治療計画を立てた．

患者に対しては，①現在の口腔内の状態では手術が必要であるが，手術だけでは発音は良くならない，②高年齢症例の言語障害では自然治癒することはまず望めなく，ことばの問題は外科的手術と言語訓練を受ける必要があることを説明し，手術時期や言語訓練日などは症

検査日	初診時	4ヵ月後	1年3ヵ月後
硬口蓋顎裂部	瘻孔 15 × 20mm 瘻孔 5 × 7mm	クレバス状溝 瘻孔 3 × 7mm	（−） 瘻孔 1 × 2mm
鼻咽腔閉鎖機能	不良	良好	良好

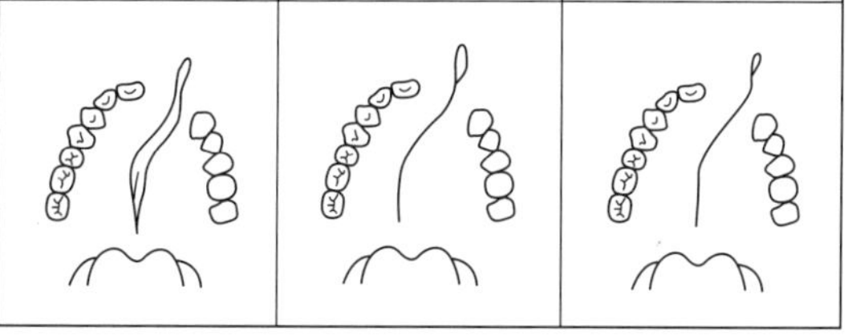

図9　口腔所見

表7 構音障害

言語症状＼検査日	初診時	4ヵ月後	1年3ヵ月後
開鼻声	顕著に認める（卄）	わずかに認める（±）	わずかにみとめる（±）
声門破裂音	k t ts tʃ	k t ts tʃ p	k t ts tʃ
置換	dz → d	dz → d	dz → d
鼻音化	全単音（＋）	全単音（±）	全単音（±）
会話明瞭度	話題を知っていれば可能【3】	時にわからないことばがある【4】	時にわからないことばがある【4】

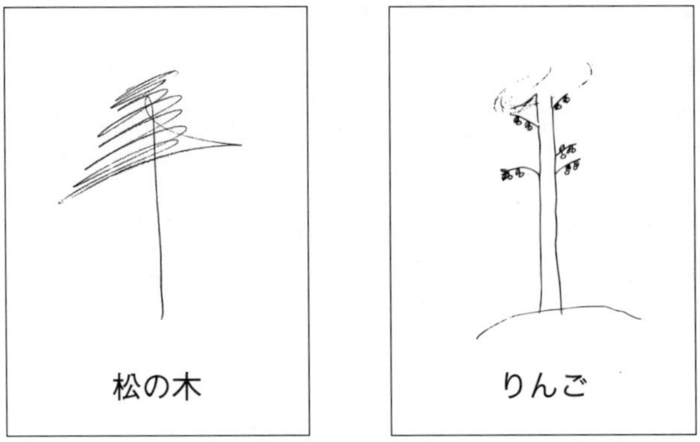

図10 バウムテスト
左（1回目）：松の木，右（2回目）りんご．

例の希望に添いながら治療を計画した．初診日以後には一度の来院もなく，また医療側からの連絡に対しても返事はなかった．

その後，初診日より6ヵ月後に，言語不明瞭と液状物の鼻漏れを主訴に突然に再来院した．再来院時までに鼻咽腔閉鎖術と咽頭弁形成手術が，鼻口唇修正術が2施設で施行されていた．口腔内はクレパス状の溝がみられたが，鼻咽腔閉鎖機能は良好で開鼻声の減少が顕著にみられ，会話明瞭度は時々わからない語がある程度へと改善がみられた．患者自身が訴えるほど言語は不明瞭ではなかったが，患者は聞き入れず，顎裂部の瘻孔閉鎖術と口蓋のクレパス状裂溝の切除術を強く希望したため施行した．

術前の言語検査時には初診時とは異なり，かなり多弁で「周りの人々はいつも自分を馬鹿にする．仕事が長続きしない．直ぐにけんかになる」などの不平不満を訴え，そのすべての原因は口唇口蓋裂に起因すると言語担当者に話すようになった．

症例の心理状態を把握するために心理検査を予定するが，症例は構音検査以外は拒否した．術後になると自分から心理テストを希望したので，バウムテスト，Y-G性格検査，CMIなどを施行した．

(a) バウムテスト；患者の描画から，患者は自己の生活が不安定で目的が定まらず，社会生活の適応性に問題が生じ，自我機能の低下や情緒的障害がほのめかされていた（図10）．

(b) Y-G性格検査では不安定不適応積極型であった．このタイプは環境の不遇時には非

行や反社会的行動に向かいやすい者に多くみられるプロフィールである（図11）．

(c) CMIの検査では情緒障害の尺度では希望がない，自殺傾向，神経症の既往，易怒性，強迫観念などの項目で注意を必要とするサインがみられた（図12）．

医療者側はこれらの心理検査結果を参考にして，本症例に「口唇裂口蓋裂」という疾病を正しく認識してもらうことを目的に言語訓練時間を計画した．退院直後の言語訓練時間には手術に対する満足度をひとりで話していたがその満足度は長続きしなく，術後2ヵ月頃には再手術の希望や，医療者側への不信感を言い出し始めた．その後の予約日には来院しなくなった．そして，再来院約10ヵ月後に「鼻声であるのでことばが通じにくい」「錠剤やカプセルが飲みにくい」等の主訴で顎裂部の線状瘻孔の閉鎖術を希望して来院した．再々来院日までに口唇修正術がC総合病院で施行されていた．再三再四，症例に対し①現在の顎裂部の状態ではことばに悪影響はしていない，②手術だけでは発音は良くならない，③成人症例の言語障害は自然治癒することはまず望めなく，言語治療を必要とすることなどを説明したが，症例は手術さえしてくれればことばも良くなるし就職もできるといい，顎裂部の手術を強く希望した．そのため患者の希望が聞き入れられ顎裂閉鎖術が施行されたが心理検査は拒否された．術後の外科的治療にも来院はなかった．

口唇裂口蓋裂者の顔面の容姿に対する不満は強く，青春期の口唇裂口蓋裂児の60％が顔貌の容姿に不満を持っていた[32]．顔貌の容姿が劣っていることがあたかも能力の点で劣っているかのごとくとらえる傾向が一般社会にはあるが，そのレベルと問題の程度とは関係していないことは認められている．顔貌の容姿はその人の自尊心と関連しやすく，顔貌の損傷はその人の行動や態度に影響を与え，容姿に関する劣等感は社会的内向性とより大きな関連があることは容易に推察できる．また，口蓋裂患者の社会的な立場や収入を調査した結果，口唇裂口蓋裂者は他に比べて実質的な収入が少ない傾向にある[33]．

本症例も顔面の形態や言語障害のために，いわれのない差別を長期間受け続けてきたことは容易に推察できる．日常の臨床経験では自我の確立や社会性の発達につれて，あるいは手術や言語訓練などの治療期間を通じて問題は軽減・改善されていく．本症例にはこれらの問題の減少・改善傾向は少しもみられなかった．この原因としては，①症例の性格や情緒面，②顔面の変形や言語障害のために，仲間とのつきあいや社会活動への参加に長期間の制限が「なされてきた」あるいは「してきた」ための社会性の未熟さ，③成人するまでに一貫した口唇裂口蓋裂治療や相談が受けられる中心的な治療機関を継続的に受診「できなかった」あるいは「しなかった」ために，疾患に対する正しい認識ができていないこと，④毎来院時の主訴である「ことばを良くしたい」という願望とは反対に，「ことばを治そう」とする姿勢がみられなかった，⑤医療側への不信感などが考えられる．

本症例の場合，言語の障害が他者へのいいわけの理由として，あるいは自己逃避の避難場所となっており自己防衛の鎧であるとも思われた．本症例のように自己の疾病に対する認識が正しくなされていないために，問題をより複雑化させている症例に対して，出生直後の正しい情報の提供がいかに大切であるかとの再確認と，どこまで医療側が関与をしなければい

図11　YG性格検査プロフィール

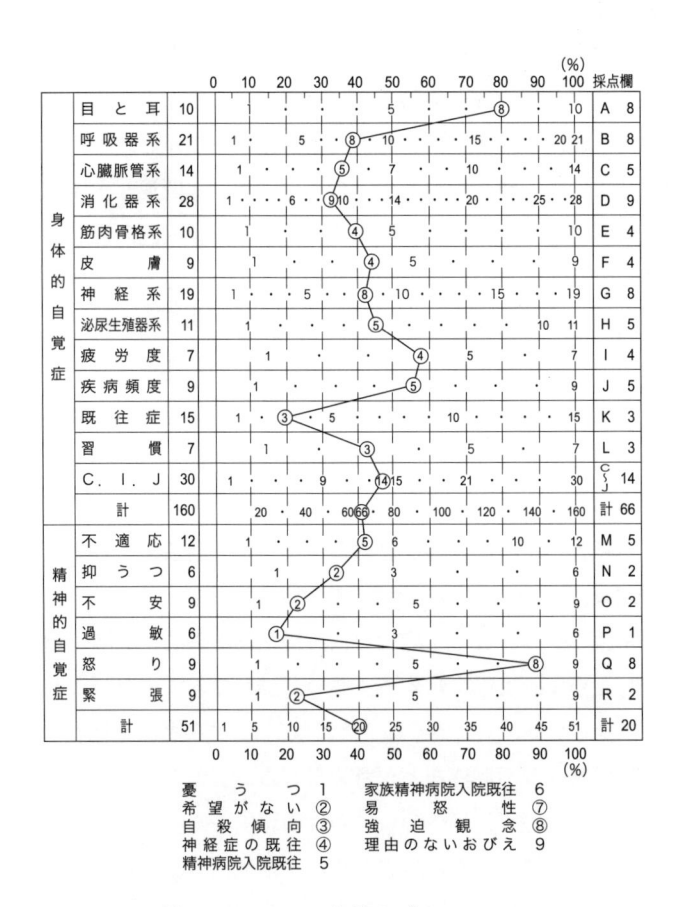

図12　CMI：自覚症プロフィール

けないのか，あるいは関与するべきかを考えさせられた症例であった．

　口唇裂口蓋裂症例を取り巻く周囲の人々や環境に対しての問題の軽減や解消に役立つ，一貫カウンセリングや積極的な病識の啓蒙が重要である．

引用文献

[1] 依田　新監修: 新・教育心理学事典. 金子書房, 1980.
[2] 内山喜久雄監修: 児童臨床教育心理学事典. 岩崎学術出版, 1979.
[3] 大西誠一郎編著: 親子関係の心理. 金子書房, 1981.
[4] 岡　宏子, 小倉　清, 上出弘之, 福田垂穂編: 親子関係の理論――家族と社会――. 岩崎学術出版社, 1984.
[5] Bradbury E: Psychological approaches to children and adolescents with disfigurement: A review of the literature. *Association for Child Psychology and Psychiatry, Review and Newsletter* 15: 1–16, 1993.
[6] Chifford E: Psychosocial aspects of orofacial anomalies: Speculations in search of data. Report No 8, American Speech and Hearing Association, Reports 1973 : 2.
[7] Chavez RCh: The use of high-inference measures to study classroom climates: A review. *Review of Educational Recearch* 54: 237–261, 1984.
[8] Speltz: Psychological functioning of children with craniofacial anomalies and their mothers: Follow-up from late infancy to school entry. *Cleft Palate - Craniofacial Journal* 30: 482–489, 1993.
[9] Sobel H, Sobel W: Discriminationg abolescent male delinquents througt the use of Kinetic Family Drowings. *J person Assess* 40: 91–94, 1976.
[10] 糟谷政代, 上田　実, 金田敏郎: 児童期（低学年）における口唇裂口蓋裂児の親子関係について――質問紙による検討――. 日本口蓋裂学会雑誌 18: 228-233, 1993.
[11] Burns RC, Kauman SH: Action styles and symbols in Kinetic Family Drowing（KFD）. *An Interpretative Manual Brunner/Maze* 1, New York, 1972.
[12] 家族画研究会編: 臨床描画研究I――家族画による診断と治療――. 金剛出版, 1987.
[13] Kasuya M, Sawaki Y, Ohno Y, Ueda M: Psychological study of left palate childen with or without cleft lip by Kinetic Family Drawing. *Journal of Cranio-Maxillofacial Surgery* 28: 373–378, 2000.
[14] Andrews-Casal M, Johnston D, Fletcher J, Mulliken JB, Stal S, Hecht JT: Cleft lip with or without cleft palate: Effect of family history on reproductive planning, surgical timing, and parental stress. *Cleft Palate - Craniofacial Journal* 35: 52–57, 1998.
[15] 加藤孝正, 清水敏子: 動的家族描画における行為と家族像への態度. *Japanese Bulletin of Art Therapy* 9: 25–31, 1978.
[16] Richman LC: The effects of facial disfigurement on teacher's perception of ability in cleft lip and palate children. *Cleft Palate Journal* 15: 155–160, 1978.
[17] Kapp-simon KA: Self-concept of primary-school age children with cleft lip and palate, or both. *Cleft Palate Journal* 23: 24–27, 1986.
[18] Spriestersbach DC: Psychosocial aspects of the "celft palate problems". vol 1 and 2. Iowa city, University of Iowa Press, 1973.
[19] Richrnan LC: Self-reported social, speech and facial concerns and personality adjustment of

adolescents with cleft lip and palate. *Cleft Palate Journal* 20: 108–112, 1983.
[20] 古賀行義監修: 子どもの人物画 —— その心理学的評価 ——. 建帛社, 1977.
[21] Kasuya M, Sawaki Y, Ueda M: The examination of human figure drawing in CLP children. The 4th ASIAN PACIFIC Cleft Lip & Palate Conference Program and Abstracts, p.154, 1999.
[22] 岩井　寛編著: 描画による心の診断 —— 子どもの正常と異常を見るために ——. 日本文化科学社, 1986.
[23] Broder HL, Richman LC, Matheson PB: Learning disability, school achievement, and grade retention among children with cleft: A two-center study. *Cleft palate Journal* 35（2）1998.
[24] Richman LC, Eliason M: Psychological characteristics of children with cleft lip and palate: Intellectual achievement, behavior and personality variables. *Cleft Palate Journal* 19: 249–257, 1983.
[25] 文部省: 小学校生活指導資料 3 児童の友人関係をめぐる指導上の諸問題. 1984.
[26] 宗内　敦: いじめっ子にみられる仲間関係. 教育心理 29: 116–119, 1981.
[27] 杉原一昭, 宮田　敦, 桜井茂男: いじめっ子といじめられっ子の社会的地位とパーソナリティー特性の比較. 筑波大学心理学研究 8: 13–72, 1986.
[28] Gump PV: The school as a social situation. *Annual Review of Psychology* 31: 553–582, 1980.
[29] 安藤孝敏, 相馬一郎: 児童の学校環境の認知に関する研究. 早稲田大学人間科学研究 3: 21–28, 1990.
[30] 糟谷政代, 澤木佳弘, 上田　実: 口唇裂口蓋裂児の学校環境に対する空間的イメージについて. 日本口蓋裂学会雑誌 26: 131–136, 2001.
[31] 児玉正博, 真仁田昭, 沢崎達夫: 児童・生徒の学校環境に対する空間イメージの構造と学校適応との関係に関する研究（1）. *Bulletin of Consultation and School Psychology* 20: 25–41, 1982.
[32] Strauss RP, Broder HL, Helmas RW: Perceptions of appearance and speech in adolescent patients with cleft lip and palate and their parents. *Cleft palate J* 25: 335–341, 1988.
[33] Peter JP, Chinsky RR, Fisher MJ: Sociological aspects of cleft palate adults: Vocational and economic aspects. *Cleft Palate Journal* 12: 193, 1975.

第4章

鼻咽腔閉鎖機能

●福田登美子

1. はじめに

　ヒトの生命を維持するための口腔各器官は，ヒトが行うもうひとつの大きな機能，すなわち，語音産生のための発声発語器官としての役割も担っている．各器官が語音産生の役割を果たすには，器官本来の形態や運動機能に問題がない状態で，器官相互が連合し巧みに協調して語音産生機構を組み立てなければならない．大多数のヒトは出生後の哺乳運動や発声運動の過程でこの機構を自然に作り上げていく．ところが，組織のどこかに何らかの問題があるとその条件を基盤にして発声発語機構ができ上がることになる．本章では発声発音器官のひとつである口蓋の形態異常から発生する鼻咽腔閉鎖機能障害について述べる．

　まず言語臨床家が最低限理解しておかなければならない鼻咽腔閉鎖機能の本態について概説し，次に鼻咽腔閉鎖機能の検査，評価ならびに診断，治療について述べ，最後に鼻咽腔閉鎖機能不全症例の治療経過を紹介し言語臨床の役割について考える．

2. 鼻咽腔閉鎖機能の本態

2.1. 鼻咽腔とは

　鼻腔と口腔は口蓋で分離されているが，後方ではひとつの腔となって咽頭に続いている．咽頭は円筒状の腔で，前後方向にはわずかに圧平されている．その上壁は頭蓋底の直下にあり，下端は食道に移行する．前壁には3つの穴が開いていて上部には鼻腔が開き，中間部には口腔が開き，下部は喉頭の入り口に接近している．この上部から中間部位を鼻咽腔と呼ぶ．鼻咽腔は周囲を壁面に囲まれていて側面は咽頭側壁，後方は咽頭後壁と呼び，前面には軟口蓋がある．各壁面は必要に応じて運動を起こす．

2.2. 鼻咽腔閉鎖運動とは

発生 嚥下運動時，各種反射運動時，blowing（吹き出し）時および語音産生時に発生する．運動の発生機序は異なり，前者2つは反射運動として，後者2つは学習して獲得した随意運動として発生する．

目的 blowing 時や語音産生時の鼻咽腔閉鎖運動は，肺から送られてきた呼気流が鼻腔へ流入しないように鼻腔への通路を閉鎖（遮断）することが目的である．嚥下運動時に起こる閉鎖運動は，口腔から食道へ向かう食物が鼻腔へ逆流するのを防ぐことが目的である．

構成する組織 鼻咽腔閉鎖運動は軟口蓋の挙上運動，咽頭側壁の内方運動および咽頭後壁の前方運動から構成される．軟口蓋の挙上運動は，幼児では口蓋平面の延長線上より下方で小さい上下運動を示し，成人では口蓋平面の延長線より上方へ上昇かつ後方へ，すなわち，後上方運動をする（図1)[1]．

閉鎖運動の程度 安静時（鼻呼吸時）の鼻咽腔は完全開放状態であるが，鼻咽腔閉鎖が必要な状況が発生すると，完全開放状態から完全閉鎖状態まで運動を起こす．嚥下運動，反射運動，blowing 時は常に完全閉鎖であるのに対し，語音産生時は語音の種類により完全閉鎖と半閉鎖がある．

閉鎖運動様式 正常人でも個人や動作の種類によっていくぶん相違がある．Skolnik ら[2]は(1) 軟口蓋と咽頭側壁が同時に同程度に閉鎖に関与する，あるいは軟口蓋の方が大きく関与するパターン，(2) 大きい咽頭側壁運動に軟口蓋の弱い運動の輪状運動パターン，(3) 咽頭側壁の著明な運動と，軟口蓋の側壁への接触による矢状運動の3種類のパターンを報告している．福田ら[3]は正常人の嚥下運動，blowing，母音および子音産生時の閉鎖運動を鼻咽腔内視鏡（NPF）で観察し (1) 鼻咽腔全周壁の運動による全周型，(2) 主に軟口蓋と咽頭後壁による前後型，(3) 主に咽頭側壁による側方型に大別している（表1）．これらの報告から閉鎖

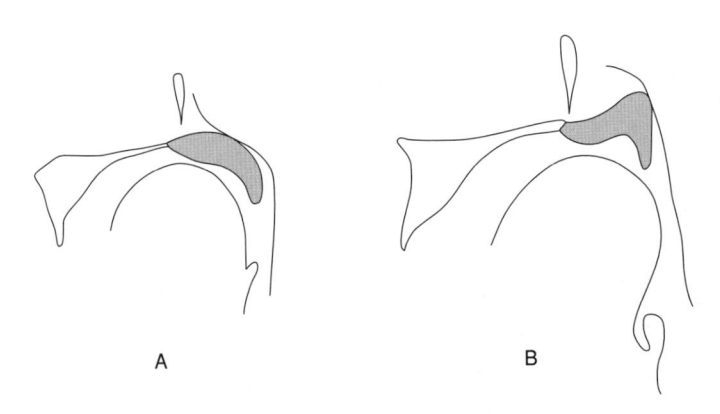

図1 軟口蓋の傾斜度と鼻咽腔閉鎖部位
Aram & Subtelny[1]を改変．A：4〜5歳例，B：18〜20歳例．

表1 正常人の鼻咽腔閉鎖運動様式（NPFによる観察）[3]

動作	嚥下	blowing	子音（破裂音）	母音
閉鎖型	30	30	30	30（例）
全周型	10	5	5	3
前後型	19	24	24	26
側方型	1	1	1	1

運動における軟口蓋，咽頭側壁，咽頭後壁の関与の仕方に個人差のあることが示唆される．

2.3. 鼻咽腔閉鎖運動関連筋群と神経支配

　口蓋に走行する筋群は（1）口蓋帆張筋（2）口蓋帆挙筋（3）口蓋垂筋，咽頭に走行する筋群は（4）咽頭収縮筋（上咽頭，中咽頭，下咽頭）（5）茎突咽頭筋（6）口蓋咽頭筋（一部は耳管咽頭筋と呼ばれる）（7）口蓋舌筋などである（図2～4）．

　筋肉には起始部と終結部があり，これらの筋肉は左右一対ずつ存在する．軟口蓋および咽頭の筋群は解剖学的にも機能的にもほとんど不可分で，解剖学的には咽頭筋群の一部は口蓋の筋群のいずれかの腱の延長として軟口蓋から起こる．機能的には口蓋の筋群と咽頭の筋群は共同して作用する．このうち鼻咽腔閉鎖に関連する筋は，主として軟口蓋に分布する口蓋帆挙筋と咽頭後壁に分布する上咽頭収縮筋である．以下に口蓋帆挙筋と上咽頭収縮筋の走行および機能について簡単に述べる．

　口蓋帆挙筋は，側頭骨岩様部の錐体尖の下面で頚動脈管の入口の前内側部から起こり，耳管咽頭口の直下で軟口蓋に入る．ここで筋腹は挙筋隆起を形成する．口蓋においては，正中

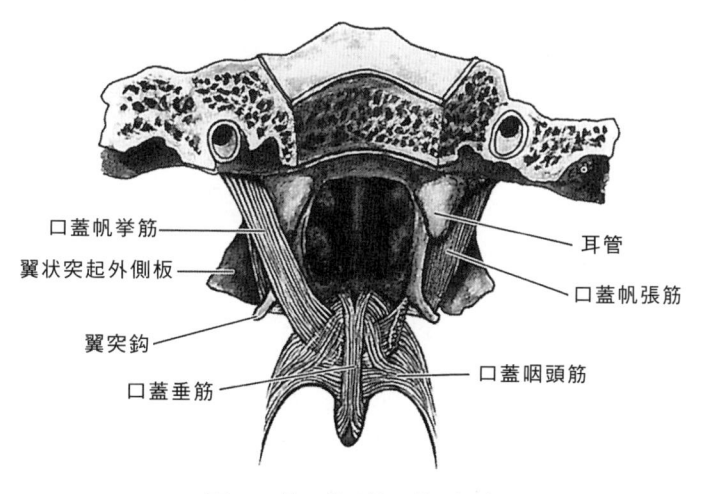

図2　軟口蓋の筋．後面観[4]

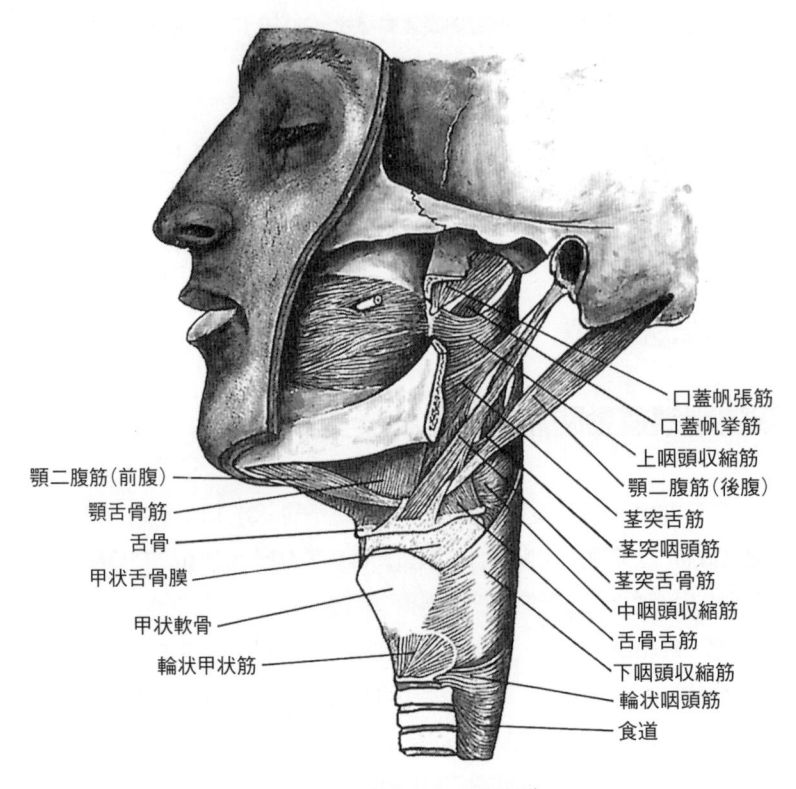

図 3 咽頭の筋. 側面観[4]

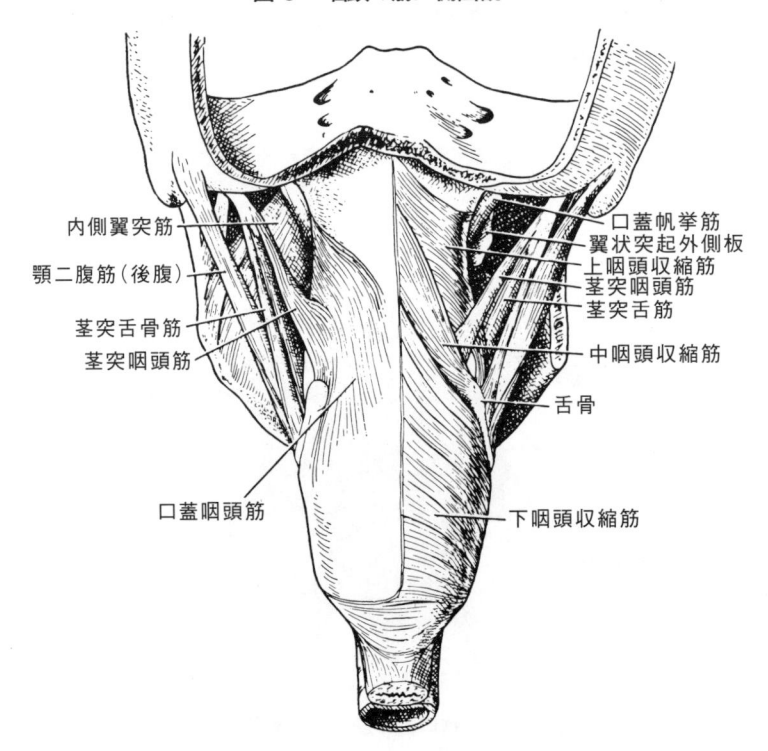

図 4 咽頭の筋. 後面観[4]
標本の左側では，咽頭収縮筋群を除去している.

線に向かってやや広がり扁平になり，その分束は反対側の筋の分束と交錯する．こうして左右の筋は硬口蓋の後縁からかなり離れた位置で，軟口蓋の可動部に吊り革状の構造を形成する．口蓋帆挙筋の作用は，ほぼ垂直な軟口蓋の後部を挙上して水平位とし，やや後方に引くことである．この位置で軟口蓋は同時に作用する口蓋帆張筋の働きにより緊張し，咽頭後壁に接触して咽頭の口部を鼻部から遮断する．軟口蓋の挙上には口蓋垂筋も補助的に関わるとの報告もある．運動神経支配は，鰓（咽頭）弓神経叢の舌咽神経，迷走神経の枝である．

上咽頭，中咽頭および下咽頭収縮筋は左右とも翼状突起の内側板に始まって喉頭の輪状軟骨に至る間に起始部がある．3者の位置関係は古い学名では，上咽頭収縮筋は頭部に起始をもつので頭咽頭筋，中咽頭収縮筋は舌骨から起こるので舌骨咽頭筋，下咽頭収縮筋は起始が喉頭であるので喉頭咽頭筋と呼ばれていた．さらに上咽頭収縮筋は起始部によって筋線維束は最上部から最下部まで4部に分けられ，中咽頭収縮筋および下咽頭収縮筋は2部に分けられる．そして咽頭収縮筋群の線維は互いに重なり合っていて，後方からみると中咽頭収縮筋は上咽頭収縮筋の一部を覆い，中咽頭収縮筋自体もその一部を下咽頭収縮筋の線維で覆われている．上咽頭収縮筋の作用は咽頭の内腔を狭めることである．咽頭側壁の運動は口蓋帆挙筋が貢献しているとの見解や上咽頭収縮筋の方が口蓋帆挙筋よりも大きく影響しているとの見解に分かれている．上咽頭収縮筋の運動神経支配は舌咽神経，迷走神経が主体となりそれに顔面神経も関与していることが明らかにされている[4]．

2.4. 口腔内圧と語音産生の関係

鼻咽腔閉鎖運動によって鼻腔への通路が閉鎖されると，肺から送られてきた呼気流は口腔へ流れる．その時口唇も閉鎖されていると口腔内の圧力が高まり，この呼気圧を口腔内圧という．すなわち，鼻咽腔閉鎖は口腔内圧を形成するために必要である．われわれが産生するほとんどの語音（通鼻音は除く）は口腔内圧をエネルギーとしてつくられるので，語音産生には口腔内圧が不可欠であり，口腔内圧を高める最大の要因は鼻咽腔閉鎖機能である．

正常成人が破裂音や摩擦音を連続して産生するには平均64.4mm H_2O の口腔内圧が必要である[5]．鼻咽腔閉鎖不全があり口腔内圧が上昇しない場合の口腔内圧の下限は22.2mm H_2O でそれ以下では語音として聴取するのが困難になる．すなわち，64.4mm H_2O から口腔内圧が低下するにつれて語音明瞭度は悪くなり語音産生も困難になる．

2.5. 鼻咽腔閉鎖強度とは

blowingを持続したり連続して語音を産生するには，その目的運動に必要な口腔内圧の強さに対応可能な鼻咽腔閉鎖の強さが維持されている必要がある．正常人にみられる鼻咽腔閉鎖運動は必要に応じて完全閉鎖を維持する鼻咽腔閉鎖強度（閉鎖圧）が調整される．鼻咽腔部に挿入したバルブにかかる圧力を，トランスジューサーによって検出する測定装置を用い

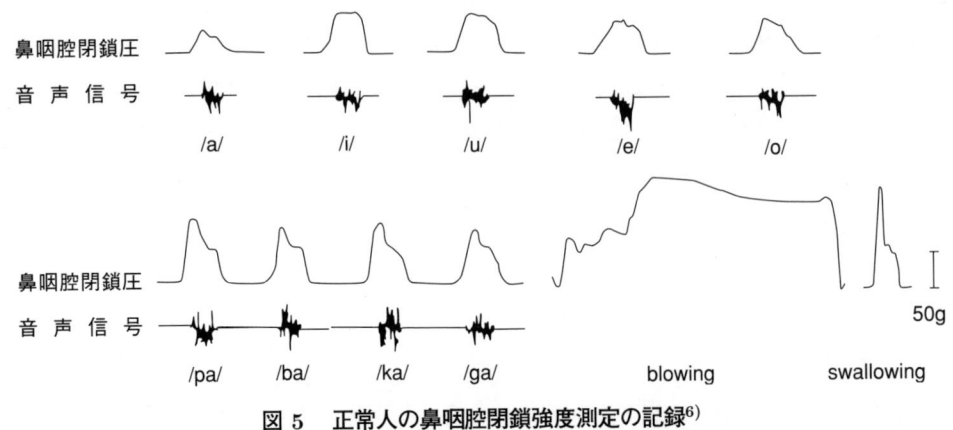

図 5 　正常人の鼻咽腔閉鎖強度測定の記録[6]
母音，破裂音，blowing 時の閉鎖強度の関係がわかる．

た研究によると，語音産生中の鼻咽腔閉鎖には語音の種類に適した閉鎖強度の存在することが明らかにされている[6]．それによると，正常人で日本語 5 母音の産生における鼻咽腔閉鎖強度は/a/がもっとも弱く，/u/がもっとも強くなる．破裂子音/p, b, k, g/は母音/u/よりさらに強く，blowing は破裂子音のおよそ 2 倍である．すなわち，閉鎖圧と各動作の関係は，母音＜破裂子＜blowing となる．ちなみに最強 blowing の強さは平均 140.6g，嚥下の強さは 125.1g である．図 5 は正常人の鼻咽腔閉鎖強度測定の記録である．母音，破裂子音，blowing における閉鎖圧の関係がよくわかる．

2.6. 語音の種類と鼻咽腔閉鎖運動の程度

正常人における語音産生時の鼻咽腔閉鎖運動の程度を鼻咽腔内視鏡で観察すると，語音の種類によって程度が異なっている．母音/a/ではおよそ 30％の人は完全閉鎖でなく鼻咽腔にわずかな開放部分が認められる．その他の母音ではおおむね完全閉鎖であるが稀にはわずかな開放部分のみられる場合もある．

破裂子音/p, t, k, b, d, g/，摩擦子音/s,z/，破擦子音/ts, ʤ/ではダイナミックな閉鎖運動により鼻咽腔は完全閉鎖する．通鼻音/n, m/はゆるやかな閉鎖運動がみられ閉鎖運動は半閉鎖状態で停止する．図 6 は閉鎖運動様式別に全周型，前後型および側方型の/i/と/mi/の閉鎖運動の程度を示している[3]．いずれも母音/i/は完全閉鎖で通鼻音/mi/は半閉鎖である．

	/i/	/mi/
全周型		
前後型		
側方型		

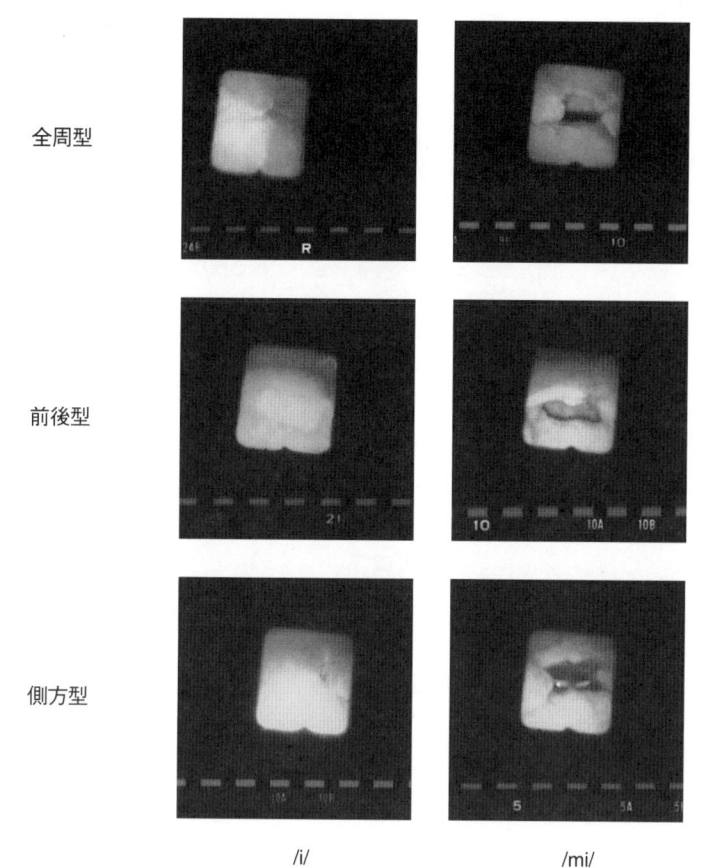

図 6　正常人の鼻咽腔閉鎖運動[3]

語音の種類と閉鎖運動の程度．閉鎖運動の程度の相違を，閉鎖様式別に示している．いずれの閉鎖様式でも母音/i/は完全閉鎖で，通鼻音/mi/は半閉鎖である．

3. 鼻咽腔閉鎖機能の検査，評価および診断，治療

3.1. 鼻咽腔閉鎖機能の検査法

　鼻咽腔閉鎖しなければならない運動時，すなわち，blowing 時や語音産生時（通鼻音は除く）に閉鎖しない状態を鼻咽腔閉鎖機能不全という．安静時の開放状態や通鼻音産生時の半閉鎖は閉鎖不全ではない．

　一般的に，話し手の声が鼻にかかったような声とか，構音が聞き取りにくいと聞き手が感じる場合は鼻咽腔閉鎖機能不全が疑われるので検査が必要である．

　検査法は表2に示すものがある．検査者の耳や目で判断する主観的検査法と器具や機器に

表2　鼻咽腔閉鎖機能の検査法

聴覚判定による音声言語学的検査
口腔診査
blowingによる判定
流体力学的検査
nasometry検査
音響学的検査
側方頭部X線規格写真検査，X線透視検査
鼻咽腔内視鏡検査
筋電図学的検査
超音波検査　など

よる客観的検査法がある．各々の検査法の特徴を理解して，患者の年齢や症状に応じてどの時期にどのような検査を行うのが有効な評価に結びつくかを考えるために，言語臨床家が実際に行わない検査であっても十分理解しておくことが重要である．

　言語臨床ではいくつかの検査法を組み合わせて実施する．ここでは種々の検査法の中から言語臨床で実施頻度の高い検査法について説明し，検査時の留意点も付言する．

1) 聴覚判定による音声言語学的検査

　本検査は，検査者の耳で音声を聴取し判定する方法である．これにより声（共鳴）に異常が有るか否かを明らかにし，異常を認めた場合には異常の質，程度を調べる．構音の異常も同様に調べる．

　聴覚判定法は，検査者の主観的判断（聴取能力）に依存するため客観性に欠ける，あるいは再現性に欠ける危険はある．しかし，検査手続きが簡単で患者に苦痛をあたえない，しかもどの年齢層にも実施できる点において臨床的に有用な検査法である．

　留意点　口蓋裂異常音声の聴取能力に関しては，検査者の経験年数と経験症例数の違いによって判定の信頼性が異なる[7]ことをふまえて，実施時の工夫が必要である．たとえば，臨床経験の浅い検査者では，可及的複数の検査者が検査に当たる，検査音を録音テープに採取して時間をおいて再判定を行い結果を突き合わせる，鼻孔に指を当てて語音産生時の振動の有無，程度を判定し，聴覚判定結果との整合を確認する，検査語以外の被験者の声や語音も貴重な判定資料として活用するなどである．本法が客観性に欠けるといっても，人の音声の評価は人の耳で行うのが適正な方法であるので，日頃からテープによる聴取訓練を行い検査法に習熟することがまず重要である．

2) 口腔診査

　肉眼で口腔側から軟口蓋の長さ，口蓋垂の形，軟口蓋と咽頭後壁間距離，アーまたはハー発声時の軟口蓋の動き，動きの左右差の有無，咽頭側壁の動きなどを検査する．本検査は，検査者の肉眼的判定能力に頼るため客観性に欠ける点や，口腔側からみる運動はアーやハー発声時に限られるという限界はあるが，実施上の制約は少なく臨床に適した検査法である．

鼻咽腔閉鎖機能検査ではないが，口腔環境の診査は重要で，とくに残遺孔の有無，部位と大きさは注意して確認し，縦と横の長さを数値で記録し，位置は図示する．残遺孔は口腔内圧の上昇を阻害し，見かけ上の鼻咽腔閉鎖機能不全をひきおこす要因となるので注意を要する項目である．

留意点 経験の浅い検査者は，口蓋裂術後で軟口蓋が短い場合を軟口蓋と咽頭後壁間距離が深いと見誤ったり，軟口蓋運動の左右非対称や側壁の運動を見落としやすい．自分の肉眼で確認した軟口蓋の組織量や運動の悪さに比べて音声はそれほど悪くないこともある．もし検査所見に疑問が生じた時はもう一度検査をやり直し原因を考える．しかし，検査は相手に不快感を与えない時間内で終えるように，日頃から健常児者の口腔を観察して見る目を養っておく．

3） blowing による判定法

簡単な器具を用いた blowing 時の呼気鼻漏出の有無により，鼻咽腔閉鎖機能不全を判定する方法である．

soft blowing 検査 水深 3cm 程度のコップの水を吹かせて呼気鼻漏出量を測定する．測定はステンレス板の鼻息鏡などを用い，これを鼻孔の下にあてて呼気鼻漏出による曇り具合の有無，程度をみる（図 7）．ステンレス板で 5mm 程度の漏出を認めた場合は，吹き方の問題なのか，軽度不全によるものかの区別は難しいが，臨床的には"鼻咽腔閉鎖機能不全"と判定する．全く漏出がない場合を（−：なし），0.5 以上 2cm 以下を（＋：あり），2cm 以上を（＋＋：重度にあり），検査に応じないのは検査不能とする[8]．

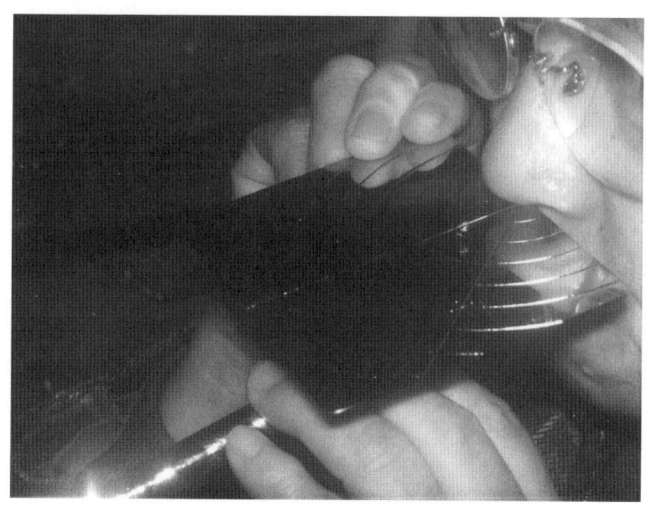

図 7 鼻息鏡による呼気鼻漏出の検査
ステンレス板上の目盛りで測定する．

hard blowing 検査 水深 5cm 以上のコップの水や吹き戻しを用いて soft blowing 検査と同様に呼気鼻漏出量の測定を行う．判定も同様に行う．

blowing 検査では持続時間は重要な検査項目であり，鼻漏出量と持続時間の両面から鼻咽腔閉鎖機能不全を調べる．非鼻閉状態の soft blowing 持続時間を鼻閉状態の持続時間で除した値（blowing ratio）を調べる．blowing 時の渋面の有無（眉間のしわ）や，かすかな鼻雑音の有無も検査すべき項目である．

本検査は呼気の鼻漏出量の定量的測定はできないが，簡便で被験者に苦痛を与えることなく年齢層を問わず実施可能であり，とくに幼児向けの検査法として利用しやすい．

留意点 blowing 検査は 3 歳 6 ヵ月でほぼ 90% の症例に可能であるが[9]，2〜4 歳児では協力度にバラツキがあり，最初から要求どおりに検査に応じてくれない場合は，まず吹く用具を口唇にくわえる段階まで誘導し決して吹くことを強要しない．応じてくれた場合でも，口の中の呼気を単に小刻みに動かしているような動作をしている場合は，ハーモニカやわずかな口腔内圧でも吹ける遊具を準備して，検査者あるいは母親が吹いて見せてから本人に吹かせるなど段階的に行って確認する．最初のアプローチは慎重に，次は子どもの反応を観察して対応することで検査がやりやすくなる．

4) 流体力学的検査

呼気の鼻漏出量，口腔流出の流速・流量・口腔内圧などを測定する検査法である．呼気の漏出量を測定する差圧流量計と，多用途監視記録装置（ポリグラフ）が接続されるようになり，音声波形も同時測定・記録ができるようになり，語音産生時の流体力学的分析は言語臨床で有用となっている．

この検査は，安全に行えて鼻咽腔閉鎖機能不全の有無と程度が把握できるので言語臨床で活用されるとよいが，機器が高価でどの施設でも実施できるとは限らない．

留意点 検査結果を読むには，検査法に慣れることが近道であるので，言語臨床家も本検査を敬遠せず機会を活かして慣れることである．図 8 に検査結果の 1 例を示す．blowing 時や語音産生時に呼気を鼻漏出（矢印）させていることが明らかにみられる．

5) Nasometry 検査

鼻音化の度合いの変化を経時的に評価する場合や，多施設間で比較する場合には定量的な評価基準が必要である．そこで Fletcher ら[10]は表出される全音響エネルギー中に占める鼻腔からの音響エネルギーの百分率を nasalance と定義した．ナゾメーターは遮音板の上下に鼻腔用・口腔用のマイクロフォンを持つヘッドセットを用いて，鼻腔・口腔から表出される音響エネルギーを独立して測定し，パーソナルコンピュータによって nasalance を算出・表示する装置である．ナゾメトリー検査は非侵襲的で簡便であり，被験者の年齢はおよそ 5 歳から実施可能である．

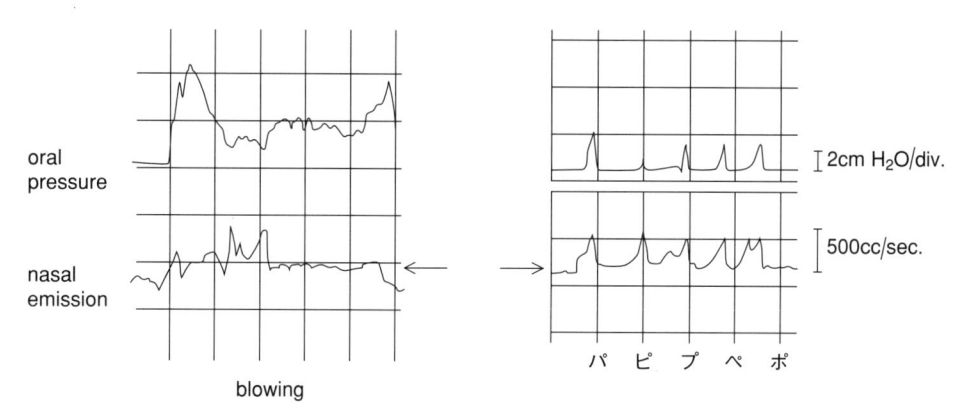

図 8　呼気の鼻漏出検査の 1 例
blowing 時や語音産生時に，呼気を鼻漏出させていることが明らかにみられる．

留意点　nasalance は言語の種類や，検査文の構成，方言，年齢といった要素により基準値が異なるため，比較検討の際には注意が必要である．また，nasalance はあくまで開鼻声（あるいは閉鼻声）を定量化するための数値であり，その原因が鼻咽腔閉鎖機能か残遺孔なのか，構音操作の誤りなのかは，口腔内の診査や聴覚判定といった他の検査と組み合わせて判断しなければならない．

6）音響学的検査

　機器（サウンドスペクトログラフ）による音声の検査で，音声に含まれる周波数帯域における音エネルギーの分布から開鼻声や語音の鼻音化が視覚的に確認できる．また，異常構音の特徴を音エネルギーの分布から見ることもできる．
　本検査は聴覚的判定に客観性，再現性を与える検査法であり，被験者に苦痛も与えないなど言語臨床に活用しやすい検査である．
　留意点　音声採取時の被験者の年齢や協力度，検査者の機器操作技術の問題などから安定した音声資料を採取することが難しいので，技術的習熟が重要である．

7）側方頭部 X 線規格写真検査，X 線透視検査

　側方頭部 X 線規格写真検査は，撮影条件が規格化された X 線写真による検査で，側方からみた軟口蓋の運動量や形態が観察できる．撮影条件が規格化されているので頭蓋骨の発育および運動量の経年的変化の追跡も可能な検査である．撮影装置の構成は，頭部の固定装置と X 線発生装置からなり，投影像の拡大率が一定になるようにして，頭部を固定するためにイヤーロッドを外耳孔に挿入する．図 9 は頭部 X 線規格撮影装置の原理を示している[11]．
　検査はおよそ 4 歳以上から可能で安静時，blowing および母音/a/または/i/産生時で，各運動が持続され軟口蓋が最大に挙上した状態で撮影される．しかし，運動の速度や連続した運動の観察はできない，観察面が側方のみであり軟口蓋の閉鎖面全てを見ることはできないな

```
                165cm
    15cm    150cm
```

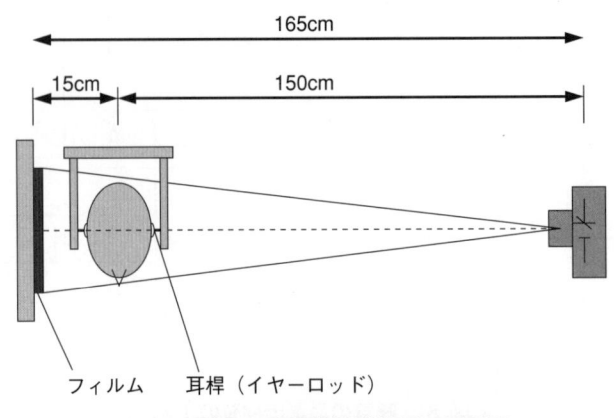

フィルム　耳桿（イヤーロッド）

図9　頭部X線規格撮影装置の原理図

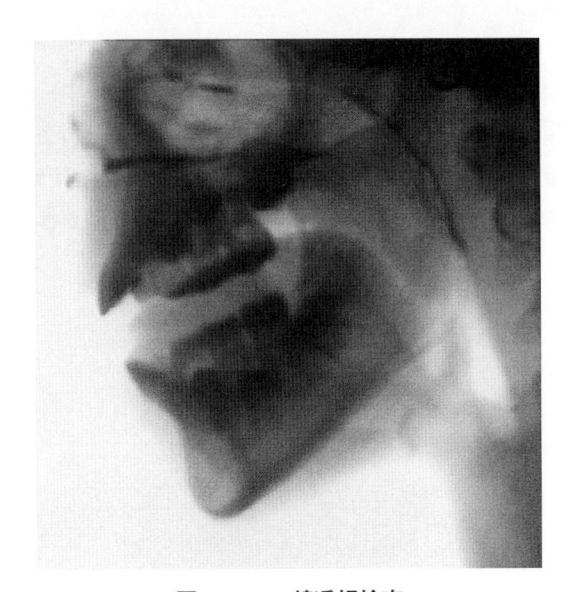

図10　X線透視検査

どの制約はある.

　この他にX線透視装置を用いた検査がある．X線透視装置とは，X線のもつ蛍光作用を利用した方法で，蛍光物質にX線を当てて可視光線を発生させ，その像をX線が照射されている限り連続した動きとして蛍光板上（モニター上）で動画として観察することができる．音声検査に用いる場合には，モニターに直接ビデオカセットデッキを接続し，それと同時にマイクも接続し動画と音声を同時に録画する．特徴としては，音声とともに側方撮影では主に口唇，舌，奥舌，軟口蓋，咽頭後壁の動き（図10），正面撮影では声門部の動きが観察できる．また，ビデオカセットに録画されているので検査時だけではなく，後から何度も繰り返し再生やSlow再生により解析が容易に行える検査である．難点は検査のために被験者や検査者が被曝することや，検査が行える施設が多くないことである．

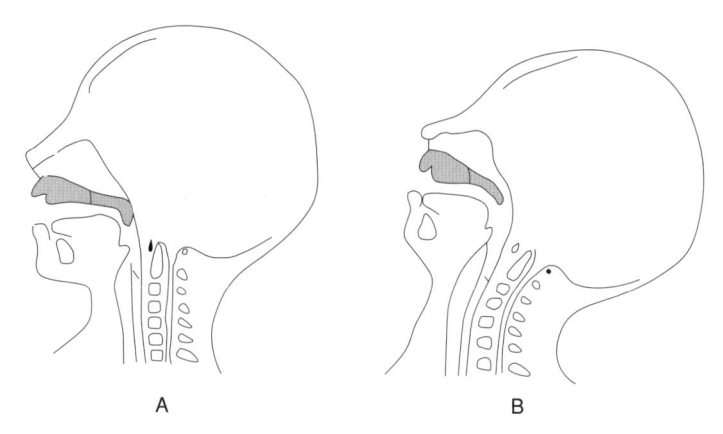

図 11　頭位と鼻咽腔閉鎖との関係[12]
A：頭位正面位，B：頭位後屈位．Bのように後屈位では鼻咽腔閉鎖不全となる．

留意点　blowingが1～2秒間しか持続できない場合や，指示通り行動できない幼児では撮影のタイミングが難しい．このため，本検査に熟練した放射線科医師および歯科医師や技師に担当してもらうことや，検査前に吹いたりアー発声の練習も必要である．検査結果の読影は軟組織が硬組織に隠されて画像を見慣れないと難しいが，造影剤を用いた撮影では各器官の像を明瞭にできて読影しやすくなる．

　X線検査では撮影時の頭位によって，頭位後屈位（頭を後方へ反らせた位置）では，頭位正面位に比べて咽頭腔距離がいくぶん長くなり，閉鎖不全となる症例のあることが報告されている（図11）[12]．また，頭位後屈位は，前屈位あるいは正面位と比較すると，より大きい口蓋帆挙筋活動が認められるという報告もあり[13]，鼻咽腔閉鎖軽度不全症例に対する本検査，診断時の頭位の重要性が示唆されている．

8）鼻咽腔内視鏡検査（Nasopharyngeal Fiberscope：NPF）

　鼻腔より挿入したファイバーを通して嚥下時，blowing時，母音産生，子音産生時の鼻咽腔閉鎖運動を直接観察する機器による検査法である．鼻咽腔の完全開放状態から完全閉鎖までの運動を連続的に見ることや，鼻咽腔閉鎖機能不全の場合の閉鎖運動量，閉鎖運動のタイミングや様式，閉鎖不全の起こる語音などが検査できる．判定はおおむね3段階で，完全閉鎖，軽度不全，閉鎖不全で行われるが，とくに精査を要する運動では適宜細かい判定基準を用いる．

　NPF検査は鼻咽腔閉鎖機能の検査法としてきわめて有用であるが，適応年齢がおよそ5歳以上と制限される．

　留意点　検査を短時間で有効に進めるために，検査語の種類や語環境と閉鎖不全の関係，聴覚判定で疑問のあった動作や語音を確認できるよう必ず事前に検査音や検査動作を決めておく．さらに，臨機応変の対応ができるよう観察項目の整理と準備が必要である．

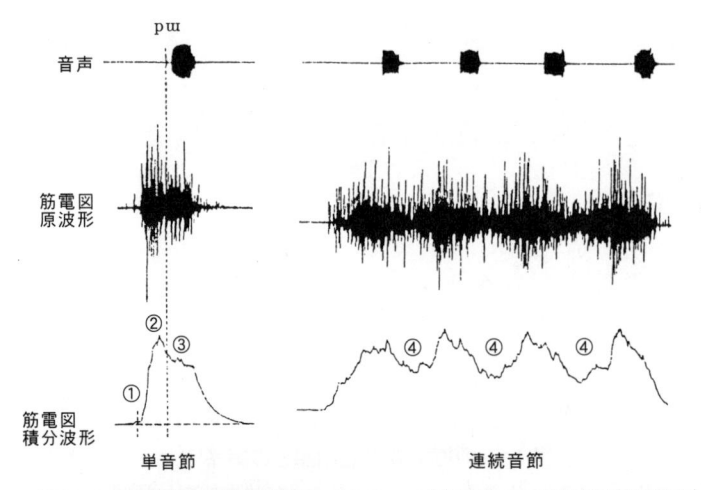

図 12　正常鼻咽腔閉鎖機能での/pɯ/発音時の口蓋帆挙筋活動[14]

点線：発音開始時（voicing 時）
1. 発音開始前に鼻咽腔運動が開始される．
2. voicing 直前あるいは同時に鼻咽腔の閉鎖強度が最大となる．
3. 閉鎖状態が後続母音部においても維持される．
4. 連続する音節部で鼻咽腔は安静位まで復位せず，持続的に閉鎖される．

9）筋電図による検査

　筋肉活動で発生する電位を電極でとらえる方法である．神経筋活動の異常の有無，筋運動のパタンを直接調べるので，鼻咽腔閉鎖関連筋の活動状態を量的にも質的にも測定するのに優れた方法である．とくに，口蓋裂術後鼻咽腔閉鎖機能不全の軟口蓋運動パタンの検査法として重要である．しかし，軟口蓋に電極を挿入する検査であるので被験者の年齢はおよそ10歳以上と制限される．

　留意点　筋電図学的検査に関する知識を深めることは，発声発語器官の異常に起因する言語障害の原因や機序を理解するのに役立つ．図12は正常鼻咽腔閉鎖機能での/pɯ/発音時の口蓋帆挙筋活動を示す[14]．

3.2. 鼻咽腔閉鎖機能不全の評価および診断

　鼻咽腔閉鎖機能不全にともなう音声言語学的特徴は，声の質の障害（開鼻声や閉鼻声，嗄声など），構音障害，その他付随した問題（呼気の鼻漏出，鼻雑音，渋面）である（表3）．このような言語症状を惹起する鼻咽腔閉鎖機能不全の診断は，(1) 鼻咽腔組織の評価，(2) 鼻咽腔閉鎖の運動性の評価，(3) 鼻咽腔閉鎖運動の調節機構の評価の3点から行う．

表3 鼻咽腔閉鎖機能不全にともなう音声言語学的特徴

特徴	症状		
声の質の障害：	開鼻声・閉鼻声 （共鳴の異常）		
	嗄声 （喉頭の異常）		
構音障害：	種類	鼻咽腔閉鎖との関係	構音操作の異常
	子音の歪み	あり	なし
	声門破裂音	あり	あり
	咽頭摩擦音	あり	あり
	咽頭破裂音	あり	あり
	口蓋化構音	少ない	あり
	側音化構音	少ない	あり
	鼻咽腔構音	少ない	あり
	その他の構音障害	なし	あり
付随した問題：	呼気の鼻漏出・鼻雑音・渋面		

1） 鼻咽腔組織の評価

　鼻咽腔閉鎖を構成する組織に器質的欠陥はないか．軟口蓋の長さ，厚さ，咽頭腔の深さ（軟口蓋と咽頭後壁間距離）が組織的にバランスが保たれているか否かを評価する．軟口蓋の長さに関しては，先天的に軟口蓋が短い症例や口蓋裂術後症例に短い場合が多い．一方で，軟口蓋の長さには問題はないが先天的に咽頭腔が深い（deep pharynx）場合がある（後天的には軟口蓋や舌根部の腫瘍摘出後，外傷によって組織欠損が生じて鼻咽腔閉鎖を達成するには組織的に不足した場合もある）．これらはいずれも絶対的閉鎖不全となり，この場合は何らかの方法で不足分を補完しなければ閉鎖は期待できない．

　肉眼による形態の評価は，正常，やや短い，短いの3段階で行うが，たとえば，軟口蓋の長さがやや短いとした場合にそれを鼻咽腔閉鎖機能不全の原因と確定するには難しい点がある．組織の評価法として，安静時のX線写真から組織の形態計測を行い正常人の基準値を用いて評価する方法が用いられている．形態の計測点は図13に示す．これらの各点間を結んで，軟口蓋の長さ，咽頭腔の深さなどの計測を行うが，語音産生時やblowingなどの動作時を撮影することで軟口蓋の挙上度や閉鎖面の長さなども測定できる．正常値は以下のとおりである．

　軟口蓋の長さ　後鼻棘（PNS）から口蓋垂の先端（U）まで．

　正常人の軟口蓋の長さは，日本人では5歳児平均26.0mm，10歳児平均28.4mm，成人平均34.0mm[15]である．男女別にみた報告では3～5歳児男23.6mm，女24.7mm，6～8歳児男28.4mm，女27.7mm，9～11歳児男28.1mm，女27.7mmである[16]．

　軟口蓋の厚さ　軟口蓋全体で最も幅広い部分．

　厚さに関しては5歳児平均7.7mm，10歳児平均8.0mm，成人では8.6mmである[15]．

　咽頭腔の深さ　後鼻棘（PNS）から咽頭後壁（PH）まで．

　咽頭腔の深さの発育はアデノイドの増大する年齢に一致して変動し個人差が大きくなる．

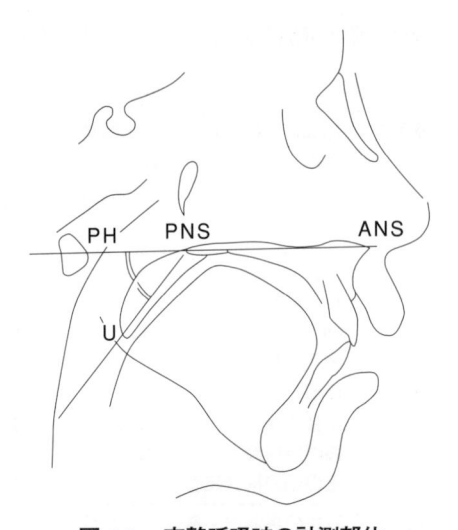

図 13　安静呼吸時の計測部位
ANS: 前鼻棘, PNS: 後鼻棘, U: 口蓋垂尖端, PH: 咽頭後壁

距離については3～5歳児男18.5mm, 女19.3mm, 6～8歳児男21.1mm, 女22.4mm, 9～11歳児男24.5mm, 女23.5mmである. これらの距離は直接的距離であり, 実際の閉鎖運動方向とは異なるものである.

2) 鼻咽腔閉鎖の運動性の評価

運動量　正常人では咽頭腔の深さと閉鎖関連筋の運動量のバランスがとれていて余裕をもった閉鎖が行われる. しかし, 口蓋裂術後症例では運動性が鈍いという評価が当てはまる症例がみられる.

閉鎖運動量の評価は肉眼による判定, X線検査, NPF検査などから行う. 筋活動の質の評価は筋電図学検査などで行う. 運動性の評価はよく動く, 動く, ほとんど動かないの3段階を用いる.

運動時の軟口蓋の運動方向における軟口蓋と咽頭後壁までの距離は, 3歳以下で約6mm, 6～10歳で9mm, 16歳以上で20mm[17]で, その距離を満たすに十分な運動量が必要になる. 5歳未満の子どもでは閉鎖運動は上下運動であり動きも比較的少なく, 増齢とともに10歳前後から咽頭腔は成長し閉鎖運動は後上方へ速い運動が必要になる. X線写真像から見る閉鎖運動の程度は, (1) 軟口蓋は最大挙上して後壁に面状で十分に接触しているもの, (2) 軟口蓋と後壁はほとんど接触しているように見えるが, 線状の空隙があったり点状接触あるいは接触面の少ないもの, (3) 明らかに空隙が見られるものなどがある. (1) の閉鎖状態は十分な運動性（よく動く）があって完全閉鎖（velopharyngeal competence: vpc）である. (2) は運動性はある（動く）ものの十分とはいえない, (3) は運動性はごく少なく（ほとんど動かない）閉鎖不全（velopharyngeal incompetence: vpi）である. (2) の場合は軽度不全（borderline velopharyngeal competence/incompetence: bvp）, すなわち境界域の鼻咽腔閉鎖あるいは閉

鎖不全と評価され，臨床的に鼻咽腔閉鎖機能の評価が最も困難で専門チームによるきめ細かい評価と診断が必要である．Morris[18]は軽度不全の状態を2グループに分類し，ほとんど閉鎖しているが完全でないグループと時々閉鎖するがいつもではないグループとに分け，先のグループでは診断的意味で3ヵ月間の訓練を試みるが，後のグループでは訓練よりも鼻咽腔閉鎖機能の検査，診断が優先されると述べている．

　閉鎖強度　筋肉が閉鎖状態を維持する強さを有するか否かを評価する．言語臨床では連続発語が可能か，blowingの持続時間の長さなどから評価する．閉鎖強度は母音＜破裂子音＜blowingの関係で強くなることが知られている[6]が，正常人の語音産生時に要求される筋活動は，最強blowing時（最大筋活動）のおよそ40％以下の活動であり，60％は予備能として貯えられている[19]．したがって，筋活動の予備能が少ない場合に全能力で活動を続けると疲労が増し，語音産生時やblowing時の鼻咽腔閉鎖を維持することが困難になる．閉鎖強度の評価はNPF検査や筋電図学的検査によるところが大きい．

3）鼻咽腔閉鎖運動の調節機構の評価

　鼻咽腔閉鎖が必要な時に，鼻咽腔が目的に対応して適切な閉鎖運動を発生するのは，鼻咽腔閉鎖運動の調節機構に運動の識別が学習されているからである．評価は通鼻音/m/と破裂音/p/で閉鎖運動に区別があるか否かを調べ，破裂音では完全閉鎖であるのに対し通鼻音では半閉鎖であれば閉鎖運動調節がなされていると判定する．仮に閉鎖不全があっても/m/と/p/の不全面積に差があれば調節機構は良好と判定する[20]．鼻咽腔閉鎖運動の調節に誤りがあると，/m/と/p/が同一の運動を示したり，閉鎖運動が逆に開大するなどがみられる．閉鎖不全があっても運動調節機構が良好か否かは鼻咽腔閉鎖機能不全に対する二次処置後の改善の良否と密接に関係する．

　運動調節の誤りは，鼻咽腔の組織的，神経学的障害がない場合でも稀に生じることがある．機能性鼻咽腔閉鎖不全あるいは誤学習性鼻咽腔閉鎖不全と分類されるもので，幼児期の語音の発達する時期に鼻咽腔閉鎖運動の調節を誤って学習した場合で，構音障害が出現し訓練を要することもある．したがって，検査も十分にできない幼児の鼻咽腔閉鎖機能の診断はきわめて難しくなる．

3.3. 鼻咽腔閉鎖機能不全の治療

　鼻咽腔閉鎖機能不全に起因する言語障害を改善するために閉鎖不全に対する治療を行う．治療法は，言語治療，補綴的治療（発音補正装置），外科的治療などがあるが，どの方法をいつ適用するかは症例の年齢，各種検査結果，その他症例毎の状況から考えて決定されることである．筆者が担当した臨床例から示されることは，鼻咽腔閉鎖機能不全と診断された症例に対しては，まず，広義の言語治療を行いながら発音補正装置適用への準備を進めていくパタンと，発音補正装置装着下で言語治療を推進するパタンがある．いずれも言語障害の改善

後に鼻咽腔閉鎖機能不全への恒久的対処のみが問題として残された場合に咽頭弁形成手術が行われており，これは妥当な臨床的アプローチであると考えられる．

1） 言語治療（主として筋機能訓練）

ここでいう言語治療は，筋機能訓練を中心としたものであり，それに加えて閉鎖不全状態でも可能な構音の誘導も含めている．

鼻咽腔閉鎖機能不全状態における言語治療の意義

鼻咽腔閉鎖機能不全がある場合には，言語治療は行わないのが原則とされている．それは正論であるが，鼻咽腔閉鎖機能不全の程度，症例の年齢や発達状態などを充分に把握したうえで，何をどの方法で，どの程度までアプローチするかを決定すれば，必ずしも疑問視することではない．その目的は語音感覚の誘導であり，構音障害の固定化を軽減し以後に必要になるかもしれない構音訓練を助ける準備段階として意義がある．

明らかな閉鎖不全のある場合　たとえば，合併症のために閉鎖不全に対する一次あるいは二次処置が困難あるいは遅れている場合，適応が悪くて二次処置が遅れている場合，全体的発達にとくに問題はないが，年齢的に二次処置を行うには早すぎる2～3歳児の場合などが対象になる．VPIの状態に言語的介入をするには相当の心構えが必要で，相手に不利をもたらさないよう，状況を十分考慮して介入方法を工夫する．臨床ではそれぞれの症例が抱える問題や状態を考慮し，相手の反応を見落とさないよう丁寧に刺激を与え，反応から次の刺激を考えていく．無理な矯正は絶対にしないことである．

軽度閉鎖不全のある場合　まず機能訓練を行うことで閉鎖不全の原因や問題点の所在が明らかになり，二次処置の要否の判断や処置の時期の判断を有利にする．さらに筋機能訓練や構音訓練のみで言語障害が改善する可能性のある症例の発見を早め，無駄な治療を行わなくてすむ，無駄な期間を過ごさなくてすむことにもなる．

構音訓練の開始は4歳頃からという枠にとらわれて閉鎖不全の状態で過ごす期間は，正常構音習得に必要な条件の大部分を欠如した不利な状態で過ごすことになるので，この不利を最小限に留めるように3歳でも無理のない介入を行うのが妥当なアプローチである．

言語治療の内容

言語治療の実施は，相手の反応に細心の注意を払って，少しでも無理な内容であると思われる場合は直ちに変更して進めなければならない．

呼気の口腔鼻腔流出の分離感覚の訓練　口腔内圧の上昇感覚は構音学習の基本であり可及的早期から体験させることが重要である．鼻咽腔閉鎖機能不全状態では呼気を口腔へ意図的に流出させることや口腔内圧の上昇感覚も体験できていない．その状態で，鼻孔を閉鎖してblowingをさせると呼気は鼻腔内で行き止まっている，呼気を口腔内に含んだ状態で下顎を上下に動かしているなどの様子が観察される．訓練はまず，鼻呼吸を十分に体験させ，意識

させる．次に種々の吹く遊具を用いて，あるいは，用いずに呼気を口腔へ持続して流すことを体験させる．最初は鼻孔を指で軽く閉鎖し徐々に開放する．この段階ではこれまでの呼気流出感覚と新しいやり方との違いを体験させるのみで留める．

鼻咽腔閉鎖機能不全に対する吹く訓練について疑問視する考えがある．これは吹くという動作が構音にそのまま取り入れられるかどうかが疑問であるとする考えによる．筆者はblowing時の鼻咽腔閉鎖の獲得を構音時の鼻咽腔閉鎖より優先させて，呼気の口腔鼻腔分離を感覚的に獲得させることが構音改善に有利であるという臨床結果を得ており，blowing訓練は重視している．また，hard blowingとsoft blowingではどちらが訓練として効果的かという点では，hard blowingは筋そのものの賦活を目的とし，soft blowingは構音時の閉鎖感覚の習慣づけを狙っており，どちらも訓練時期や訓練量を間違わなければ必要な訓練であると考えている．

通鼻音の訓練 鼻咽腔閉鎖機能不全でも理論的には通鼻音は産生可能である．しかし，鼻咽腔が完全開放状態から半閉鎖を経て完全閉鎖にいたる感覚を有する場合と，閉鎖不全状態しか体験していない感覚で半閉鎖の語音を産生している場合とでは，構音感覚は相違すると考えられる．通鼻音でも/n/音は/m/音と異なり構音時に舌が関与し，それによる共鳴腔の変化も加わり，正常構音の/n/の産生が難しい閉鎖不全症例は比較的多い．したがって，/m/から/n/の感覚を養うことが必要である．

2) 発音補正装置（Speech appliance: SA）

発音補正装置の適用の意義

発音補正装置にも種々のタイプがあるが，筆者は次の2種類を臨床で用いてきた．軟口蓋挙上装置（Palatal Lift Prosthesis：PLP）とBulb型装置（Bulb-attached Palatal Lift Prosthesis：Bulb-PLP）である（図14, 15)[21]．前者（PLP）は軟口蓋が鼻咽腔閉鎖位置に向かう準備状態を維持できるように軟口蓋部の挙上支援を担うものとされ，鼻咽腔閉鎖の達成には十分な軟口蓋組織量が見込まれていても，閉鎖運動が弱いという相対的閉鎖不全症に適用される．後者（Bulb-PLP）は鼻咽腔閉鎖不全部分を栓塞子（Bulb）で補填することで鼻咽腔部を物理的に狭小化しようとしたもので，鼻咽腔閉鎖を達成するには軟口蓋の組織量が不十分な絶対的鼻咽腔閉鎖機能不全症に適用されている．

発音補正装置の適用の意義は，装置によって軟口蓋運動の賦活化がはかれること，閉鎖不全を物理的に補填することにより口腔内圧を保持させうること，非観血的に鼻咽腔閉鎖を可能にして言語に適した口腔環境を構成できることなどにある．さらに大きい点は装着して言語治療を推進する過程で，鼻咽腔閉鎖運動が賦活されすでに獲得された正常言語の維持に支障もなく装置を撤去できる症例がみられることである．

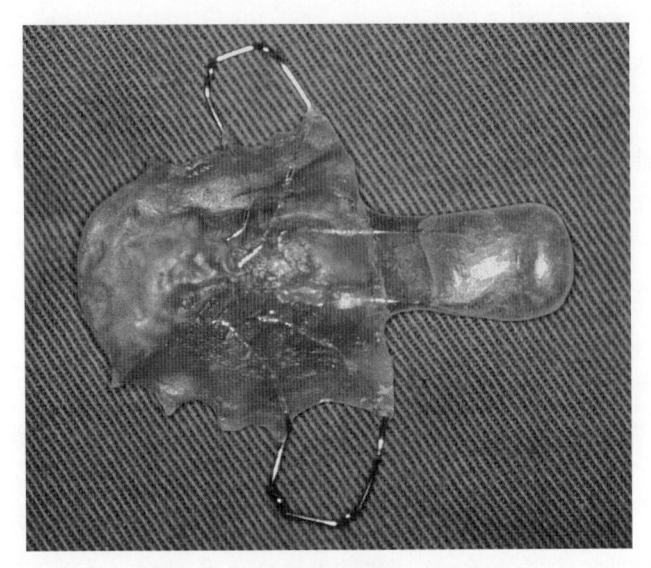

図14 軟口蓋挙上装置（PLP）[21]

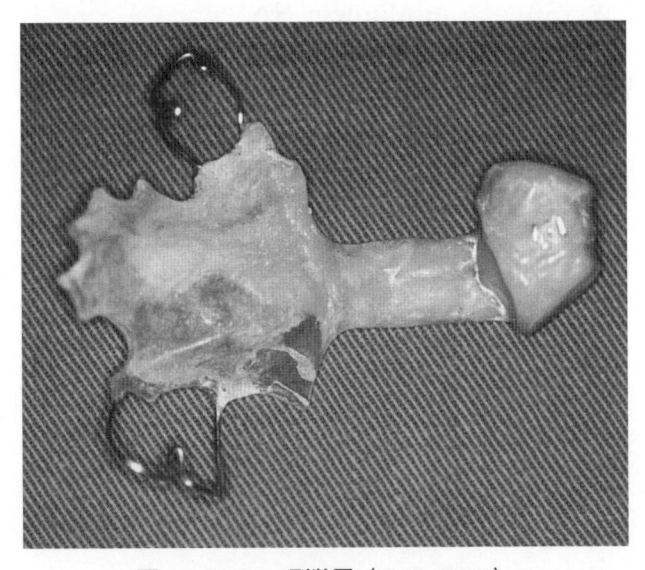

図15 Bulb 型装置（Bulb-PLP）

発音補正装置適用の効果

2種類の装置のうちいずれのタイプを装着する場合でも，初段階ではPLPから装着し，検査と効果を観察しながら必要に応じてBulb-PLPに変化させる手順で進められる．しかも，幼児でも装着開始時の違和感を少なくするよう形態にも工夫がなされるので装着に困難な症例は少ない．時に協力できない子どもや軽度不全症例で軟口蓋の運動がそれほど悪くない成人では，適応までの調整時間に長期を要する症例もあるが，適宜形態を変更することで装着は可能になる．

装置装着下での言語治療は，口腔内圧の上昇をはかりながら積極的に構音障害の改善へ向けて破裂感覚，摩擦感覚などを体験させる．音声の聴覚刺激の強化，定位法などすべての方法を駆使する一方で，NPFを用いたvisual trainingが可能な症例には自分の鼻咽腔閉鎖運動を観察させながら，また，聴覚と視覚情報を統合認識させながら言語治療を推進する．

最近では発音補正装着適用年齢は低年齢となり，適用例の50～70％が3～7歳に行われていて，言語障害改善も3歳～7歳台の適用例に得られやすいとの報告が多い．自験例では3歳に適用する症例もあるが4歳例がもっとも多かった．自験例52例の効果に関する評価は，鼻咽腔閉鎖機能と直接関係する開鼻声を指標に行ったところ3～5歳台適用例の改善が高かったが，8歳台以上の適用例でも改善があり，幅広い年齢に有効性が認められている[21]．装置装着後から鼻咽腔閉鎖機能改善までの期間については6ヵ月以内に急速効果の認められる症例では言語障害の改善も良好と報告されている[22]．自験例でもたしかに短期間で鼻咽腔閉鎖機能の改善した症例では言語改善にも著明な効果が得られていた．一方で，1年以上2年未満に鼻咽腔閉鎖機能が改善した症例の92％，2年以上3年未満に改善した症例の45％に開鼻声の改善があったことから，発音補正装置の効果の判定は装着後2年程度の管理期間を指標とするのが妥当と考えている．

発音補正装置が撤去できる報告例は多く，Blakely[23]，Weissら[24]はBulb部分を削除し縮小させていく（削除法）ことで鼻咽腔閉鎖運動が賦活され撤去できたと述べている．浜村らは14例中の6例，山下ら[25]は102例の40％，自験例は52例の13.4％が撤去できたことを報告している．撤去例の全報告をみると適用64例から186例の7.8％～40％の撤去例が報告され，発音補正装置の効果が示されている．

以上の報告は発音補正装置の適用により鼻咽腔閉鎖機能が賦活される可能性を示しているが，鼻咽腔閉鎖の調節機構に及ぼす効果についても，口蓋帆挙筋の活動の変化を指標にした研究[26]がある．それによると，健常者の語音産生時の筋活動は，通鼻音で小さく，閉鎖性子音では大きく，母音では両音の中間を示し，blowing時の筋活動は口腔内圧と正の相関をもって変化した．これに対し，鼻咽腔閉鎖機能不全症例では不全の程度にかかわらず筋活動は，通鼻音では小さいが，母音では症例によってさまざまで，通鼻音に近いものから閉鎖性子音以上の大きい値まであった．このような所見を示した鼻咽腔閉鎖機能不全症例の，発音補正装置装着下の筋活動は，非装着時より小さくなり，一様に健常者の結果に近似するようになっている．健常者での語音産生時，blowing時を通じて，最大筋活動は最強blowingにおいて

認められ，語音産生時の筋活動は最大筋活動値の40%以下の値であった．一方，発音補正装置装着下の症例も装置のタイプに関係なく，発音時の筋活動は40%以下の値が示されることが明らかにされている．

3) 外科的治療

手術は鼻咽腔閉鎖機能不全に対する最終的治療法である．手術方法には (1) 咽頭後壁の隆起形成，(2) 再プッシュバック，(3) Kaplan法，(4) 咽頭形成術，(5) 咽頭弁形成術[27]などがあるが，鼻咽腔閉鎖機能不全の治療には咽頭弁形成術が頻用されている．咽頭弁形成術は，術後の閉鎖に咽頭側壁の運動を期待したものであり，呼吸時には咽頭に十分な開放部分があって，語音産生時には完全閉鎖できる状態に弁の幅と位置が設計されなければ，鼻咽腔閉鎖機能不全の最終的治療としての役割を果たさないことになる．臨床では弁がひも状に萎縮して閉鎖不全が残ったり，弁の幅が広すぎて鼻咽腔が狭くなり鼻呼吸ができなくなり，ひいては，睡眠時無呼吸症の合併症を呈する報告も増加している．

最近の手術は手術手法も手技も進歩して低年齢児に対する手術が可能となり，3歳台で咽頭弁手術を受けている症例もある．一方で，10歳以降が望ましいとする考えもある．手術年齢を何歳とするかに関して，術者の立場から一色は6歳以降の方が手術手技的にも容易で弁の作成もやりやすいと述べている[27]．手術年齢を10歳以降とする説の背景として，鼻咽腔閉鎖平面が口蓋平面と一致する関係が維持されなければならないが，咽頭弁の基部となる第2,3頸椎の成長により長期的には位置関係が変化すること，4〜5歳児ではアデノイドが大きく，この年齢では咽頭弁の基部は口蓋平面より低位に設計せざるを得ないことなどを根拠としてあげている．すなわち，低年齢での咽頭弁手術は鼻咽腔閉鎖機能不全が再発する可能性があるとしている[14]．

筆者は，術前のNPF検査を必須検査とし，さらにその他の検査法で鼻咽腔閉鎖機能に関する術前検査が十分に行えない年齢の手術症例は経験していないが，これらの条件を満たした5歳から11歳児30例の咽頭弁形成手術後の成績をまとめると，術前に発音補正装置を適用して言語治療を行い効果の得られた症例で，咽頭腔の物理的広さのみが問題点として残ったものでは，咽頭弁によって良好な鼻咽腔閉鎖機能を獲得し，即言語問題も解決していた．一方，術後に閉鎖不全を残したり，言語治療を継続しなければならなかったものは，術前処置が行われていなかったり術前処置は行ったにもかかわらず効果の得られなかったものであった．すなわち，手術によって鼻咽腔は狭小されても術前同様の閉鎖パタンが認められた[28]．これと同様の結果は，成人例（12歳〜40歳）を対象にした咽頭弁形成術後成績の報告にもあり，術前の鼻咽腔閉鎖運動の調節機構が良好なものは術後の鼻咽腔閉鎖機能も良好であったと報告されている[29]．このことは咽頭弁形成手術の目的は鼻咽腔閉鎖運動量を補うものであることを示唆している．

「鼻咽腔閉鎖機能不全に対してはスピーチエイドか，咽頭弁か」というふたつの治療法の二者択一を迫るようなことばを聞く機会が多いが，ふたつの治療法の適用基準の検討はまず，

症例の年齢や術前術後の検査成績のデータの集積に基づいて行われるよう，言語臨床家が積極的に自験例の結果をまとめてこの論議に参加することが重要である．

4. 口蓋裂言語臨床の流れ

　口蓋裂言語障害児・者は各人各様の問題をいくつも抱えているので，言語臨床家はそれらの問題を解きほぐし改善への方向づけをするのが最初の任務となる．口蓋裂言語障害のタイプ別に経過の方向はある程度予測できるものの，改善あるいは治癒という目標へ到達する過程では，定期的に適切な検査・評価を繰り返しながら治療・訓練・指導の方法を考え，予後の見通しを立て直して進んでいくことになる．

　ここで口蓋裂言語障害の臨床の流れを述べる．図16に概略を示した．図は小児の口蓋裂初回手術後症例の場合を示すものである．言語発達途上にある小児では言語発達，構音，声（共鳴）の側面から言語症状全体を検討することによって鼻咽腔閉鎖機能も適切に評価でき

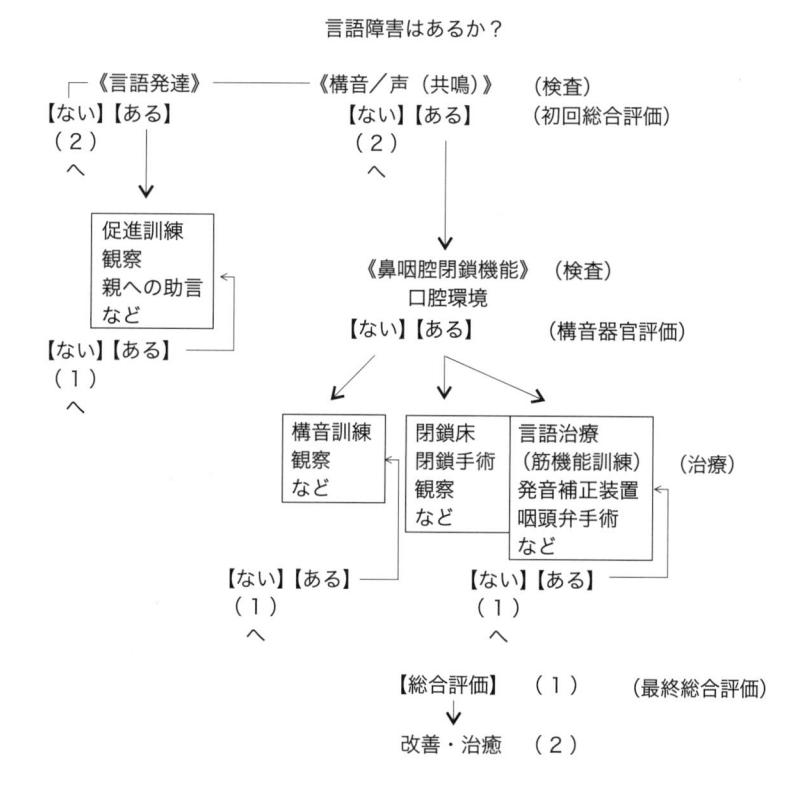

図16　口蓋裂言語障害の臨床の流れ
《　》…検査，【　】…評価，□…治療

る．言語発達の問題をクリアーした児童や成人では適宜問題点は集約されてくる．

　言語発達については，発達状態と年齢に応じた検査を行い，発達遅滞がある場合は，そのレベルに応じた方針を立て，発達促進訓練や観察や親へのアドバイスなどを行う．

　構音および声（共鳴）については構音検査，声（共鳴）の検査を行い，障害が認められた場合は現症をもたらした原因，障害の程度を特定するために口腔検査や鼻咽腔閉鎖機能検査を実施し評価を行う．鼻咽腔閉鎖機能不全と診断された場合，処置方法には言語治療（筋機能訓練を含めた広義のもの），発音補正装置（Speech appliance：SA）の適用，鼻腔内陽圧負荷治療，NPF による visual training，外科治療（咽頭弁形成術，再 push back 術など）などがある．口腔検査および鼻咽腔閉鎖機能検査は治療経過に即して繰り返し実施し問題点への適切な処置方法の修正を行う．この過程で構音訓練ができる条件が整ってくれば開始する．一方，口腔や鼻咽腔閉鎖機能に問題はないにもかかわらず構音障害がある場合は，症例の各種条件を見きわめて可能な訓練目標を立てて訓練を行う．構音訓練効果を含めて症例の全体の問題を最終総合評価して言語障害は改善・治癒となる．

　口蓋裂言語臨床における評価時期は，2歳6ヵ月頃に無声破裂音の出現状況から構音の予後の推移を予測し，3歳台から4歳台で構音障害，発達状態および鼻咽腔閉鎖機能の評価を行う[30]．4歳台で心身の発達ならびに言語発達，構音や声（共鳴）に問題がないと評価された場合は，他の条件が加わらないかぎり，それ以後に構音障害の出現することはないと考えてよい．他の条件の第1に矯正歯科治療があげられる．しかし，これも4歳以前に構音障害が出現していなければ矯正歯科治療の構音への影響も一過性のものとして解決できる可能性がきわめて高い．一方，声（共鳴）に関しては咽頭腔の形態的成長発育と鼻咽腔閉鎖関連筋機能の上昇バランスがうまくいかず4歳以降でも開鼻声が生じることは文献的にも[31]，日常臨床からも明らかであり十分注意を要する点である．

　4歳台の評価時に言語障害が認められた場合，4歳以前のどの時期に言語障害の出現に気づきどんな介入をしたかは予後にとってきわめて重要な問題である．いうまでもなく，言語障害の原因はほとんどの場合単一ではない．また，ひとつの原因が新たな症状をつくり出しますます複雑になってくる．これを最小に留めるためには症例の経過を常に全体的に見直し，先を予測して対応する以外に方法はない．

　筆者は4歳までの検査や評価，それに基づく4歳までの介入に大きな意義を感じているので，4歳未満でもその症例に可能と判断したことはすべて手を打って実行している．次節では3人の口蓋裂術後症例の治療経過を振り返って，各症例が抱える問題点をみつめ，臨床家の役割について考えることにしたい．

5. 症　例

症例1. 鼻咽腔閉鎖機能不全症例（軽度不全例）
――口蓋裂形成手術→経過観察→発音補正装置装着下の構音訓練→装置撤去観察中の例――

　　症　　　例　女子　9歳0ヵ月
　　臨床診断名　軟口蓋裂形成術後言語障害，鼻咽腔閉鎖機能不全症
　　主　　　訴　ことばが不明瞭
　　初診時年齢　5歳0ヵ月
　　家　族　歴　両親，本人，弟で全員健康

生育歴

　2,795gで出生，周産期に特記事項はない．出生後2日目に軟口蓋裂を指摘され，哺乳は最初から哺乳ビンの孔を大きくして飲ませた．鼻腔からの逆流はあったが，とくに哺乳が困難な状態ではなかった．頚定3ヵ月，歩行11ヵ月，始語1歳2ヵ月（マンマ）で身体発達および言語発達には問題は認められなかった．1歳と2歳時に滲出性中耳炎に罹患するもとくに聴力障害はない．幼稚園入園から現在までは友人関係に特別問題はないが口数の少ない子どもで，親は今後いじめにあうのではないかと心配している．

現病歴

　軟口蓋裂形成手術は1歳3ヵ月時に某市民病院耳鼻科で受けた．術後同病院の言語臨床家に6ヵ月に1回のチェックを受けてきているが，特別な注意や構音訓練は受けていない．両親は，手術は終わったが本児の声が人とは変わって聞える，ことばも不明瞭でわかりにくいと感じつつもそのうちに治るだろうと思っていた．5歳になって矯正歯科医を受診したところ言語障害を指摘され本院を紹介された．

初診時の所見

　構音および声（共鳴）　子音は弱音化しているが単音節では異常操作はなかった．単語では語頭音は弱音化のみであったが，語中，語尾の/p, t, k/音には声門破裂音が認められた．文章や会話では語頭でも声門破裂音が出現し鼻雑音も聴取された．/s, z, ts/は弱音化と/θ, ð, θ/への置換がみられた．母音では/i/に側音化構音が時々認められ，声（共鳴）は母音/a, e, o/に軽度の，/i, u/では中等度の開鼻声が認められた．

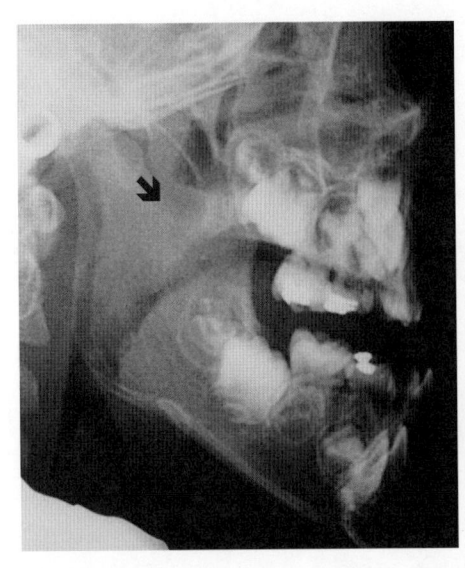

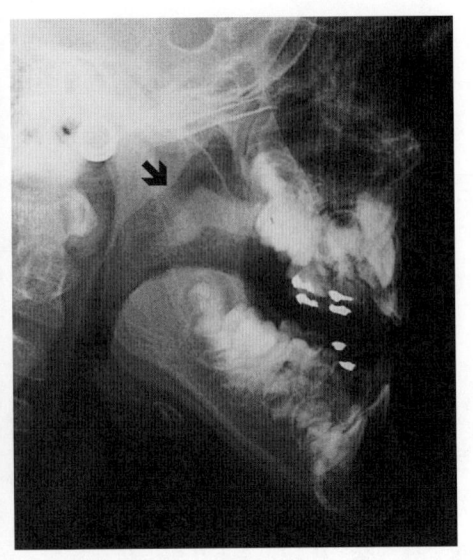

図 17　初診時の X 線検査
左：blowing 時は完全閉鎖している．右：/ア/発声時は閉鎖不全がみられる．

鼻咽腔閉鎖機能　吹き戻しによる blowing 検査では，吹き始めに弱い呼気の鼻漏出が鼻息鏡の 1～1.5 cm 程度認められたが，呼気持続は 5 秒以上可能で，持続中に呼気鼻漏出は消失した．口腔診査では軟口蓋の長さがやや短いが動きはあり，側壁運動もみられ残遺孔はなかった．側方頭部 X 線規格写真検査（以下 X 線検査）では blowing は完全閉鎖，アー発声時では閉鎖不全の所見がみられた（図 17）．NPF 検査は施設の都合で実施できなかった．以上より鼻咽腔閉鎖機能は軽度不全と診断された．

その他　検査場面では拒否的態度はなく質問にも答えるが，声は小さく積極的に話す子どもではなかった．絵画語彙発達検査（PVT）は評価点 8 で正常範囲よりやや低い結果であった．

言語治療方針

（1）鼻咽腔閉鎖機能不全に対して 3 ヵ月間の機能訓練，経過により医学的処置の検討，（2）構音訓練，（3）コミュニケーション全体に対する援助，（4）訓練は 1 ヵ月 2 回（1 回 60 分）の予定で行う．

言語治療経過

（1）鼻咽腔閉鎖機能　初診時の所見から，吹きはじめの呼気の鼻漏出を消失させるには筋機能訓練が有効と考え blowing や puffing を行い，口唇破裂訓練などから口腔内圧の上昇感と，呼気の口腔と鼻腔流出の分離感覚を高めようとしたが，この訓練では 3 ヵ月間で吹きはじめの呼気鼻漏出に著変はみられなかった．

軟口蓋はやや短いが，筋活動の賦活を目的として，軟口蓋挙上装置（PLP）の適用を検討

した．PLP の作製は経験のある矯正歯科医が担当し，1ヵ月後に形の整った PLP が装着されたところ，軟口蓋部に痛みを訴えたので調整が開始された．3ヵ月後には PLP 装着下で吹きはじめの呼気鼻漏出は減少し，7ヵ月後には痛み，違和感，呼気の鼻漏出などすべてがなくなり食事中も使用可能となった．以後構音訓練と並行して装置の管理が継続された．

　(2) 構音訓練　PLP 装着下で吹きはじめ，鼻漏出がなくなった時点（5歳6ヵ月）から月2回のペースで訓練を開始した．声門破裂音の訓練は，無意味音節および単語を用いて，声門破裂音があまり出現しない音環境から開始し，出現しやすい音環境へ，たとえば本例では通鼻音の後の /p, t, k/ に声門破裂音が出現しやすく，これを選択的に語中，語尾で訓練した．また，声門破裂音とならない有声音 /b, d, g/ を key 音としてささやき声で，あるいは破裂子音部を特徴づけて長音化させたりした．構音訓練は声門破裂音が出現しない体験を繰り返すことが重要で，徐々に速度に変化をつけて種々の音環境で繰り返し練習を行い，今までと違った口腔内圧上昇感覚や破裂感を持続することを学習させながら文章，会話へと移行した．この時期から訓練回数を月1回に減らして /s, z, ts/ の訓練も並行して行った．構音訓練開始後1年3ヵ月時の評価では，会話レベルで声門破裂音は時々出現し，摩擦音は軽度の鼻雑音が混じっていたが，PLP の安定も良好であったので経過観察に切り替えた．

　6ヵ月後の観察では声門破裂音はみられず，軽度の開鼻声のみとなっていた．その時期に矯正治療の都合で一時的に PLP を除去したが，とくに症状に変化がなかったことから PLP を撤去して経過観察を継続した．

　(3) コミュニケーション全体に対する援助　本児の言語障害に関する母親の不安が増すにつれて訓練への意気込みが強くなり，本児はますます受け身となったので，家庭での訓練量を減らし両親との会話量を増加してもらうよう協力を求めた．一方で，来院時の訓練は短時間に集中して強化をはかり，ひとつの成果を本人と両親に示せるようにした．これは一般的に臨床家が行う援助方法であるが，この家族の気持ちを訓練につなぐのに効果的であった．構音の改善とともに本児の自発語は増加し，友人との会話も自然にできるようになったという．来院時には「言い方がわかってきた」とか「普通に話せるようになった」と言うようになり，友人の話も自発的にしてくれた．学習面でも問題はないと報告を受けた．

　9歳0ヵ月時の所見は，会話レベルでごく軽度の開鼻声が残存しているのみであった．NPF 検査では，blowing 時の軟口蓋運動量，閉鎖のタイミングは良好で側壁運動もあり完全閉鎖状態も持続可能であった．構音時は /p, t, k, ʃ/ の子音では閉鎖を認めるが，後続母音 /i/ でわずかな空隙がみられた（図18）．

総括

　5歳時に軽度の開鼻声と単語レベルで /p, t, k/ 音に声門破裂音などが認められた本症例の場合，問題点として鼻咽腔閉鎖機能不全を考えるのは順当であろう．しかし，初回手術後から言語臨床家がかかわりながら，5歳まで機能訓練も試みられず，予後の説明もなく6ヵ月毎に単に観察するのみ（言語管理とはいいがたい）で経過していたのはなぜだろうか．いくつか

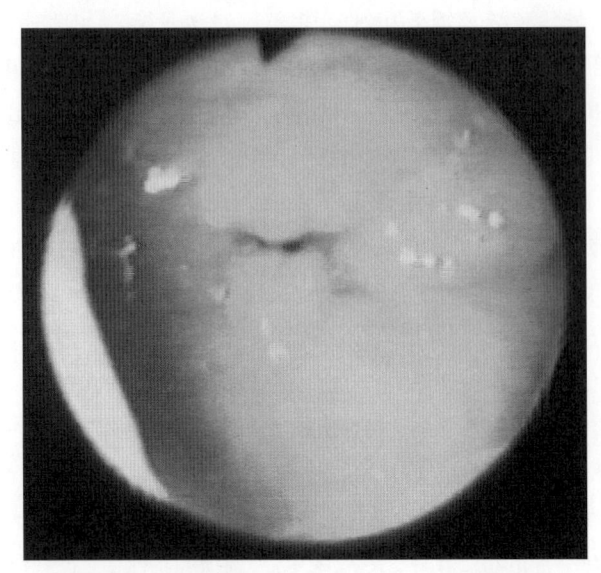

図 18　9 歳時の NPF 検査（/pi/産生時）
/p/で完全閉鎖に至るが/i/で空隙がみられる．上は軟口蓋，下は咽頭後壁．

の要因が考えられるであろうが，初診時の blowing 検査で認められたように，吹き始めは呼気の鼻漏出があるものの持続中に漏出もなく吹ける状態であったこと，構音検査でも語頭音では声門破裂音が出現しない状態であったことが自然治癒への期待を生み，処置への判断を遅らせる要因となったと考えられる．鼻咽腔閉鎖機能はほとんど閉鎖しているが完全ではない軽度不全の状態は，治療方針の立て方，キャリーオーバの見通しの困難さなど臨床的にはむしろ難しい問題が多いことを認識して，繰り返し詳細に治療計画を見直すべきである．また，鼻咽腔閉鎖機能の評価では，とくに軽度不全に関しては鼻咽腔の閉鎖強度についての検討が必要であり，筋電図学的側面からの評価が不可欠であろう．

　本症例の言語治療は，最初機能訓練に期待をかけて 3 ヵ月間行ってみたが著変がみられず，PLP に切り替えたことで順調に効果を現した．このことはすでに学習されている閉鎖運動開始時に呼気を鼻腔へ抜くという閉鎖習慣に対しては，新たに必要十分な環境条件を与えて，新しい条件下で短期間に集中的に学習させていくことが有効であると考えられ，本症例はこれが実践できた例といえる．また，本症例に対する今回の介入が予想外に短期間で効果を示し PLP が除去できるに至ったことは，側壁の運動性が良好であったことも大きい利点であったと考えられる．その他には，本人も家族も言語治療に熱心であったこと，矯正歯科医との連携がきわめて良好であったことなどの好条件が揃って言語障害が改善できたものと考えられる．

　9 歳時点でごく軽度の開鼻声は残存しているが，コミュニケーションに支障となるレベルではないことから，PLP を再作製する時間的，経済的負担と効果度を考慮して撤去しているが，今後は経過を観ながら医学的，言語病理学的治療を視野に入れて本人や親と話し合いを深めながら必要な介入時期と方法を検討していく予定である．

症例2．鼻咽腔閉鎖機能不全症例（軽度不全例）
── 口蓋裂形成手術→咽頭弁形成手術→発音補正装置装着下の構音訓練→再咽頭弁形成手術の例 ──

症　　　例	女子　13歳6ヵ月
臨床診断名	硬軟口蓋裂形成術後言語障害，鼻咽腔閉鎖機能不全症
主　　　訴	ことばが聞き取りにくい
初診時年齢	7歳10ヵ月
家　族　歴	両親，本人で全員健康

生育歴

3,000 g で出生，周産期に特記事項はない．出生した日に口蓋裂と内反足の説明を受けた．ターナー症候群の疑いで染色体検査，血液検査等を受けたが問題はなかった．頚定3ヵ月，始語1歳でその後の言語発達は早く3歳児検診で4歳の発達といわれた．歩行は遅く1歳6ヵ月であった．内反足の治療は10歳10ヵ月で手術を受けるまで就寝時にギプスを着けていた．走るのが苦手で，骨折や怪我をしやすい状態で，主治医より筋力を鍛えるように指示されていた．幼稚園の頃から家族のなかではよくしゃべり口答えもするが，園や学校や家以外の場所では口数が少ない状態が続いている．

現病歴

2歳2ヵ月時に某大学病院口腔外科で口蓋裂形成手術を受けた．以後同院で3～4ヵ月に1回ずつ言語検査や構音訓練を受け，6歳6ヵ月で咽頭弁形成手術を受けた．母親の記録によると，初回口蓋裂形成手術後からほとんどの語音が声門破裂音（当時の言語臨床家から聞いた）で，声も開鼻声が強かった．4歳5ヵ月時の記録を見ると，blowing は鼻閉状態で5秒程度吹けているが，非鼻閉では1～2秒しか吹けていない．この時期から構音訓練が開始され5歳5ヵ月には鼻閉であればほとんどの語音の構音操作は学習できているものの，会話では声門破裂音が著明であった．咽頭弁形成手術後は少し聞き取りやすくなったが，まだ聞き取りにくい状態との訴えで来院した．

初診時の所見

構音および声（共鳴）　単音節および単語で/p, t, k/は弱音化，有声音/b, d, g/は鼻音化，/s, z/は咽頭摩擦音，/r/は舌を前後に動かしていた．発語は1音1音ゆっくりと発するので普通のスピードで発語させると，まず呼気を鼻腔に漏出させて声門破裂音が続出した．声は軽度～中等度の開鼻声と判定され鼻雑音も聴取された．

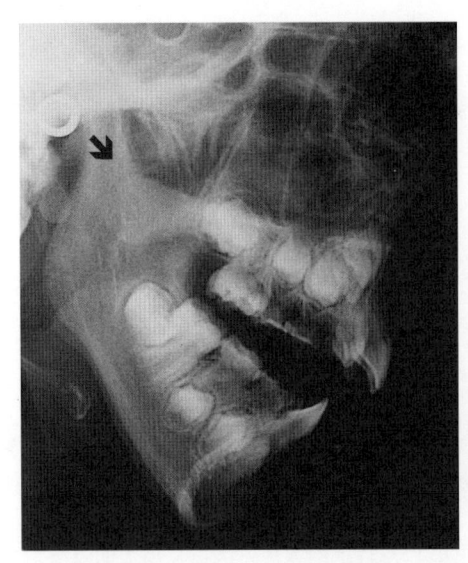

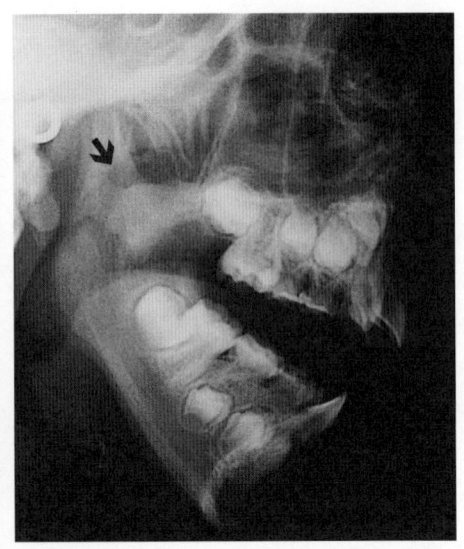

図 19　初診時の X 線検査
左：blowing 時は完全閉鎖か境界域閉鎖不全かの評価が難しい．右：/ア/発声時は閉鎖不全がみられる．

鼻咽腔閉鎖機能　口腔診査では，軟口蓋はやや短くほとんど動きは認められなかったが，側壁の動きはあった．blowing 検査では，吹きはじめに呼気の鼻漏出が鼻息鏡で 1cm 程度認められ，その後は漏出もなく 10 秒以上持続可能であった．X 線検査では，blowing 時は完全閉鎖あるいは境界域閉鎖不全かの判断に迷う所見で，咽頭弁の関与の程度はわからない．アー発声時には閉鎖不全と評価された（図 19）．以上より，鼻咽腔閉鎖は軽度不全と診断された．

その他　表情はニコニコしているが質問に対しては，必ず親の顔を見て「どう言うの」と聞き返して言われたことを答えていた．「自分で考えたとおりでいい」と促されても親に答えを求めた．話し方，移動，字を書くことなどはゆっくりと反応し，音読は 1 字ずつ拾い読みのような読み方をした．PVT 検査結果は評価点 11 で年齢範囲の理解力を示した．

言語治療方針

（1）鼻咽腔閉鎖機能不全に対する筋機能訓練，医学的処置の検討，（2）構音訓練，（3）コミュニケーション全体に対する援助，（4）1 ヵ月 2 回（1 回 60 分）の訓練を予定．

言語治療経過

（1）**鼻咽腔閉鎖機能**　コップの水吹きや吹きもどしを用いた筋機能訓練で，1 ヵ月後にはおよそ 6～8cm H_2O に対して，吹きはじめにやや時間を要するものの呼気を鼻漏出させずに吹けるようになった．しかし，構音時には 3 ヵ月後でも鼻腔へ呼気を抜く習慣や開鼻声の程度に変化はみられなかった．つまりこの条件で訓練を継続しても，口腔内圧を語音産生に適したタイミングで最大限に上昇させる学習は困難と考えられた．医学的処置として PLP の

適用を検討し，歯科矯正医が作製し訓練開始8ヵ月後（8歳7ヵ月）に装着された．PLPの効果は良好で呼気を抜く習慣は改善してきたが，2年後に内反足手術の入院中にPLPを一時除去したことから以後の装着をいやがり，自宅では除去し来院時のみ装着する状態が続いた．当時のNPF検査では破裂音および摩擦音（子音部）などでは完全閉鎖するものの後続母音で閉鎖不全がみられた．11歳5ヵ月時の医学的検査結果では，閉鎖運動のタイミング良好，左orificeは完全閉鎖，右orificeが閉鎖不全であり再咽頭弁の適応例と診断され，11歳8ヵ月で手術が行われた．

　（2）**構音訓練**　PLP装着下の訓練は/p, t, k/および/s, z, r/を系統的に行い，発語速度はいくぶん低下させているものの音節を区切らず構音障害の出現もなく話す状態となった．この時期にPLPを訓練場面でのみ装着するようになり訓練効果も期待できなくなった．来院時には声門破裂音が出現しない構音感覚の維持に努めつつ，次の医学的処置への準備を進めた．再咽頭弁術後は月1回の構音訓練を6ヵ月間継続し，以後経過観察とした．

　（3）**コミュニケーション全体に対する援助**　本症例は初診時より自分から話そうとせず，教えられたとおりの言葉で返事をし，構音訓練も同様に指示された音の復唱には応じた．したがって，臨床家は臨床場面に活気はなくても訓練を継続することは可能であった．臨床がこの状況にはまってしまうと，結局は話題を提供して無理に発語させようとしたり，少しでも構音障害を改善させようとするのみで言語臨床家が目ざすコミュニケーション障害改善への援助ができていなかったと考えられる．両親にはきちんとした病識があり，言語治療に協力的で，子どもに対する態度も健全であり，本症例に対する援助は親の力に頼ったところが大きかった．

　13歳6ヵ月時の所見は，会話時の構音は声門破裂音はほとんど出現せず自然に発話をし開鼻声もない．しかし後続母音の閉鎖不全の問題は解決した一方で，/n, m/が閉鼻声になることがあり経過観察が必要である．現在も来院時は積極的に話すことはないが，質問には自分で考えて返答するようになった．言語が改善するにつれて学校の友人との会話は増加しているとの報告を受けた．図20左は術前の，右は術後1.5ヵ月時のアー発声時のNPF検査結果を示す．術前矢印で示す空隙は右orificeの閉鎖不全を示す．術後は幅広い再咽頭弁が画面中央にみえ左右orificeは完全閉鎖している．

総括

　鼻咽腔閉鎖機能不全症例で軽度不全例が示す言語所見は，本症例や症例1にみられるように，blowingは吹きはじめに呼気の鼻漏出のある場合もあるが，吹き続けるうちに完全閉鎖あるいはそれに近い閉鎖を示し，構音は単音や単語レベルまではクリアーできていて連続発話で声門破裂音が出現する状態のものが多い．それゆえに，構音訓練に期待をかけて無理な条件下で長期間の訓練を継続し，結果的に会話レベルへの般化が得られず行き詰まる経過をたどることになる．症例の年齢が高くなるにつれて種々の事情から言語治療の継続が困難になり，次の処置が遅れたり，またせっかく行われた処置も効果が得られない状態で中断して

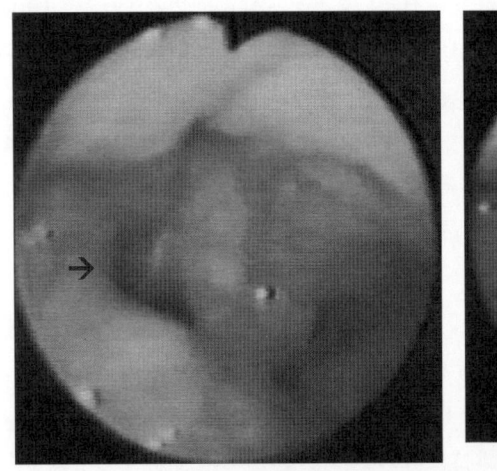

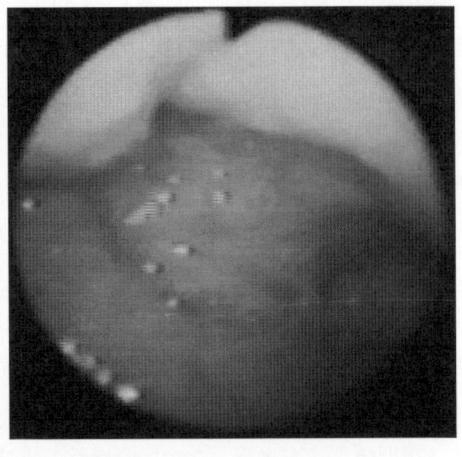

図 20　再咽頭弁手術前後の NPF 検査所見（/ア/発声時）
左：術前には右 orifice の閉鎖不全がみられる．右：術後は画面中央に
幅広い弁がみえ，左右の orifice は完全閉鎖している．

しまう症例も多い．
　本症例の問題点は鼻咽腔閉鎖不全で，閉鎖のタイミングおよび閉鎖強度の問題と考えられた（全身的筋力が弱いと診断されていることから，閉鎖運動関連筋の運動能にも何らかの関係があるのかもしれない）．本症例は話す速度を落として学習した構音を使う場合と，声門破裂音が頻発するふたつの構音法を使い分ける期間が長く続いた．その背景には，本人の努力を越えた閉鎖関連筋機能の疲労度に応じて使い分けざるを得なかった事情が存在していたと考えられる．したがって援助はこの点に行われるべきであったと考えられる．
　7歳10ヵ月から言語治療を担当した筆者も本症例の年齢と言語障害の状態を考え，できる限り訓練時間帯の協力や予後の見通しの説明を行いつつ訓練の継続に努めたが，次のステップへ何時，どのようにつないでいくかに迷いとあせりを感じる時期があった．訓練は月2回から徐々に2ヵ月に1回になることもあり，本人は仕方なく訓練している状態の時期もあった．本症例と症例1は，軽度閉鎖不全と構音障害という所見上は類似した症例であるにもかかわらず治療経過は大きく異なった．本症例の過去の治療歴を振り返ってみると，初回口蓋裂手術から6歳までの期間の言語臨床で，さらに打つべき手はなかったかと考える．6歳で行われた最初の咽頭弁形成術がどのように言語改善に活かされたか，咽頭弁手術は本症例にとってどのような意味があったかと考える．7歳10ヵ月から再咽頭弁手術までの言語治療期間は治療効果を上回る苦痛を与えていたのではなかったかと考える．しかし，中断せず治療目標に到達できたのは両親の協力によるところが大きい．本症例が治療に積極的にならないことに関して両親は「両親がなにもしていない治療を，なぜ自分だけしなければならないのか」といってギプスをつけたり言語治療に反抗することがあると説明された．それも考えられる要因であろうが，本人にとってはこれまで長期間にわたって費やしてきた口蓋裂治療への努力，これからも続く治療や訓練，さらに内反足治療などが重なったことが重荷となって

いたと推測される．出生後から継続して医療機関とかかわりながら，言語改善に長期間を要した経過は，言語臨床家に多くの反省と示唆を与えるものである．

症例3．見かけ上の鼻咽腔閉鎖機能不全症例
―― 鼻咽腔閉鎖機能と残遺孔の関係 ――

  症 例 女子　9歳8ヵ月
  臨床診断名 両側性口唇口蓋裂術後言語障害
  主 訴 ことばが聞き取りにくい
  初診時年齢 3歳8ヵ月
  家 族 歴 両親，姉（20歳），姉，兄，本人の6人で全員健康

生育歴

 3,000gで出生，周産期に特記事項はない．出生後1ヵ月間は哺乳困難であったが，頸定3ヵ月，歩行12ヵ月，始語12ヵ月と身体発達は普通に経過した．1歳6ヵ月頃からことば数は増加するも，母親以外の家族には何を言っているのか理解できない状態であった．その頃からラッパを吹く時に上口唇を挙げて鼻孔を閉鎖して吹いていた．同胞とは年齢が離れていて家では気ままに振舞うので保育園に入園させたが，他人との会話は通じにくく，すぐ泣く状態で友人関係はよくなかった．父親の転勤のため当院へ紹介を受けて来院した．

現病歴

 生後5ヵ月に口唇裂形成手術，1歳11ヵ月に口蓋裂形成手術を某大学病院口腔外科で受けた．紹介状によると，口蓋裂形成手術後から3〜4ヵ月間隔で言語臨床家の観察が行われている．手術直前の構音は全破裂音が声門破裂音に聴取されたが，術後9ヵ月には/p, b/が単語で出現し，1年目には/ka/および/d/が，1年5ヵ月には/k, g/全音節も出現した．しかし，/t/が歪み，/s/は声門破裂音となり現在に至っているとのことであった．

初診時の所見

 構音および声（共鳴） 子音は/k, g, n, m/は正常構音であった．/p, b/は単音節では聴覚的に/p/に類似した破裂音が聴取され，単語では歪んだり声門破裂音となることがあった．舌の動きを観察すると，/p, b/に類似して聴取される語音産生時は舌背を挙上しているのが確認された．/t, d/は口蓋化構音で，後続母音でも舌背は挙上した状態が保たれて，聴覚的にはきわめて歪んだ音声が聴取された．/s/は歪んだ/t/や声門破裂音に聴取されるなど音環境により変化した．母音は/i, u/に側音化構音があった．開鼻声は認められなかった．
 鼻咽腔閉鎖機能 blowing検査では，3〜5秒間の持続は可能であるものの，口唇を異常に突出させ上口唇で鼻孔を閉鎖して吹いていた．口腔診査では軟口蓋の長さ，咽頭後壁間距離

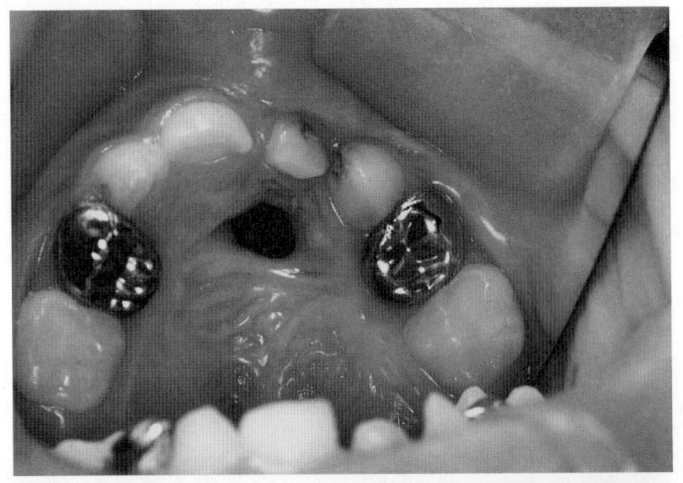

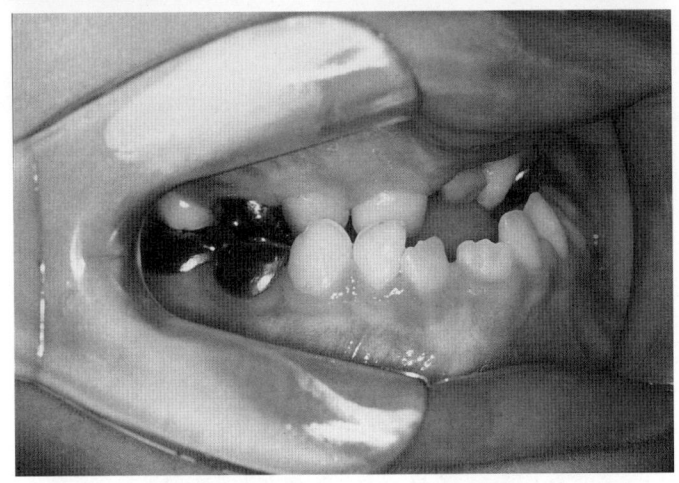

図 21　矯正歯科治療開始前後の口腔内残遺孔と咬合状態
上：5歳9ヵ月時の残遺孔（ヨコ6.0mm×タテ4.0mm）．下：矯正歯科治療開始時の咬合状態．

等は正常範囲と評価された．アー発声時の軟口蓋はピクピク動く程度で，咽頭側壁の運動も認められなかった．歯茎から硬口蓋中央部にかけておよそ4.0mm×4.0mmの残遺孔があった．以上より，本症例の言語障害の原因は，鼻咽腔閉鎖機能よりも残遺孔の影響が疑われた．

その他　入室時に大声で泣き最後まで母子分離はできなかったが，慣れてくると口腔診査にも応じた．構音検査の単語は知っていたが日常会話の質問では返事がなかったり，1語文の応答であった．PVTでは評価点5で言語理解力の遅れがあった．

言語治療方針
　（1）口腔環境の整備，残遺孔と鼻咽腔閉鎖機能と構音障害との関係の確認，（2）言語理解力の発達促進と構音訓練，（3）1ヵ月2回（1回60分）の訓練を予定した．

言語治療経過

(1) 口腔環境の整備 残遺孔に対する処置が急務と考えられ，閉鎖床の作製を補綴歯科医に依頼したところ2ヵ月後に装着された．母親によると家では使用しないことが多いとのことであるが，来院時は閉鎖床装着下でblowing訓練を行ったところ，およそ2ヵ月で口元を異常に突出させることもなく，鼻漏出もなくblowingの持続が可能になった．吹き戻しを口にくわえる直前の舌位をすばやく観察するかぎりでは舌背の挙上は認められず，鼻咽腔閉鎖機能不全はないと判定した．6歳9ヵ月から矯正歯科治療が開始され，閉鎖床は矯正歯科医の管理のもとで残遺孔の閉鎖手術を受ける9歳0ヵ月まで装着した．図21上は5歳9ヵ月時の残遺孔（ヨコ6.0mm×タテ4.0mm）を示す．図下は矯正歯科治療開始時の咬合状態を示す．

残遺孔閉鎖手術は某大学病院形成外科で行われた．当初，閉鎖手術および骨移植が予定されていたが，実際には閉鎖手術のみで終了し骨移植は1年後に延期された（理由は不明）．残念にも術後3ヵ月時に閉鎖部位にスリット状の空隙が認められ，以後口腔内圧の上昇に影響がみられ始めた．

(2) 構音訓練 閉鎖床装着下の舌の動きを2ヵ月間観察し，/pa, pe, po/の語音産生のおよそ50％に舌背の挙上が消失してきたので，/p/の聴覚，視覚刺激の強化をはかりつつ順次単音節，単語，句，文章訓練を行った．1年6ヵ月後（5歳9ヵ月）の評価では，会話レベルで/p, b/は正常構音となり，/t, s/は口蓋化構音が残存していた．とくに/s/では下顎を前方突出させて構音したり，摩擦に先立ち呼気を鼻腔へ漏出させるなどの所見が認められた．/s/の構音訓練は呼気の口腔への流出感覚を学習させる目的で，個性固有咬合位（その人の咬合位置）で舌先を歯牙に接触させて呼気を流す，次に歯間音の/θ/で呼気を流す，破裂させるなどを行った．これは十分効果が得られ，/s/は/θ/に置換したので経過を見ることにした．/t/は以後も訓練を継続した．矯正治療が進むと残遺孔は8.0mm×10.0mmとなり左第1と第2切歯間にも空隙が生じ，/p, t, s/産生時には呼気鼻漏出は鼻息鏡の2～3cmを認め，blowingも閉鼻癖がみられはじめた．この状態に対して，閉鎖床の調整のみで構音訓練を効果的に進めるのは困難と判断し，閉鎖手術を待つことにした．しかし遺憾にも術後性残遺孔が発生し，再度構音改善の阻害要因となった．

9歳8ヵ月時の評価は開鼻声はなく，構音は/t/の口蓋化構音がほぼ正常状態に至っているものの，今後も継続して舌操作の安定を目標に訓練が必要である．図22は9歳8ヵ月時の口腔写真である．

総括

初回口蓋裂形成手術によって鼻咽腔閉鎖機能獲得の条件は満たされたにもかかわらず，閉鎖不全に起因する声門破裂音や閉鎖機能とは関係が少ないとされる口蓋化構音などの構音障害が発現した症例である．本例の構音障害の原因は，硬口蓋の残遺孔による口腔内圧の上昇不足であり，それを補完するために構音操作の異常が生じたと考えられる．さらに，本例にみられる言語臨床上の問題点は，残遺孔の存在を3歳8ヵ月まで放置したことである．残遺

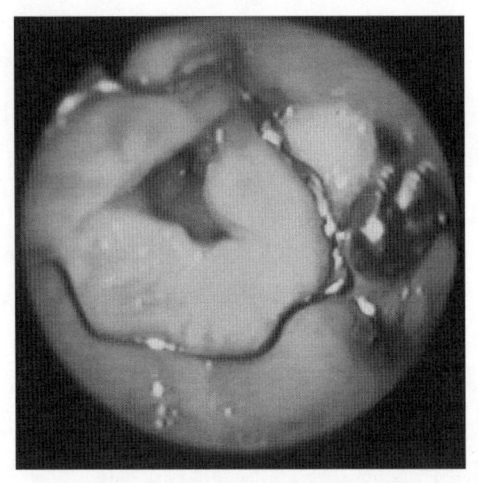

図 22 口腔写真（9 歳 8 ヵ月）
硬口蓋から歯茎部にかけて再度残遺孔が認められる．

孔がとくに歯音，歯茎音の構音部位と重なれば構音への影響は避けられない．しかも，口蓋形成術後に/p, b/がどのような操作で行われているかを視覚的に確認せず，聴覚的判定のみでいくぶん似た音を/p, b/の産生と評価して経過観察されたことはさらに残念なことであった．

残遺孔の構音に及ぼす影響については従来より多くの報告が有り，筆者も大きさや部位に関係なく構音に影響の有ることを明らかにし，可及的早期の処置の必要性を報告している[32]．閉鎖床の装着は精神発達が正常な子どもでは 2 歳から可能で，本例はいくぶん適応面に問題をもっていて処置年齢が遅れる可能性はあったと考えても，もっと早期から適用への方向づけがなされることが望ましかったと考えられる．

口蓋裂治療は増齢にともなって治療の種類が増加し，それらの治療の進行過程で新たな状況が発生することは必須であり，ますます構音のキャリーオーバーが困難になる．本例も矯正歯科治療の進行から残遺孔は拡大され，呼気の鼻漏出が増大し構音学習を困難にしていた．口蓋裂チーム医療の一領域を担う言語臨床家は，早期から長期間患者にかかわる立場にある．この利点を活かして，発生が予想される問題への打つ手を準備していくことが構音訓練を行う以上に重要である．常に患者の問題を長期的視点でみて，言語臨床家が実際に行わない治療についても熟知し，どんな処置を何時するのが有効かと考えて言語臨床の立場から治療チームへ働きかける責任も担っていると思われる[*1]．

引用文献

[1] Aram A and Subtelny JD: Velopharyngeal function and Cleft Palate Prosthesis. *J. Prosth. Dent.* 9: 149–158, 1959.
[2] Skolnik ML: Velopharyngeal function in cleft palate. *Clin Plast Surg* 2: 285–297, 1975.

[*1] 9 歳で行われた閉鎖手術は 1 年後に再手術が予定される結果となり，本人には新たな負担が残された．

[3] 福田登美子, 西村敏治, 溝川信子, 西尾順太郎, 松矢篤三, 宮崎　正: 正常人の鼻咽腔閉鎖様式について. 日口外誌 20: 689–690, 1974.

[4] E Lloyd DuBrul（金沢英作, 他訳）: 口腔解剖学. 医歯薬出版, pp.185–206, 1995.

[5] 松矢篤三: 口蓋裂患者の異常音声の発声機序に関する基礎的研究. 阪大歯学誌 13: 45–57, 1968.

[6] 後藤友信, 元村太一郎, 三村　保, 宮崎　正: 鼻咽腔閉鎖強度. 日口蓋誌 2: 21–26, 1977.

[7] 福田登美子, 舘村　卓, 薬師寺登, 和田　健, 宮崎　正: 口蓋裂異常音声の判定における信頼性の評価. 阪大歯学誌 30: 208–212, 1985.

[8] 大平章子, 岡崎恵子, 相野田紀子, 加藤正子, 田野口二三子, 福田登美子, 三浦真弓, 澤島政行: 鼻咽腔閉鎖機能検査法について. 音声言語医学 34: 298–304, 1993.

[9] 岡崎恵子, 加藤正子, 鬼塚卓弥, 角谷徳芳, 四宮　茂, 宇田川晃一,: 口蓋裂幼児における鼻咽腔閉鎖機能検査法について. 音声言語医学 27: 292-301, 1986.

[10] Fletcher SG: Nasalance vs listner judgement of nasality. *Cleft Palate Journal* 13: 31–44, 1976.

[11] 森進一郎: 歯科用X線装置. 全国歯科衛生士教育協議会編集: 新歯科衛生士教本歯科診療補助歯科放射線学, pp.15–32, 医歯薬出版, 1995.

[12] McWilliams BJ, Musgrav RH, Crozier PA: The influence of head position upon velopharyngeal closure. *Cleft Palate Journal* 5: 117–124, 1968.

[13] 原　久永, 舘村　卓, 和田　健: 頭位の変化が口蓋帆挙筋活動に与える影響 —— 軽度鼻咽腔閉鎖不全症例について ——. 日口蓋誌 25: 233–238, 2000.

[14] 舘村　卓: 発音補助装置を装着した症例. 岡崎恵子, 福田登美子, 加藤正子編: 言語臨床事例集 第1巻 口蓋裂, pp.187–200, 学苑社, 1999.

[15] 高北義彦: 頭部X線規格写真による発声機構の研究. 歯科学報 64: 1–28, 1964.

[16] 岡崎恵子, 加藤正子, 鬼塚卓弥, 大久保文雄, 岩波正陽, 角谷徳芳: 口蓋裂, 粘膜下口蓋裂以外の先天性鼻咽腔閉鎖不全症. 日形成外誌 9: 339–346, 1989.

[17] 吉田　広: 軟口蓋造影X線規格写真撮影法による鼻咽腔諸組織の形態ならびに機能に関する研究 第2報 鼻咽腔閉鎖不全症例の鼻咽腔諸組織の形態ならびに動態観察について. 口病誌 41: 21–58, 1974.

[18] Morris HL: Diagnosis of velopharyngeal incompetence. McWilliams BJ, Morris HL, Shelton RL: *Cleft Palate Speech*, B.C. Decker, Inc. Philadelphia, pp.284–297, 1990.

[19] 舘村　卓, 高　英保, 和田　健: スピーチエイド装着による鼻咽腔閉鎖機能の予備能形成. 音声言語医学 38: 337–343, 1997.

[20] 三村　保: 鼻咽腔閉鎖機能の検査法. 宮崎　正編集: 口蓋裂 —— その基礎と臨床 ——, pp.197–228, 医歯薬出版, 1982.

[21] 福田登美子, 和田　健, 舘村　卓, 谷本啓二: 鼻咽腔閉鎖不全症に対する発音補正装置の効果. 日口蓋誌 23: 75–82, 1998.

[22] 浜村康司, 西尾順太郎, 松矢篤三, 後藤友信, 元村太一郎, 井上一男, 福田登美子, 宮崎　正: Palatal lift prosthesis による鼻咽腔運動の賦活化について. 日口外誌 24: 253–260, 1978.

[23] Blakeley RW: Temporary speech prosthesis as an aid in speech training. *Cleft. Pal. Bull.* 10: 63–65, 1971.

[24] Weiss CE: Success of an obturator reduction program. *Cleft Palate Journal* 8: 291–297, 1971.

[25] 山下夕香里, 鈴木規子, 今井智子, 森紀美江, 道　健一: 口蓋裂術後の鼻咽腔閉鎖機能不全に対する補綴的発音補助装置の長期治療成績. 日口蓋誌 23: 243–256, 1998.

[26] 高　英保: スピーチエイド装着による口蓋帆挙筋活動の変化に関する筋電図学的研究. 阪大歯学誌 46: 1–36, 1998.

[27] 一色信彦: 咽頭弁形成手術. 日口蓋誌 21: 9–16, 1996.

[28] 福田登美子, 後藤友信, 宮崎　正: 幼小咽頭弁形成手術症例の言語治療経過. 聴能言語学 7: 33–36,

1981.
[29] 西尾順太郎, 松矢篤三, 三村　保, 伊吹　薫, 山本真紫, 宮崎　正, 福田登美子: Pharyngeal flap operation の適応基準について. 日口蓋誌 1: 45–51, 1976.
[30] 福田登美子: 口蓋裂: 言語ケアーの現状と問題点 3. 口蓋裂の言語評価. 日口蓋誌 14: 223–230, 1989.
[31] Morris HL, Wroblewski SK et al.: Velar-pharyngeal status in cleft palate patients with expected adenoidal involution. *Ann. otol. Rhinol. Laryngol.* 99: 432–437, 1990.
[32] 福田登美子, 西村敏治, 溝川信子, 後藤友信, 和田　健, 宮崎　正: 口蓋裂術後残遺孔に対する閉鎖床の一試案. 日口外誌 25: 203–209, 1979.

第5章

二段階口蓋形成手術例と言語治療

●磯野信策

1. はじめに

　最近では，唇顎口蓋裂児に対する口蓋形成手術に際し，顎発育を考慮して軟口蓋形成手術と硬口蓋形成手術を2回に分けて行う二段階口蓋形成手術法を採用する施設が増加している．
　二段階口蓋形成手術法は，正常な言語機能と顎発育とを両立させる治療法を模索する中で工夫された治療体系である．
　口腔外科医から言語聴覚士に紹介されてきた二段階口蓋形成手術法を実施されている幼児をみて，その硬口蓋に大きな破裂が残存していることに驚くかもしれない――症例により，また，初診年齢によっても異なるが，最大では長さ25mm程度，幅8mm程度――．また，顕著な口蓋裂言語が認められることがあり，こんな子どもを言語治療することなど不可能だ，と感じる言語聴覚士もいるかもしれない．しかし，私たち言語聴覚士は，確実に，正常な言語を獲得させなければならないという責任がある．
　これらの患児に正常言語を獲得させるために，言語聴覚士はどのような言語治療を展開すればよいのであろうか．
　本章では，二段階口蓋形成手術法の治療体系とこれを実施された唇顎口蓋裂患児（以下，これを二段階手術例という）の言語発達経過を解説し，患児に正常言語を獲得させるための言語治療の方法を述べる．

2. 二段階口蓋形成手術法について

　口蓋裂児に対する口蓋形成手術の目的は，破裂の閉鎖という形態の修復ばかりではなく，機能の改善が図られなければならず，とくに十分な言語機能の改善が重要である．すなわち，良好な鼻咽腔閉鎖機能を獲得させることにより，開鼻声を防止し，鼻咽腔閉鎖機能不全によっ

て生起する種々の構音障害を予防する必要がある．

　正常な言語機能を獲得させるためには，患児が低年齢のうちに，口蓋の破裂を閉鎖するとともに口蓋を後方移動させることにより鼻咽腔閉鎖機能が十分に改善されなければならない．この目的のためにプッシュバック法が広く行われるようになり，この手術法によれば十分な言語機能が獲得されることがすでに知られている．しかしながら，一方ではこれによって発育途上にある顎骨に対して大きな手術侵襲が加えられて上顎の成長が抑制され，顎顔面の変形や歯列・咬合の異常を呈することが問題点として残っている．

　このように，口蓋形成手術後に良好な言語機能が獲得され，同時に，正常な顎発育が達成されるということは矛盾する要求である．

　そこで，唇顎口蓋裂児の治療におけるこの矛盾を解決するものとして，言語機能に関与する軟口蓋の手術を早期に行ったのち，硬口蓋の手術を可及的に遅らせる二段階口蓋形成手術が試みられるようになった．この試みは1950年代からすでに行われていたが，当初行われた方法では軟口蓋形成手術法に問題があったためか，良好な顎発育は得られたものの十分な鼻咽腔閉鎖機能が得られず，言語機能の獲得について問題を残した[1-3]．その後，チューリッヒ大学のHotzら[4,5]，およびPerko[6]はふたたび二段階法を採用し，出生直後から床装置（以下，これをHotz床という）を装着して早期の顎発育誘導を行い，さらには軟口蓋の形成手術法に工夫を加えて，十分な鼻咽腔閉鎖機能の回復が図られるよう配慮した治療法を提唱した．この方法では上顎骨の発育障害を予防し，言語においても満足すべき結果が得られるとしている．この成果を受けて，本邦でもこの治療法を採用する施設が増加してきた．

　二段階口蓋形成手術法の治療体系がどのようなものであるかを，新潟大学歯学部附属病院第2口腔外科で行っている方法で説明すると図1のようになる．

　この治療体系では，患児は出生後可及的早期にHotz床が装着され，軟口蓋形成手術時まで装着する．Hotz床は，プレートによって顎裂と口蓋裂を塞ぐことで哺乳を容易にするとともに，口蓋の破裂に舌が嵌入することを防いで舌位の安定を図り，さらに，歯槽弓が狭窄する

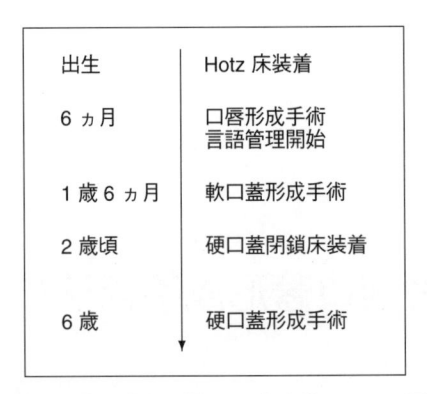

出生	Hotz床装着
6ヵ月	口唇形成手術 言語管理開始
1歳6ヵ月	軟口蓋形成手術
2歳頃	硬口蓋閉鎖床装着
6歳	硬口蓋形成手術

図1　新潟大学歯学部附属病院第2口腔外科における唇顎口蓋裂児の治療体系

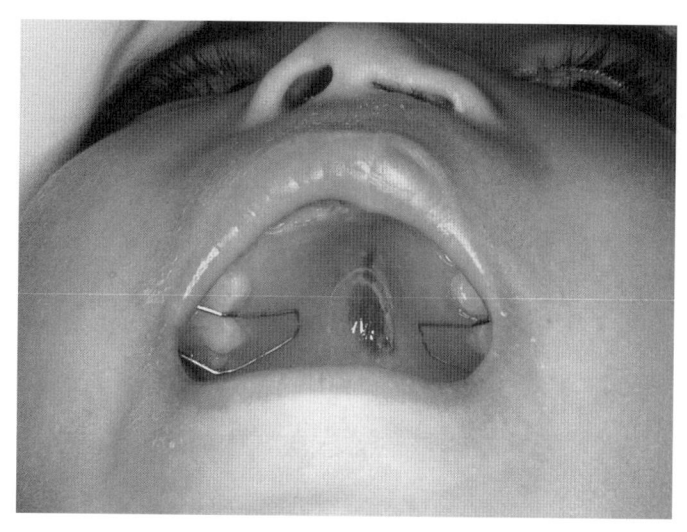

図2　硬口蓋閉鎖床装着の状態

ことなく適切な位置に成長するように発育誘導を行うことで術前顎矯正装置としての役割を果たすものである．口唇形成手術は生後6ヵ月時に（ただし，両側性唇顎口蓋裂の場合では，破裂幅の大きい方を生後4ヵ月時に，残る反対側を6ヵ月時に手術している），軟口蓋形成手術は1歳6ヵ月時に行われる．軟口蓋形成手術後に残した硬口蓋の破裂に対しては，上顎乳小臼歯の萌出完了ののち，おおむね2歳頃に硬口蓋閉鎖床を装着して破裂を被覆する（図2）．その後，6歳時に第二段階の手術としての硬口蓋形成手術により破裂を閉鎖する．

　言語治療としては，言語管理は生後6ヵ月に行われる口唇形成手術直後から開始し，以後，定期的な観察を行って言語障害の発生を予防し，また，機能不全の早期発見と早期治療に努め，自然治癒が期待できない構音障害に対しては5歳頃を目処にして構音治療を行っている．

　以上に述べた当科の治療体系を「Hotz床併用二段階口蓋形成手術法」と称している．

　これに対して，従来から広く行われているプッシュバック法を用いた一段階口蓋形成手術法の治療体系では，口唇は生後3ヵ月頃，口蓋は12ヵ月頃に手術されることが多い．プッシュバック法では，生後12ヵ月の時点で硬口蓋部の骨膜と粘膜を剥離するために，上顎骨に対して大きな手術侵襲を加えることになる．これに対し，二段階口蓋形成手術法では手術の時期を遅くして，手術によって顎発育が阻害されないように考慮している．すなわち，第一段階の手術では言語機能に深く関与する軟口蓋のみ手術を行い，顎発育の抑制を引き起こす硬口蓋の手術は可及的に遅延させる．この間，顎発育にともなって硬口蓋に残遺した破裂も狭くなり，より小さな侵襲での硬口蓋形成手術が可能になる．6歳時に硬口蓋の手術を行うのは，就学にともなって学校での集団生活への適応に支障がないようにする目的と，この年齢ですでに硬口蓋に残した破裂の縮小化がほぼ終了することによる．

　このように，二段階口蓋形成手術法は，言語機能の獲得に配慮しつつ，顎発育を良好に保つための種々の工夫がなされている治療体系である．神成ら[7]と福原ら[8]は，この治療法の結果，健常児と差を認めない良好な顎発育が認められることを明らかにしている．従来のプッ

シュバック法を用いた一段階口蓋形成手術法で機能の獲得がほぼ確実に得られるようになったという事実をふまえて，さらに，形態の回復を得るために機能獲得との調和を求めようとする治療法であるともいえる．

同じ二段階口蓋形成手術法と呼ばれる治療体系であっても，当科の治療体系と比較すると他の施設ではいくつかの点で異なる方法が行われていることがある．Hotz床装着の有無や口唇形成手術の時期などでも相違することがあるが，言語に直接的に関係する違いとしては，軟口蓋形成手術法，軟口蓋形成手術後の硬口蓋閉鎖床装着の有無，硬口蓋形成手術の時期，言語管理の有無とその開始時期があげられるであろう．

Perkoによって提唱された二段階口蓋形成手術法で用いられる軟口蓋形成手術法は，PerkoによるWidmaier変法と呼ばれる粘膜弁法で，この手術法をそのまま用いている施設もあり，当科でも当初はこの術式を用いていた．しかし，最近では言語機能を重視して，同じ粘膜弁法ではあるがWidmaier変法に比し軟口蓋挙上筋を重ね合わせることによって確実に筋肉の連続性が得られ，しかも咽頭腔をより狭くできるFurlow法に変更している．いずれの術式が良好な言語機能を獲得するかについては，今後の研究を待たねばならない問題である．

軟口蓋形成手術後に残した硬口蓋の破裂を閉鎖する硬口蓋閉鎖床[*1]は，これを装着せずとも言語にあまり影響がない，あるいは，治療の難しい構音障害が生起しやすいなどの理由で使用しない施設がある．当科では，硬口蓋閉鎖床の装着は口腔内圧を高めるために有用で，良好な言語を獲得するうえで必要であると考え，可及的早期からの装着と以後の管理を重視している．

硬口蓋形成手術時期については，言語への影響を考えて4,5歳頃に行うべきであるとの考え方と，顎発育を考えると可及的に遅く実施するべきであるとの両方の考え方があり，従来から議論されている点である．当科では，顎発育を重視しながらも，就学後に硬口蓋に破裂を残し，硬口蓋閉鎖床を装着していることによって社会適応上の問題が発生することを防止するために，就学前の6歳時に手術を行っている．

言語管理については，口蓋裂児の総合治療という観点から口蓋形成手術前後の言語管理の重要性に対する認識が高まってきており，さらに，乳児期の早期からの言語聴覚士の関与が期待されている．本手術法においては，言語聴覚士による言語管理は必須の要件であり，この重要性に対する認識は従来の手術法以上に高いものでなければならないと考えている．

[*1] 注：施設によって，硬口蓋プレート，口蓋閉鎖床，オブチュレイター，スピーチプレートなどと種々に呼ばれている．

3. 二段階手術例の言語発達

　二段階口蓋形成手術法を行った唇顎口蓋裂患児はどのような言語発達の経過をたどり，どのようにして正常な言語を獲得していくのであろうか．

　筆者が以前勤務していた新潟大学歯学部附属病院第2口腔外科において本手術法を行った症例について，鼻咽腔閉鎖機能と構音のそれぞれが加齢にともなって変化していく過程を臨床統計的に調査した結果[9]を示し，二段階手術例の言語発達にかかわる諸問題について考察する．

3.1. 調査方法

　調査対象は，1983年5月から1995年10月までの12年6ヵ月間にHotz床併用二段階口蓋形成手術法により早期から口腔および言語の管理，治療を行い，口蓋に対する第二段階の手術である硬口蓋形成手術を完了した唇顎口蓋裂一次症例76例のうち，8歳まで定期的に鼻咽腔閉鎖機能と構音を観察し得た症例70例である．これら症例に対してはPerkoによるWidmaier変法による軟口蓋形成手術が行われていた．裂型の内訳は両側性唇顎口蓋裂20例，片側性唇顎口蓋裂50例であり，これらの症例には，明らかな精神発達遅滞ないし言語発達遅滞，および，中度以上の聴覚障害を示した症例は含めていない．

　これら70例について経年的に鼻咽腔閉鎖機能検査と構音検査を実施した．検査時期は鼻咽腔閉鎖機能は3歳時，4歳時，5歳時，硬口蓋形成手術の術前と術後，7歳時，8歳時とした．構音は4歳から8歳にかけて，毎年，検査を行って判定した．硬口蓋形成手術術前と術後の検査はそれぞれ手術直前1週間以内，術後2週間以内に行った．それ以外の各年齢時では誕生日から3ヵ月以内に行った．

　言語の判定方法は，鼻咽腔閉鎖機能については5母音発声時の開鼻声，子音単音構音時とブローイング時（ソフトブローイングとしてストローによる水の泡立てとハードブローイングとして巻笛の吹き伸ばし）の呼気鼻漏出を検査項目とした．

　構音については単音と単語，文章の音読ないし復唱，会話で系統的な構音検査を行って，聴覚的および視覚的に判定した．口蓋裂にともなう異常構音は，声門破裂音，口蓋化構音，咽頭破裂音，咽頭摩擦音，鼻咽腔構音，側音化構音，構音発達不全[*2]の7種類について判定した．

[*2] 注：「構音発達不全」：ハ行音に近い聴覚印象をもつ独特の音で，摩擦性の口蓋化構音とも咽頭摩擦音とも異なる．呼気鼻漏出をともなっている場合が多いが，ともなわない場合もあり，その構音動態は不明である．/k, t, s, ʃ, tʃ, ts/で生じやすい．筆者特有の用語であるが，研究者によって構音発達未熟や咽喉音と称しているものがあり，これらと同一のものと思われる．口蓋裂例以外の症例ではみられないため，鼻咽腔閉鎖機能不全に関係する構音障害であると思われる．

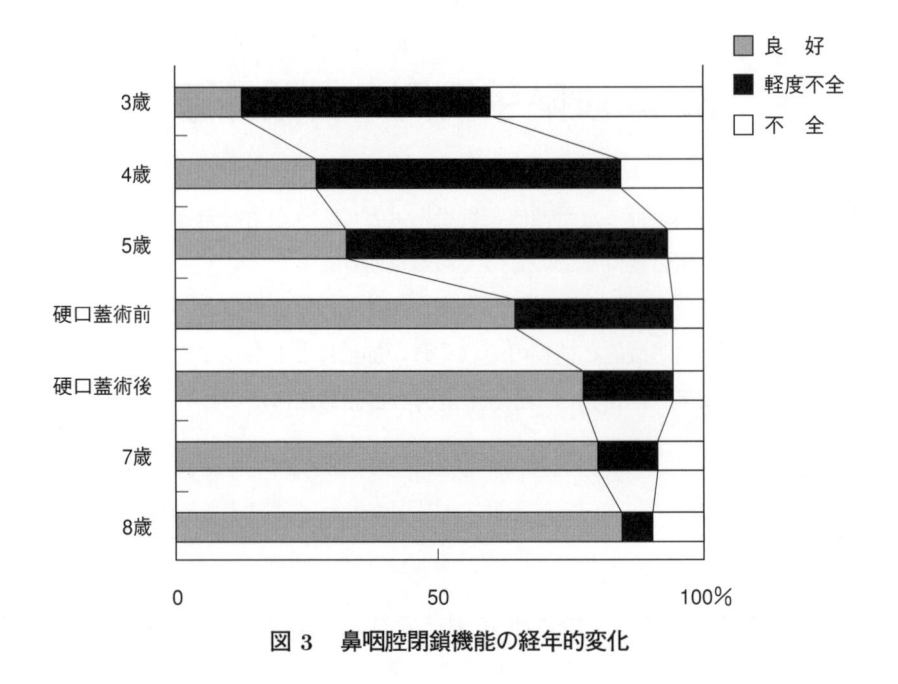

図 3 鼻咽腔閉鎖機能の経年的変化

3.2. 鼻咽腔閉鎖機能の経年的変化

　鼻咽腔閉鎖機能を経年的に観察した結果を図3に示す．機能良好例は3歳時では12.7%ときわめて少数であったが，4歳時では27.2%，5歳時では32.9%，6歳時の硬口蓋形成手術前では64.3%と加齢にともなう増加がみられた．さらに，硬口蓋形成手術後では77.1%と，術前に比し顕著に増加していた．軽度不全は3歳時では47.1%であったが，以後，不全から軽度不全に移行するものが多かったために5歳時では60.0%に増加していた．これら軽度不全の症例は，さらに，6歳時の硬口蓋形成手術前後頃には良好に移行していた．硬口蓋形成手術以後では変動が少なくなり，8歳時には機能はほぼ固定化されていた．

　以上のように，鼻咽腔閉鎖機能は加齢にともなう顕著な改善が認められ，とくに3歳から4歳にかけてと，5歳から6歳にかけてでは良好例が倍増しており，改善は8歳まで引き続いていた．患児が低年齢のうちには不良例が非常に多いが，加齢にともなってしだいに改善されるようになる．このように機能の改善が長期にわたってみられることが，本手術法で治療した場合の一段階手術法とは異なる大きな特徴であり，重要な点である．

　機能が改善する要因としては，鼻咽腔閉鎖運動がしだいに改善されきわめて良好な運動性が獲得されていくことが最も重要な要因であると思われる．筋電図を用いた研究でもこのことは実証されており，加齢にしたがって筋活動量が増加し，最終的には成人に匹敵する活動量を得るようになる．正常児を上まわるこのような大きな筋活動量が得られるようになる理由は明らかではないが，次のように推測している．PerkoによるWidmaier変法では口蓋の後方移動量がプッシュバック法と比較してやや少なく，軟口蓋はあまり余裕がないままに

咽頭後壁に接しざるを得ない．十分に安定した鼻咽腔閉鎖を得るためには軟口蓋に大きな運動性が付与されなければならず，この運動性は手術後に少しずつ学習されていくのではないであろうか．鼻咽腔閉鎖機能の獲得過程を調査した結果からみると，この学習は3歳頃活発になり，6歳頃にはほぼ完成するが，その後8歳頃まで継続すると考えられる．

　機能改善要因の第2点は，硬口蓋に残した破裂の加齢にともなう狭小化である．小野ら[10]によれば，破裂縁が正中側に向かって成長することで，軟口蓋形成手術後から4歳まで破裂幅が経年的に減少して約半分にまでなり，完全閉鎖に至る症例もあるとしている．上顎全体は成長により拡大するので，相対的な面積としては相当程度の縮小であるといえる．3歳代の機能改善には破裂の狭小化が関与している可能性がある．

　第3点は，第二段階の手術である硬口蓋形成手術による口蓋の完全閉鎖である．手術直前の硬口蓋閉鎖床装着時と撤去時および手術直後を比較すると，鼻咽腔閉鎖機能は良好な方から手術直後，閉鎖床装着時，撤去時の順であり，手術直後ではすべての検査項目で術前と有意差を認めた．硬口蓋閉鎖床の管理，とくに硬口蓋へのフィッティングについては，口腔外科において十分に行っている．それにもかかわらず手術に比し閉鎖床装着で機能が劣るのは，閉鎖床の口蓋への密着に限界があって空隙が存在しやすく，とくに発音時では軟口蓋の挙上にともなって床の後端が口蓋から遊離する部分が生じるためであると考えられる．

3.3. 鼻咽腔閉鎖機能の最終成績

　従来より，口蓋形成手術の言語成績は術後2，3年経過した4歳頃に判定が行われており，その根拠としては，鼻咽腔閉鎖機能は術後2年経過時に安定すること，また，4，5歳では構音がほぼ完成し，残存した異常構音が固定化することがあげられている[11]．二段階手術例の言語成績の判定時期をいつにするかは，本治療法が口蓋裂に対して2回の施術で手術が完了するという点から問題となる．前項で述べたように，二段階手術法においては，軟口蓋形成手術後には相当長期間にわたって機能の改善がみられ，硬口蓋形成手術を終了した後に真の鼻咽腔閉鎖機能の回復があるといわざるを得ず，しかも，術後もしばらくは変化が継続する．機能が安定化する期間として術後2年間の経過観察が必要であり，8歳時における評価をもって最終成績と考えるのが妥当であると考えた．

　8歳時における鼻咽腔閉鎖機能は「良好」が59例（84.3%），「軽度不全」が4例（5.7%），「不全」が7例（10.0%）であった．

　この治療成績を他施設治療成績と比較してみると，当科治療体系と同様のチューリッヒ大学の方法を検討したVan Demarkら[12]は良好例40.5%，境界例54.1%，不全例5.4%とし，和田ら[13]は良好例76%，軽度不全例12%，不全例12%，小枝[14]は正常構音を獲得したものでは良好例68.2%，おおむね良好例18.2%で不良例はなかったとしている．これらの他施設の成績判定では対象年齢や判定方法が必ずしも同じではないので，いくらかの差異が生じるのはやむを得ない．一方，従来の一段階手術法の術後成績について岡崎ら[15]は両側性唇顎口蓋裂

表 1　スピーチエイド装着例と装着時年齢

年齢	軽度不全	不全
3	○	○●
4		○○●●
5		
6	●	●
7		●●
8		●

●：装着継続例
○：のちに撤去できた例

で95.0％，片側性唇顎口蓋裂で97.3％をあげている．一段階手術法ではきわめて良好な鼻咽腔閉鎖機能を得られることは周知の事実であり，二段階手術法はこれと比較すると成績がいくらか低下する．プッシュバック法が骨膜と粘膜の剥離によって十分に口蓋を後方移動させるのに対し，粘膜弁法では後方移動量が若干少なく，また，やや短い軟口蓋を補う良好な挙上運動の獲得に不足する症例があって，全体的にみると成績が低下するものと思われる．

3.4. 鼻咽腔閉鎖機能不良例に対する治療

　当科では低年齢児の鼻咽腔閉鎖機能不全に対して，バルブ型ないしリフト型のスピーチエイドを装着して治療を行っている．経過観察中に鼻咽腔閉鎖機能不全が認められてスピーチエイドを装着したものは12例あり，その装着年齢は3歳が3例，4歳が4例，6歳と7歳で各2例，8歳が1例であった（表1）．装着当時の鼻咽腔閉鎖機能不全の程度は軽度不全が2例，不全が10例であった．
　一般に一段階手術例では比較的低年齢のうちに機能の改善がみられるとされ，当科における一段階手術例でも術後1年半から2年の間，すなわち2歳台後半から3歳までには鼻咽腔閉鎖機能を判定することが可能であり，不全例に対してはスピーチエイドを装着して機能の改善を図ることができた．しかし，二段階手術例では，そのような早期に機能を判定することは実際にはかなり難しく，装着年齢は3歳以後と遅くなる傾向があった．すなわち，2，3歳の低年齢時では，開鼻声と呼気鼻漏出および構音障害が認められて機能が不良であると思われることは少ないことではなく，鼻咽腔閉鎖機能の経年的変化をみても3歳時でも機能不良例は80％を越えている．これら症例はすべてスピーチエイド装着の対象になるかといえば，必ずしもそうは判断できないことが多い．したがって，口腔内視診や鼻咽腔造影X線写真などの検査を加えて判断すると，医学的にみて明らかな鼻咽腔閉鎖機能不全を認めない場合が多数を占める．これは，軟口蓋が短いという解剖学的な問題からではなく，前述したように，主として運動性が未熟であるという生理学的な問題によって生じている状態であるからである．
　スピーチエイド装着例12例のうち4例では，その後に鼻咽腔閉鎖機能の改善がみられて撤去することが可能であり，8歳の最終判定時にスピーチエイドを装着していたものは残る8

表 2　硬口蓋閉鎖床装着時と撤去時の鼻咽腔閉鎖機能の比較 (%)

	良好	軽度不全	不全
装着時	64.3	30.0	5.7
撤去時	35.8	49.3	14.9

*：$p < 0.01$

例であった（表1）．これら症例の機能不全の程度は不全が7例（不全例の全例）で，他の1例は軽度不全であった．スピーチエイドを撤去できた症例は低年齢で装着した症例に多かったが，これも加齢にともなう機能の改善という側面が大きく，ほかには，言語治療による機能の賦活も無視できない要因である．

　硬口蓋形成手術が終了している7歳以後でスピーチエイドを装着した症例があるが，なぜこのような症例が出現するのかについては詳細は不明であり，現在，アデノイドの縮小や硬口蓋形成手術の瘢痕の影響などについて検討を行っているところである．

3.5. 硬口蓋閉鎖床装用の効果

　一般に口蓋形成手術後の瘻孔は，その部位と大きさにもよるが開鼻声や呼気鼻漏出の原因となり，その結果として口腔内圧を上げることができないために構音障害を惹起せしめる可能性があるとされており，言語の面から瘻孔を閉鎖する必要性が指摘されている．酒向ら[16]は本治療体系と同様の二段階口蓋手術法施行に際し，患児の顎発育を抑制せず，言語発達に対して効果的であることから，硬口蓋閉鎖床装用の必要性を強調している．一方で，二段階手術法を提案したHotzら[5]は，当初は硬口蓋閉鎖床を装着していたが，閉鎖床がなくとも構音にあまり影響がないとの理由で使用の必要がないと報告している．

　試みに，対象症例について，硬口蓋形成手術術前の硬口蓋に破裂を残している状態で，硬口蓋閉鎖床の装着時と撤去時での鼻咽腔閉鎖機能を比較した．その結果，鼻咽腔閉鎖機能「良好」例は装着時では64.3%であったが，硬口蓋閉鎖床撤去時には35.8%と著しく減少し，装着時で有意に鼻咽腔閉鎖機能が良好であった（表2）．したがって，二段階手術例における硬口蓋閉鎖床の装着は口腔内圧を高めるために有用で，良好な言語を獲得するうえで必要であると考えている．

　舘村ら[17]は鼻咽腔閉鎖機能良好例では鼻口腔瘻を閉鎖すると口蓋帆挙筋の活動が上昇すると報告しており，また，当科の今井ら[18]の実験においても硬口蓋部への物理的な刺激が軟口蓋の神経反射に有効に作用することを認めており，硬口蓋閉鎖床の装着は同部からの呼気鼻漏出を軽減するのみならず，鼻咽腔閉鎖運動を促進する可能性があり，可及的早期から装着すべきであると考える．

表 3 各検査年齢時における正常構音の獲得経過別症例数（人）

	4歳	5歳	6歳	7歳	8歳	計
正常発達	6	—	—	—	—	6
異常構音の自然消失	6	2	4	—	—	12
構音治療終了後	—	3	15	10	7	35
計	12	5	19	10	7	53
累計	12	17	36	46	53	53
%	17.1	24.2	51.4	65.7	75.7	75.7

3.6. 正常構音の獲得過程

　4歳から8歳までの各年齢において，全症例70人のうち正常構音を獲得した症例数とその獲得経過を調査した結果が表3である．4歳時では12例（17.1%）が正常構音を獲得しており，その内訳は，正常な構音発達がみられたものが6例，口蓋裂にともなう異常構音が一過性にみられたものの自然に消失したものが6例であった．5歳時では異常構音が自然消失した2例と構音治療が終了した3例の計5例，累計で17例（24.2%）が正常構音を獲得していた．6歳時に正常構音を獲得した症例が最も多く，異常構音の自然消失4例と構音治療終了15例の計19例であった．6歳までに全体の半数にあたる36例が正常構音を獲得していた．7歳時では10例，8歳時では7例が正常構音を獲得したが，これらはすべて構音治療終了例であった．

　このように，8歳までに合計53例，全体の3/4で正常構音を獲得するに至っていたが，その経過の内訳を合計すると，正常構音発達例が6例，異常構音の自然消失例が12例，構音治療終了例が35例であった．

　すなわち，構音治療を実施する必要がなかった正常発達例と異常構音の自然消失例はそれぞれ6例と12例，計18例（25.8%）であり，これに対して，構音治療を必要としたものは52例（74.2%）と多数を占めていた．

　構音治療を必要とした症例の異常構音の種類をみると，声門破裂音が最も多く30例にみられ，以下，口蓋化構音22例，構音発達不全8例，咽頭摩擦音と側音化構音が各3例，鼻咽腔構音1例の順であった（表4）．なお，これら症例のなかには2ないし3種類の複数の異常構音を合併していたものが11例含まれていた．

　二段階手術例では手術のみで正常構音を獲得するものは25%にすぎず，異常構音の発症率は一段階手術例と比較するとかなり高率である．正常構音の獲得には，言語聴覚士によって適正な構音治療が行われるということが最大の要因になっており，構音治療が適切に行われれば，8歳までには相当数で改善をみて治療を終了することが可能であり，この意味で言語聴覚士の責任はたいへん大きいものがあるといえる．

表 4 構音治療を必要とした症例数と異常構音の内容 (%)

	両側性唇顎口蓋裂	片側性唇顎口蓋裂	計
症例数（人）	20	50	70
構音治療例数	14	38	52
声門破裂音	7 (50.0)	23 (60.5)	30 (57.7)
口蓋化構音	9 (64.3)	13 (34.2)	22 (42.3)
咽頭破裂音	–	–	–
咽頭摩擦音	1 (7.1)	2 (5.3)	3 (5.8)
鼻咽腔構音	–	1 (2.6)	1 (1.9)
側音化構音	1 (7.1)	2 (5.3)	3 (5.8)
構音発達不全	4 (28.6)	4 (10.5)	8 (15.4)

注1. 複数の異常構音を合併した症例11例を含むため，各異常構音例数の合計と構音治療例数は一致しない．
注2. カッコ内は各裂型における構音治療例数に対する割合．

3.7. 異常構音の多発原因

　二段階手術法ではなぜこのように異常構音の発症率が高いのであろうか．構音治療を必要とした症例における異常構音の種類をみると，鼻咽腔閉鎖機能不全の直接的な反映であるとされる声門破裂音，咽頭摩擦音，鼻咽腔構音，構音発達不全が異常構音全体の80.8%を占めていた．これらの異常構音は，構音が発達する幼児期の早期で，まだ，鼻咽腔閉鎖機能が完全には獲得されていない場合に，口腔内圧を上げることができないために生起すると考えられている．本手術法における軟口蓋形成手術は，Schweckendiek[1]が行った初期の二段階手術法の軟口蓋形成手術に比較すると，鼻咽腔閉鎖機能の改善に配慮がなされており，本治療体系と同じチューリッヒ大学での治療例の言語成績を検討したVan Demarkら[12]も，言語成績が満足すべき結果であったひとつの要因として，軟口蓋形成手術法の改善を指摘している．しかし，プッシュバック法と比較した場合，手術直後からの機能回復が得られにくく，相当長期間をかけて機能が徐々に獲得されていくことは，前項で述べた鼻咽腔閉鎖機能の経年的観察結果からも明らかで，これが幼児期早期の構音の形成に影響を与えたことは否定できない．最終的には良好な鼻咽腔閉鎖機能が獲得されるものの，幼児が構音を獲得する2歳から4歳にかけての時期には機能が不足していることがあり，これが異常構音発症の原因である．

　異常構音の自然消失は鼻咽腔閉鎖機能の獲得過程と関連する．自然消失例12例でみられた異常構音の種類としては，口蓋化構音4例，声門破裂音3例，構音発達不全3例，側音化構音1例，口蓋化構音と鼻咽腔構音1例であった．口蓋化構音と鼻咽腔構音は，従来より，自然消失がみられる異常構音として知られている．二段階手術例では，その他に鼻咽腔閉鎖機能不全と直接的に関連する声門破裂音と構音発達不全例にも自然消失がみられ，6歳という比較的高年齢になってもなお消失例が認められた．これら異常構音が自然消失するのは，原因となる鼻咽腔閉鎖機能の不良が加齢とともに改善されることと関係している．

ここで，口蓋化構音についてふれてみたい．口蓋化構音は口蓋の形態，とくに，咬合の異常，V字型狭窄歯列，および瘻孔と関係があるとされている異常構音である[19]が，このうち，瘻孔との関連についてはこれを否定するものもあり評価は一定していない．二段階手術例では，硬口蓋に破裂が残存しているものの，咬合と歯列の形成は良好である．それにもかかわらず一段階手術法を行った症例よりも口蓋化構音が多発しており，とくに幼児期早期に比較的軽度の鼻咽腔閉鎖機能不全がみられた症例で多かった．鼻咽腔閉鎖機能不全があると舌は後方移動することは従来より指摘されており，今井ら[18]は奥舌を物理的に刺激すると軟口蓋挙上運動が促進されるとしている．不全が大きい場合には声門破裂音が生起するのであるが，比較的軽度である場合には，舌が硬軟口蓋移行部ないし軟口蓋まで後方移動すると軟口蓋挙上運動を促進しやすいために同部を構音点とするのではないだろうか．

3.8. 裂型による比較

構音治療を必要とした症例を裂型別にみると，両側性唇顎口蓋裂が14例（両側性唇顎口蓋裂の70.0％），片側性唇顎口蓋裂が38例（片側性唇顎口蓋裂の76.0％）で，裂型による明らかな差は認められなかった．

また，異常構音の種類別頻度を裂型別にみてみると，両側性唇顎口蓋裂では口蓋化構音が9例（64.3％）と最も多く，ついで声門破裂音が7例（50.0％）で，以下，構音発達不全4例（28.6％），咽頭摩擦音と側音化構音が各1例（7.1％）の順であった．一方，片側性唇顎口蓋裂では声門破裂音が23例（60.5％）と最も多く，ついで口蓋化構音が13例（34.2％）であり，以下，構音発達不全4例（10.5％），咽頭摩擦音と側音化構音が各2例（5.3％），鼻咽腔構音1例（2.6％）であった．このように，両側性唇顎口蓋裂では口蓋化構音が多く，片側性唇顎口蓋裂では声門破裂音が多く認められ，裂型によって異常構音の順位が逆転していた（表4）．

これに対し一段階手術例では，破裂形態の違いによる異常構音の発症率に差はないが種類別頻度は異なっていることが指摘されており[15]，これらの点では二段階手術例も同様の結果であった．

3.9. 異常構音の治癒に関する検討

異常構音が認められて構音治療を行っても，8歳までに正常構音を獲得できる症例とできない症例があったが，どのような要因からこのような相違が生じるのかを種々検討してみた．

その結果，鼻咽腔閉鎖機能に着目すると，正常構音獲得例では「良好」88.7％，「軽度不全」3.8％，「不全」7.5％，であるのに対し，異常構音残存例では「良好」70.6％，「軽度不全」11.8％，「不全」が17.6％で，両群間に有意な差を認めた．しかし，裂型と異常構音の種類では明らかな差は認められなかった．

鼻咽腔閉鎖機能良好例に治療終了例が多かったことは，異常構音の性質上からみて当然の

ことといえる．

　また，正常構音獲得例の構音治療実施施設をみると，当院言語治療室治療例は20例（全治療例23例中），他施設治療例が15例（全治療例28例中）であり，当院言語治療室治療例で正常構音獲得例が多かった．

　当院言語治療室は口蓋裂言語の専門治療施設であり，長期の経験を有する言語聴覚士がおり，また，治療技術の集積があるために，短期間で有効な治療を行うことができる．しかし，当院から遠隔地に居住している場合には頻繁な通院が困難な例も少なくなく，小学校のことばの教室など近在の言語治療施設に治療を依頼せざるを得ないが，こうした患児では治療が長引くために残存例が多かった．当院では，ことばの教室担当教員の養成に際して実習を引き受けるなどの協力を行っており，また，治療を依頼した教室と頻繁に情報を交換するように努力している．二段階口蓋形成手術法の治療体系では，前述のごとく言語治療は治療の重要な一端を担っていることを考えた場合，自施設の言語治療部門のさらなる充実を図るとともに，周辺施設との緊密な連携を保つためのネットワークを作ることも必要である．

3.10. Hotz床と構音

　乳児期にHotz床を装用することによる構音への影響にふれておく．本装置装着による効果は，哺乳床としての役割でいえば1回哺乳量の増大と哺乳時間の短縮が即効性をもって顕著に認められる．また，術前顎矯正装置としては歯槽骨の適正な発育誘導効果が明らかにされており，舌位の安定化についても，破裂を塞ぐことによって舌の嵌入を防いでいることは自明である．これらの点から，のちの構音発達に対しても良好な影響を与えるのではないかとの予測が成り立つ．筆者もこの点に関心をもって症例を追跡調査してきた．結論としては，当科の症例をみる限りにおいては，影響はほとんどないといえるようである．症例数が少ないため厳密な検討ができないが，Hotz床を用いなかった症例と比較しても構音発達に差はみられていない．口蓋裂児の構音は言語が開始されて以後修得されていくもので，その時々の鼻咽腔閉鎖機能や口蓋の形態，咬合などが構音獲得に重大な影響を与えるのであって，これらの要因と比較すると，乳児期のHotz床装着は僅かな影響力しかもたないものであると考えた方がよいように思われる．

4. 二段階手術例に対する言語治療

　前述したように，二段階手術例ではとくに幼児期早期には鼻咽腔閉鎖機能良好例が少なく，機能不良にともなう言語障害を生じやすい．これら症例に対してどのように言語治療を展開したらよいかを考察する．

4.1. 早期の言語管理

　言語管理は，患児を取り巻く人々，とくに両親が情緒的に安定した状態で育児を行えるように援助することで患児の健全な発達を促し，定期的な観察と指導によって言語障害を予防することを主眼としている[20]．本手術法においては口唇，口蓋に対する手術は従来の手術法より遅く行われ，口蓋裂初回手術後には硬口蓋に破裂が残存する．さらに，残した硬口蓋の破裂に対しては硬口蓋閉鎖床の日常的な装用が必要である．これら一連の治療について両親の，あるいは，時によっては患児本人も含めて，理解を十分に得て不安を解消させ，家庭における養育が良好に行われるように援助しなければならず，管理の重要性は従来の一段階手術法以上である．

　言語管理の開始時期は，言語聴覚士が哺乳指導に関与しているか否かで異なるであろう．筆者の施設では，Hotz 床を装用する関係から口腔外科医が哺乳指導を行っているため，言語管理は口唇形成手術直後から開始し，以後3ヵ月毎に行っている．口唇形成手術が行われるまでは両親の注意と関心は外表の奇形に向けられていることが多く，言語に対する関心は初語が開始されようとする頃に始まる傾向があるため[21]，口唇の手術が終了して親が安心感をもち，言語に対する不安感が出てくる前に指導を開始しようとの考えからである．もちろん，術前のいかなる早期であっても，両親が言語に対する不安を表明したならば言語聴覚士はすぐに面接すべきである．言語に対する両親の不安や心配事が大きくなる前に，口蓋裂児の言語発達や今後の言語治療計画についてガイダンスを行って将来の見通しをもたせ，心理的に安定した状態で子どもの養育にあたることができるように配慮しなければならない．

　軟口蓋形成手術後では，言語の理解面と表出面の発達を中心として全体発達を観察しつつ，鼻咽腔閉鎖機能と構音を評価する．口蓋裂児では初期には言語発達がやや遅れる傾向があることもあって，言語発達の観察は最も基本的な項目である．この点について親は不安を感じていることが多いので，行動観察と発達検査を適宜行って評価し，正常な言語発達であればそれを親に伝えて安心を与え，遅滞傾向が認められればこれに対する指導を行う．

　具体的には，2歳頃になって上顎乳臼歯が萌出すると，残存する硬口蓋裂に対して硬口蓋閉鎖床が装着される．日常の装用に協力的であればよいが，拒否をする子どももいる．まず親に対して閉鎖床の有用性を示して理解を高め，子どもによく言い聞かせるようにさせ，1日の装用時間をしだいに長くする，あるいは，飲食時に装用すると鼻腔に飲食物が入り込まずに済むことを経験させる，などの工夫を行うと良いであろう．

　また，口腔機能のうち，噛む，吸う，啜る，吹くという動作は発音機能に関連する．固い食物でもよく噛む，ストローを使って飲み物を吸い上げる，麺類やスプーンにのせたプリンなどを啜る，シャボン玉やラッパを吹くなどは，早い時期から日常の家庭生活のなかで頻繁に行わせるようにし，困難な場合ではスモールステップでの練習法を親に教示して実行してもらう．そのほか，口に水を含んで飲み込まずにしばらく静止する，うがいをする，鼻をか

む，なども習得が必要な動作である．

　吹く動作はとくに重要で，2, 3歳頃ではろうそくやライターの火の吹き消し，熱い飲食物を与えて吹き冷ます，羽や軽いボールを吹き飛ばすなどのハードブローイングを多く取り入れるとよい．ソフトブローイングはあまり早く開始しても困難なことが多く，呼気を鼻孔から排出するなどの悪癖を形成してしまうことがあるため，3歳以後，少しずつ練習課題として取り入れていく方がよい．ブローイングは定期観察の際にはできる限り実行させて評価を行うべき項目である．

　開鼻声は3歳頃まで顕著に認められることが多く，その後次第に軽減するが，軽減の程度と時期は症例によって異なる．その変化をとらえて診断をより正確なものにするためには，観察時には毎回必ず評価を行って記録しておく必要がある．低年齢児では会話音声を聞き取って評価するが，指示に従って発声することができるようになれば母音を発声させて評価する．

　構音は，どの音が何歳何ヵ月の時点で表出されるようになったか，どのような異常構音がどの音の代償として表出されているかを継続的に観察する．軟口蓋形成手術前では通鼻音等の限られた子音しか産生できないのであり，術後の正常構音獲得経過を追う観点が必要である．両唇破裂音/p, b/の産生が最初のポイントであり，経験的にいえば，これらは2歳6ヵ月までに表出されるようになればよいが，表出をみない場合では鼻咽腔閉鎖機能不全が疑われる．/k, g, t, d/が次のポイントであるが，有声音が先に表出される傾向がある．/ʃ, s/は4歳以後に表出されることが多い．

　異常構音が認められる場合ではその種類を特定し，どのような音韻がどの程度の一貫性をもって障害されているかを評価する．当初は鼻咽腔構音で代償されていたものがしだいに口蓋化構音に移行するなどのように，経過とともに異常構音の種類が変わってくることも少ないことではない．

　異常構音に対する親の反応として，何回も聞き返す，何回も言い直しをさせて，褒めことばを与えないなどがみられる場合にはこれを抑制すること，幼稚園など集団生活の場でのコミュニケーション行動について情報を得て問題があれば対処するなどは，患児の言語衛生上，必要な指導である．

4.2. 鼻咽腔閉鎖機能の判定

　言語管理中には鼻咽腔閉鎖機能は毎回必ず判定を行い，機能不全が疑われれば担当医と相談して必要な医学的処置をとらなければならない．

　言語の面からは，開鼻声，子音構音時およびブローイング時の呼気鼻漏出を検査して機能を判定することになる．開鼻声は，母音を発声させて開鼻声の程度を聴覚的に評価し，あわせて鼻息鏡による呼気鼻漏出の程度を観察する．母音はなるべく5母音全音を評価対象としたいが，経験的にみて，二段階手術例では/a/の評価が最も重要であり，鼻咽腔閉鎖機能全体を示唆する指標となるように思われる．低年齢時では/a/以外の母音すべてに開鼻声の印象が

あっても，/a/になければ解剖学的に明らかな不全であるとはいえないことが多い．

子音は/pa, ta, ka, sa/と可能な場合には各々に対応する有声音を構音させ，呼気鼻漏出の程度を鼻息鏡で観察するとともに，呼気鼻漏出による子音の歪みを聴覚的に評価する．ブローイングはハードブローイングとソフトブローイングについて，それぞれ呼気鼻漏出の程度を鼻息鏡で観察して評価する．

二段階手術例では，開鼻声がないにもかかわらず，ブローイングと子音のいずれか一方，ないしは両方で呼気鼻漏出が顕著に認められる症例がある．こうした症例は解剖学的な原因による鼻咽腔閉鎖機能不全ではなく，それぞれの機能時にのみ形成された悪癖であると考えることができ，言語治療的に鼻咽腔閉鎖機能の賦活訓練を行う対象である．

二段階手術例における言語面からみる鼻咽腔閉鎖機能の判定は，経験を積んで習熟していないと困難であることが多い．言語診断に担当医の医学的診断を加えて総合的に判定するように心がけるべきである．

4.3. 構音障害治療

1) 治療の開始時期

二段階手術例では鼻咽腔閉鎖機能の獲得が遅くなる傾向があり，このことは構音障害治療の開始時期決定に影響する．開鼻声と呼気鼻漏出が全く認められない機能良好例では4歳代での構音治療開始が可能である．不全例と境界例では早期に構音治療を開始しても効果的で短期間での治療終了は望めない．これらの症例に対しては，月1，2回程度の通院頻度で，ブローイングやうがいなどの構音治療で用いる基本的な動作の練習を耳の訓練とともに実施しておき，硬口蓋形成手術後から週1回の治療を行う方がより効果的に治療を進めることが可能であると思われる．また，術前には，種々の構音を誘導してみて，どの程度誘導が可能かをみる試行的な構音治療を行っておくと治療計画を立案しやすい．

2) 構音治療と鼻咽腔閉鎖機能

二段階手術例では，程度の差はあるにせよ，開鼻声ないし呼気鼻漏出を軽度に残存している症例が多く，言語治療にあたっては鼻咽腔閉鎖機能の賦活を念頭におかなければならない．プッシュバック法が広く行われるようになって以来，鼻咽腔閉鎖機能が獲得されたのちに構音治療を開始することが一般的になっているが，二段階手術例の構音治療ではこの常識は通用しないと考えて差し支えない．二段階手術例では構音治療と鼻咽腔閉鎖機能の賦活が表裏一体となった治療方法を工夫しなければならない症例が多い．

機能の賦活では従来よりブローイング訓練を行うことが多いが，二段階手術例でもこの効果は肯定できる．しかし，ブローイング訓練の効果がすぐに語音発音時の鼻咽腔閉鎖機能の賦活に直結するとは限らない．ブローイングで賦活した機能を/p/（ないし，/b/）の構音で用いることが可能となるようなスモールステップを組む必要がある．一例をあげると，/pu/

を，/ɸ:/という"ブローイング"の前に口唇破裂がある音であると考えれば，口唇閉鎖＝呼気貯めをした後にブローイングを行って/pɸ:/とし，次に母音/u/を後続させればよいということになる．

/s/は/p/と同様に鼻咽腔閉鎖機能の賦活にとって有効な音である．構音器官の位置づけ法などを用いて歯擦音を適正に産生できるようにすると，語音発音時の鼻咽腔閉鎖機能が賦活されて/k, g/および/t, d/の誘導が容易になる．/k, g/と/t, d/のいずれを先に治療するかは，試行的な構音治療で誘導しやすかった方を選べばよい．

口蓋化構音は治療の難しい異常構音である．口蓋化構音になりやすい音としては/t, d/, /s, ts, dz/, /ʃ, tʃ, dʒ/, /r/, /n/があるが，筆者は，/ʃ, tʃ, dʒ/の自然改善を極力待ったのちに/s/から治療を開始している．持続音である/s/の治療を行うと，舌先の構音運動が安定してできるようになって/t, d/の誘導が容易になり，さらに，/r/と/n/へ治療効果が波及して自然に改善されることが多い．

二段階手術例の構音障害では，障害されている音が多数にのぼることはめずらしいことではないので，治療効果が他の音に波及しやすいように十分計画的に行わないと，改善に多大な時間を要することになりかねない．

4.4. 構音治療後の管理

構音治療後では，いつまで経過を追う必要があるかという問題がある．これに関する留意点としては，第1に構音の後戻り，すなわち，構音障害の再発を防止することであり，第2は鼻咽腔閉鎖機能の観察である．口蓋裂に特有な異常構音は構音治療終了後であっても再発することがあり，とくに鼻咽腔閉鎖機能が不良な場合では注意が必要である．鼻咽腔閉鎖機能の観察は，機能不良例は当然として，良好例であっても不全が生じてくる場合がまれにある．軟口蓋が後上方に運動してアデノイドと接触することで鼻咽腔が閉鎖する，いわゆるアデノイド閉鎖の症例がその典型である．10歳から12歳頃にかけてアデノイドの縮小にともなって鼻咽腔閉鎖機能不全が生じることがある．こうしたおそれのある症例では小学校を卒業する頃まで経過を追跡すべきであろう．

構音と鼻咽腔閉鎖機能が安定していて悪化することはないと確信できる時点まで，管理を怠るべきではない．

5. まとめ

二段階口蓋形成手術法は，顎発育については健常児と同様の発育がみられて満足すべきものがあり，これによって容貌に関する悩みが著しく軽減するとともに，長期の歯科矯正治療と困難な外科矯正手術から逃れることができるという大きなメリットが生じた．一方，言語

については口蓋裂言語を発症する症例の増加をみたが，適正な言語治療を行うことで正常言語を獲得し得ていた．

　言語聴覚士にとっては仕事の負担が増え，責任が重大となり，言語治療の技量が真摯に問われる治療法であることは間違いなく，これに応え得る実力を養成しなければならない．

引用文献

[1] Schweckendiek H: Zür Frage der Fruh- und Spatoperation der angeborenen Lippen-Kiefer-Gaumen-Spalten. *Z Laryng Rhinol Otol*, 30: 51-56, 1951.

[2] Slaughter WB and Pruzansky S: The rationale for velar closure as a Primary procedure in the repair of cleft palate defects. *Plast. Reconstr. Surg.*, 13: 341-357, 1954.

[3] Bardach J, Morris HL, and Olin WH: Late results of primary veloplasty: The Marburg project. *Plast. Reconstr. Surg.*, 73: 207-215, 1984.

[4] Hotz MM, and Gnoinski WM: Comprehensive care of cleft lip and palate children at Zurich University: A preliminary report. *Am. J. Orthod.*, 70: 481-504, 1976.

[5] Hotz MM, and Gnoinski WM: Effects of early maxillary orthopaedics in coordination with delayed surgery for cleft lip and palate. *J. Maxillofac. Surg.*, 7: 201-210, 1979.

[6] Perko MA: Two-Stage closure of cleft palate. *J. Maxillofac. Surg.*, 7: 76-80, 1979.

[7] 神成庸二, 大橋　靖: 両側性唇顎口蓋裂児の顎発育に関する研究—Hotz床併用二段階口蓋形成手術例について—. 口科誌, 43: 423-439, 1994.

[8] 福原信玄, 大橋靖: 片側性唇顎口蓋裂患児の新生児から7歳までの顎発育に関する研究—Hotz床2段階手術例と健常児の比較—. 口科誌, 45: 227-239, 1996.

[9] 磯野信策: Hotz床併用二段階口蓋形成手術法を実施した唇顎口蓋裂患児の言語発達に関する研究—言語成績を中心に. 新潟歯学会雑誌, 28: 15-24, 1998.

[10] 小野和宏, 大橋　靖, 髙木律男, 永田昌毅, 飯田明彦, 今井信行, 神成庸二, 早津　誠: 二段階法における軟口蓋閉鎖後の硬口蓋裂の推移. 日口蓋誌, 21: 126-141, 1996.

[11] 吉増秀実, 大平章子, 塩田重利, 橋本賢二, 天笠光雄, 佐藤和子, 石井純一, 冨塚謙一, 門脇伸子, 大山喬史, 伊東節子: 唇・顎・口蓋裂患者に対する初回口蓋形成手術の遠隔成績—第1報　1歳代および2歳代手術例の言語成績について. 日口蓋誌, 11: 62-69, 1986.

[12] Van Demark DR, Gnoinski W, Hots MM, Perko MA, and Nussbaumer H: Speech results of the Zurich approach in the treatment of unilateral cleft lip and palate. *Plast. Reconstr. Surg.*, 83: 605-613, 1989.

[13] 和田　健, 福田登美子, 舘村　卓, 松橋和江, 米田真弓, 松矢篤三: 二段階口蓋裂手術法における言語成績の評価. 大阪大学歯学雑誌, 33: 427-436, 1988.

[14] 小枝弘実: 二段階口蓋形成術を施行した唇顎口蓋裂児の言語成績—特に鼻咽腔閉鎖機能について. 日口蓋誌, 18: 79-106, 1993.

[15] 岡崎恵子, 加藤正子, 鬼塚卓也, 角谷徳芳, 松井厚雄, 宇田川晃一: 口蓋裂初回手術後の言語成績. 日口蓋誌, 10: 161-168, 1985.

[16] 酒向　誠, 栗太賢一, 小牧完二, 向井　陽, 近藤定彦, 神野洋輔, 尾沢陽子, 神出敏影, 下郷和雄, 河合　幹, 伊藤美知恵, 下岡美智子, 高見観: 口蓋裂二段階形成法における未手術硬口蓋披裂部閉鎖床について. 日口蓋誌, 18: 194-200, 1993.

[17] 舘村　卓, 原　久永, 和田　健, 佐藤耕一, 高　英保, 森本知花: 口蓋裂・鼻口腔瘻の鼻咽腔閉鎖機能におよぼす影響. 日口蓋誌, 20: 33-38, 1995.

[18] 今井信行, 島田久八郎, 大橋　靖: ネコ口蓋粘膜機械的刺激による口蓋帆挙筋の反射性筋活動について. 日口科誌, 42: 78–90, 1993.

[19] 加藤正子, 岡崎恵子, 大久保文男, Piyoros Preeyanot, 鬼塚卓弥, 佐藤昌史: 口蓋裂児にみられる構音障害—口蓋化構音と側音化構音について. 日口蓋誌, 18: 172–180, 1993.

[20] 峪　道代, 西尾順太郎, 北村龍二, 川本真奈美, 宮崎　正: 大阪府立母子保健総合医療センターにおける口蓋裂児の言語管理と初回口蓋形成術後の言語成績. 日口蓋誌, 18: 241–250, 1993.

[21] 伊藤静代: 口蓋裂児をもつ母親の患児に対する関心についての経年的研究. 日口蓋誌, 14: 333–342, 1989.

第6章

構音指導の実際

● 山崎祥子・峪　道代

1. はじめに

　本章では，小児にみられる機能的構音障害について述べる．筆者らは臨床家であるので，自験例を示して，評価や指導について具体的に説明する．臨床を通して従来から問題と感じてきたことについても，明らかにしていきたい．

　「機能的構音障害」といわれる構音の問題には，言語発達の遅れにともなう構音獲得の遅れや，音韻障害や，構音学習の誤りなどさまざまなものが含まれている．構音障害をもたらした要因が違えば指導時期や方法は変わってくるはずだが，「機能的構音障害」と名付けることで，要因を明らかにしないまま訓練ばかりに目がいくことはないだろうか．

　小児の機能的構音障害をみる際には，構音獲得を支える発達の問題が重要な視点である．さらに，ほとんどの構音の誤りが改善可能なことから考えると，「障害」と名付けることには大いなる疑問がある．構音に誤りがあれば訓練を行う必要があり，そのための系統的指導法を求める読者も多いと思うが，指導法そのものに「新展開」といえるほどのものがあるとはいいがたい．言語臨床家が音声学的素養をもち，指導の技術を磨くことは必要不可欠ではあるが，まずは正しく検査を行い，要因を探り，訓練の要不要や時期を含めて指導方針を立てることが何よりも重要であると考える．

2. 機能的構音障害の定義

　機能的構音障害とは，明らかな器質的異常がないにもかかわらず，構音の習得過程においてなんらかの要因により構音の誤りが習慣化し，固定化したものと考えられてきた．「機能的」という用語は，器質的ではないという意味で従来用いられており，機能的構音障害の治療には，構音操作を指導するという技術面に視点が当てられがちであった．しかし同じ地域に住

む同齢の子どもと差異があるならば，必ずそれをもたらした要因はあるはずである．その要因を明確にしないと，自然治癒可能な症例に指導を試みたり，予後が判断できず，適切な訓練時期を逃したり，指導の必要性の判断がつかない．構音指導の方法は，それほどにバラエティのあるものではない．同じような誤り音であっても，数回で正しい音を獲得することもあれば，頻回の指導にもかかわらず獲得されないこともある．この差異について，指導の方法に問題をおくより，個々の症例がもつ要因の差と考える方が自然であり，この要因を明らかにするような評価診断法が待たれるのである．

　構音機能の獲得にかかわる要因について，西村[1]はWinitzの研究を紹介し，言語発達遅滞，構音運動に関する神経系の成熟の遅れ，聴覚弁別能力をあげている．細谷[2]は，誤って構音する音の目標音に対する音声知覚が健常児より劣ることをあげている．北野[3]は，子どもの側の対人認知の成熟をあげている．これら構音機能を支配する諸因子について今後さらに解明が進んでいけば，「機能的構音障害」という用語のあいまいさから解放される日が来ることであろう．

　このような現状のなか，近年，幼児の構音障害を記述し，評価する方法として自然音韻過程分析（Phonological Process Analysis）[4]が用いられている．音韻過程分析では，言語学で得られた知見を応用し，健常児の音韻プロセスとの比較において，より正確な評価・診断を得ようとしている．実際，言語臨床のなかで，構音能力はあるのに音韻性の誤りを示す場合や音韻・構音とも不良な場合は，構音の問題だけをもつ場合と分けてアプローチをしていく必要性があると考えられてきた[5,6]．しかし，機能的構音障害指導への適応を紹介した研究はほとんど見当たらず，今後の臨床研究が待たれる．

　アメリカでは，すでに米国精神医学会の「診断・統計マニュアル第3版改訂版」（Diagnostic and Statistical and Manual of Mental Disorders，DSM-III-R）の「発達性構音障害」を第4版では「音韻障害（Phonological Disorders）」という用語に改定している[7]．また，WHOの「国際疾病分類第10版」（The ICD-10 Classification of Mental and Behavioural Disorders）では，小児が精神年齢に即した水準以下の話音を使用するが，言語能力は正常な水準にある特異的発達障害である「特異的会話構音障害」に，発達性音韻障害を含めている[8]．いずれも，いわゆる機能的構音障害に音韻規則の習得の遅れや異常を含む概念となっており，この点では注目される．しかし，他の障害との鑑別診断が行われるように記述されている一方，指導に必要な情報は得にくい．

　今後は，実際に子どもに指導を行う際に役立つような，言語発達・構音発達とのバランスや構音発達を支える要因など，基礎的・臨床的両面からの研究に基づく診断基準・評価法の作成が必要である．

表1　構音の完成時期

年齢＼研究者	高木ら		野田ら		中西ら	
	名		名		名	
3：0～3：5	10	w, j, m, p, t, d, g, tʃ, dʒ	50	j, b, m, t, tʃ		
3：6～3：11	16	ɸ, n	50	p, k, g, ʒ		
4：0～4：5	22	ç, h, k	50	h, c, n, r	230	w, j, h, ç, p, b, m, t, d, n, k, g, tʃ, dʒ, ʃ
4：6～4：11	28		50	w, d	303	
5：0～5：5	21	b	48	s	281	s, ts
5：6～5：11	16	dz	50	ʃ, ts, z	270	dz, r
6：0～6：5	20		50		380	
6：6～6：11			30		225	
備考	s, ʃ, ts, r は6歳半までには90％以上正とならない．		ʒ と dʒ, z と dz は区別せず ʒ, z としている．		単語で，検査を目的とした音の初発反応による．	

表の年齢は90％以上正しく構音される時期を示す．なお，拗音については除外した．
（中西靖子：東京学芸大学特殊教育研究報告 1, 1972）

3. 構音の発達

　幼児は，言語習得の過程で，その音韻体系に関係する知識を獲得し，一方それぞれの音の操作技術をも習得する．大和田ら[9]による10名の幼児の1歳0ヵ月から4歳0ヵ月に至る構音発達の縦断的研究の結果では，1歳台に初発して2歳台に習得を完了する音群/p, b, m, t, d, n, k, g, w, tʃ, dʒ/と，1歳台の後半または2歳台に初発して，3歳台以降に習得を完了する音群/h, ç, F, r, s, ʃ, ts, dz/がある．さらに，幼児が構音を完成していく経緯を横断的に調査した中西らの報告[10]も合わせてみると，幼児では，母国語の音韻体系のかなりの部分が2歳台にはできあがっており，すべての子音がおよそ6歳台までに完成すること，完成の遅い音は/s, ts, dz, r/であることがわかる．

　完成順序についても，基本的には両唇音，硬口蓋音，軟口蓋音，歯茎・歯音の順序であることは，ほぼ共通している．同じ構音点にある音では，有声音対無声音，鼻音対口音の対立が現れ，また後続母音によって，音素の習得順序は違うことが予想される（表1）．

4. 構音障害の分類と症状

　一般に，大まかな症状の分類を表す「サ行音構音障害」や「ラ行音構音障害」というような表し方が用いられるが，ここでは構音の誤りの特徴を臨床的見地からとらえていく方法に

ついて述べる.

4.1. 誤りのタイプによる分類

　誤り音の全体像を系統的に把握するために，誤りの特徴を抽出する．その際，正しい構音に対して誤り音にみられる共通性や非共通性を構音点・構音様式・無声有声などの観点から分類する．これにより，鑑別診断の必要性や指導法の検討がより適切に行える．現在，わが国では日本音声言語医学会[11]が発表したものが一般によく用いられている（表2）.

表2　誤りのタイプによる分類（日本音声言語医学会，1981）[11]

置　　換	ある音の代わりに他の音が構音される
省　　略	該当音が構音されない
歪　　み	誤り音であるが，他の音として記述しえない
鼻 腔 構 音	口腔の閉鎖接触を保ったまま，鼻腔から呼気および音を出す
咽頭摩擦音	咽頭または下咽頭壁と舌根で作られる摩擦音
声門破裂音	声門で作られる破裂音
口 唇 音 化	両唇で作られる音
舌口唇音化	舌と上唇で作られる音
歯 間 音 化	舌先が歯間にあって作られる音
前 方 移 動	歯茎硬口蓋から軟口蓋の領域と舌で作られる音の，構音点の前方移動
後 方 移 動	歯から硬口蓋の領域と舌とで作られる音の構音点の後方移動
（口　蓋　化	歯音・歯茎音の構音点が後退して口蓋に移り，舌の接触も舌背で行われる）
前 舌 化	舌先音の前舌音化
声 門 化	声門音との二重構音
無 声 化	有声音の無声化
有 声 化	無声音の有声化
破 裂 音 化	摩擦音・破擦音・弾き音の破裂音化
摩 擦 音 化	破裂音・破擦音の摩擦音化
破 擦 音 化	摩擦音・破裂音の破擦音化
破裂不十分	鼻腔漏出などにより，破裂音が弱い
摩擦不十分	鼻腔漏出などにより，摩擦音が弱い
弾き不十分	舌の反転，弾きが不十分
鼻 音 化	非鼻音の鼻音化
非 鼻 音 化	鼻音の非鼻音化
側 音 化	呼気または音が口（舌）の側方から出される
鼻 雑 音	構音操作にともなう呼気の鼻漏出によって生じる雑音

4.2. 誤構音のカテゴリーによる分類

　西村ら[1]は機能的構音障害児の構音検査の結果から，誤構音を次の5つのカテゴリーに分類した．この誤構音のカテゴリーは以下の如くである．

  1. 摩擦様式の誤り
  2. 構音点の前方移動

3. 弾音の誤り
4. 構音の口蓋化
5. 構音様式が全般に不良な誤り

さらに，個人が単一またはいくつかのカテゴリーを共存してもっているので，その臨床類型を7つ（1, 2, 1・2, 1・3, 1・2・3, 4, 5）に分けている．そしてカテゴリーごとに原因や指導効果などを検討している．

5. 機能的構音障害の評価

5.1. 構音検査

構音検査はその目的により，選別検査，予測検査，診断検査に分類される．

選別検査は，構音の誤りを大まかにとらえることを目的としており，集団健診や短時間に子どもの構音の状態を把握しなければならないときに用いる．田口らの『ことばのテストえほん』[12]は従来広く使用されてきた．構音・ことばの理解力・聴力（ささやき声）・表現能力のどの面に問題があるのかを，大まかにとらえることができる．

予測検査は，構音に誤りがあることが認められたとき，その構音の誤りは自然に正しい音に発達するか，あるいは特別な指導を必要とするかを予測するために行う．わが国においては，国立特殊教育総合研究所が作成した『構音発達予測検査』[13]が唯一であろう．

診断検査は，単音，単語，文章，自由会話の各々について構音の誤りの有無を判定する．日本聴能言語士協会の構音検査法委員会と日本音声言語医学会の機能的構音障害検査法委員会の作成した構音検査[14,15]がもっとも広く使用されている．

構音検査を通して次の点を明らかにする．
- 誤り音の種類と正しい音の種類
- 誤り音の一貫性：一貫して誤るか，正しい場合はどんな音環境で構音されるか
- 被刺激性：聴覚刺激で正しい構音に修正されるか
- 誤りのタイプ：省略・置換・歪みのいずれか，特異的な誤りはないか
- 誤りの傾向：誤り方に共通する構音操作上（構音点・構音様式・無声有声など）の特性はないか，また，誤り音にみられる構音操作上の特性が，正しい音のなかでみられるか

構音検査に際しては，検者は評価の信頼性を高めるために，被検児者の発したことばを検者の耳によって判定し，記録できるように，自分の耳を鋭くする必要がある．音の聞き分けに先立ち，日本語の音声や構音障害児者が用いている異常構音と共通するような諸外国の音声の構音点・構音様式をよく知っておく必要があろう．また記録には，一般的には国際音声記号を用いる．表記方法に十分慣れておく必要がある．

5.2. 被刺激性の検査

誤りが固定されている音について，強い聴覚刺激を与え，模倣させ，構音が修正されるかどうかをみる．修正されれば被刺激性があるとする．修正されなくても，音に変化が起これば その内容を記録しておく．

5.3. 聴覚的記銘力の検査

聴覚的に与えた語音あるいは数字などの，要素の記憶・再生をさせる．何単位まで再生できるかをみる．

5.4. 語音弁別力の検査

正しい音と誤り音の聞き分けができるかを調べる．方法は，検者が音節単位で，正対正，正対誤，誤対誤の組み合わせで音を対にして聞かせ，被検児に「同じ」または「違う」の判定をさせる．検査に用いる誤り音は，被検児の誤り方をできるだけ忠実に再現しなければならない．

5.5. 構音器官の検査

鼻・口唇・舌・歯・硬口蓋・軟口蓋・咽頭の形態・機能についてみる．

5.6. 鼻咽腔閉鎖機能の検査

口蓋裂，軟口蓋麻痺，軟口蓋短縮症などとの鑑別を行ううえで重要である．言語臨床では，構音器官の運動機能検査，音声言語の聴覚判定，ブローイング検査を行う（第4章参照）．

5.7. 言語発達検査

構音発達が言語発達に見合う状態であるか否か，発達程度とその偏りの有無について判定する．ITPA言語学習能力診断検査や絵画語彙発達検査などを用いる．その他発達検査や知能検査の言語性課題の結果を参考にする．

5.8. 生育歴調査

　子どもの場合，構音障害に限らずその子どもがどのような環境で育ち，周囲の人々とどのように接してきたか，どのような発達の道筋を経てきたのかを知ることは大切である．主な項目は，発育歴・言語発達歴・家族歴・医学的既往歴・行動面の特徴・家庭や地域の環境・教育歴などである．

　たとえば，方言と構音障害の鑑別診断を行うには，地域性を把握しておく必要がある．/ʣ/と/d/を区別しない和歌山県の方言や，/s/と/ʃ/を区別しない九州の方言なども理解しておく必要がある．

　また，家族歴では，家系内に言語障害や構音障害をもつ人がいないかを把握しておく．同胞に口蓋裂による構音障害児がいて，器質的には問題をもたないが，同じような構音障害をもつ兄弟の例もある．

5.9. 鑑別診断

　機能的構音障害では，難聴，発声発語器官の形態の異常，運動機能の異常，言語発達遅滞などとの鑑別が必要とされる．とくに以下のようなものとの鑑別に注意を要する．

- 鼻咽腔閉鎖機能不全：粘膜下口蓋裂・軟口蓋麻痺・口蓋短縮症・deep pharynx（深咽頭）などにより，鼻咽腔閉鎖不全が起こる．鑑別には，生育歴上，不全を示唆する症状（ミルクの鼻漏れ）や神経疾患，口蓋の手術の既往，開鼻声や呼気鼻漏出による子音の歪みなどについて情報を収集する．
- 難聴：摩擦音・破擦音に構音障害が認められるケースに高音急墜型や中等度以上の聴力損失が発見されることがある．聴力検査や語音弁別検査により明らかになる．
- 言語発達遅滞：言語発達全般の遅れにともなって構音発達も遅れる．この場合には，構音発達が言語発達の一側面であるところから機能的構音障害とはいえない．一方，言語発達遅滞があっても，構音がより遅れているものであったり，異常構音である場合には，構音障害と考える．
- 音韻体系の獲得困難：音の誤りがあっても，それが音韻プロセスに該当する誤りであれば，幼児期ではすぐに訓練に入るより，5，6歳まで経過をみる必要があろう．この鑑別には，正常の音韻プロセスについて熟知しておく必要があるが，これらの調査報告は少ないのが現状である．しかし，発達に比し，子音の省略や同化（コップ→ポップ），倒置（テレビ→テベリ）が多くの語にわたってみられるようであれば，発達の遅れを含めて鑑別をする必要がある．

6. 構音訓練の内容

6.1. 訓練の適応と予後

　訓練の要・不要や時期については，以下の点に考慮する．
　自然に改善が予測されるときには，すぐには訓練の対象とせずに経過を観察する．その予測は，平均的構音完成時期からみてどの程度の遅れか，完成時期の遅い音に限られているか，誤りの内容は自然発達の経過のなかでみられるものか，単語で誤る音が音節の復唱では修正されるかなどを目安とする．
　一般的に構音訓練の適応は4歳レベルの発達程度といわれているが，目標音とその誤り方によって違いがある．自然の改善が予想されても，構音障害のために2次的問題をもっている場合は訓練の対象とする．どの音から構音指導を始めるかは，被刺激性のある音や鍵になる語のある音や構音操作のやさしい音など，比較的短期間に習得できそうな音から始める．
　訓練終結は，原則的には誤り音がみられなくなった時点で終結とするが，般化の進度はかなり個人差がある．
　予後は，機能的構音障害の場合，一般的に良好である．ただし，終結に至るまでの期間は個人差が大きい．予後に良好な影響を与える要因としては以下のようなものが考えられる．

- 構音器官の運動が良い
- 年齢が若い
- 重複障害がない
- 他の言語障害がない
- 意欲が高い
- 課題に対し集中力がある
- 家族や周囲の人々から協力が得られる
- 継続して訓練ができる

　しかし，なによりも，指導者が構音指導のテクニックに習熟しており，豊富な臨床経験をもっていることが重要なことはいうまでもない．

6.2. 構音訓練の内容と方法

　訓練は個人訓練を原則とする．1回30分から60分，週1回から2回程度とする．訓練開始にあたっては，訓練目標・期間を設定し，プログラムを立てる．構音訓練の内容と方法は，以下の通りである．

1) 構音器官の運動訓練

構音器官に運動機能不全が認められる場合は，CSS（chewing, sucking, swallowing）トレーニングや「ことばの体操」，ブローイングや百面相，diadochokinesis などを用いる．側音化，口蓋化など歪み音を呈する場合や，舌運動悪習慣が強い場合には，筋機能療法を取り入れる[16]．

これらの訓練は，子どもの構音器官の随意運動能力を高めるために用いてもよい．

2) 聞き分け練習

自己の誤り音について，正しい音と誤った音の聴覚的認知を確実にすることが目的である．日常の会話では，意味との対応で一連の音を聞いており，個々の音に注目してことばを聞くことはほとんどない．そこで，自己の誤り音について認識が確立していない場合には，誤り音を自覚させるために，語音弁別訓練と音韻学習（音節分解・同定）を行う．

聞き分け練習の導入の段階では，差異の大きい音から始め，差異を段階的に小さくして目標の音と子どもの発している誤り音の比較ができるように導くのが原則である．また，訓練者は，子どもが歪み音を発している場合はその誤り音にできるだけ近い音を産生できるようにしなければならない．この聞き分け練習が十分行われていないと習熟練習の段階でつまずくことがあるので，全指導過程を通して段階的に組み入れておく必要がある．

3) 構音操作の練習

この段階では，構音操作そのものを指導し，動作として随意化・安定化を目指す．以下のステップで，単語のなかで使用できるまで練習を行う．

ステップ1 目標子音（母音）を作る．
ステップ2 単音節を作る．1音のみから連続まで．
ステップ3 無意味音節のなかで使う．語頭・語尾・語中．
ステップ4 単語のなかで使う．語頭・語尾・語中．

誘導の方法は，一般的には①構音器官の位置づけ法，②他の音を変える法，③漸次接近法，④鍵になる語を利用する法，⑤聴覚刺激法のうちから，子どもの状態に合わせて選択して用いる．以下に，各方法の具体的説明を福迫ら[17]による『口蓋裂の言語治療』より抜粋する．この本にはさらに各方法についての実践的指導方法も詳述されているので参考にされたい．

① 構音器官の位置づけ法あるいは構音点法

目的音の構音点や構音方法（誤り音との違いも含む）を十分に理解させ，音の作り方を教示したうえで，目的音を獲得させる方法である．理解や説明を容易にするために，口腔の解剖図（正面図や側面図），パラトグラム，鏡，紙片，口の開きや舌の動きなどを示す模式図や絵，視覚的な記号などを利用する．

② 他の音を変える方法

　子どもが既得している音を利用して，目的音を導く方法である．たとえば，[ʧ] → [ʃ] のように音を分解させたり，[ke] + [i] → [ki] のように音を合成したり，[g] → [k] のように有声子音から無声子音に変えるやり方である．構音点の位置づけ法と異なるのは，目的音の構音点や構音方法などは説明せずに，聴覚刺激を与えて音そのものを変えることである．利用価値が高い方法のひとつである．

③ 漸次接近法

　指導者はまず子どもと同じ誤り音を出し，次にその音より正しい音に近い音を出し，それをさらに近い音に変え，ついに正しい音を出すというように一連の音を聞かせ，その都度これを模倣させる．これによって，子どもに音の出し方を変えさせることを狙いとする方法である．したがってこの方法で有効な誤り方は，誤り音と目的音の間の距離が小さいこと（たとえば，異なる弁別素性の数が少ない），聴覚印象でも両者に大きな違いがないこと，が条件となる．

④ 鍵になる語を利用する方法

　誤って発している音でも，詳しく調べると特定の単語では正しい音を出していることがある．この単語 key words を利用して音を獲得させるやり方である．

⑤ 聴覚刺激法

　正しい音を聞かせ，これを模倣させる過程を繰り返すことによって，正しい音を作らせるやり方である．

4）習熟練習

　日常用いられる句・文の段階から，どのような場面でも正しい構音操作ができることを目的とする．構音操作練習のステップに引き続き，以下のようなステップで練習を行う．

　ステップ 5　句のなかで使う．
　ステップ 6　文のなかで使う．
　ステップ 7　会話のなかで使う．統制された会話から自由会話まで．

7. 指導事例

7.1. 言語発達遅滞をともなう事例

　「発音不明瞭」を訴えるケースは，小児の言語臨床では過半数を占めるといっても過言ではない．しかし，その多くは程度の差はあっても言語発達遅滞を示す．また，「発音不明瞭」という訴えは「サ行が言えない」などの訴えとは異なり，実際にどの音がどのように誤っているか特定しにくいことを示している場合がある．構音検査により側音化・口蓋化など歪み音

が認められたり，語内の位置により音の誤り方が異なるといったケースがしばしば経験される．したがって，適切かつ正確な検査を行うことはいうまでもないが，同時に言語発達と構音発達との関係や構音訓練の適応について十分な検討が必要となる．訴えどおり発話の明瞭度が低く，音の誤りに一貫性があっても，誤りタイプによっては自然獲得が期待できる．また，波及効果を考慮して訓練音を選べば誤り音すべてを訓練する必要はない．訓練開始に際してはこれらを考慮して開始時期や指導音を決定する必要がある．

［事例1］女児　初回時年齢 3歳8ヵ月

母音，子音ともに複数の誤りが混在しており，発話の明瞭度が著しく低い．言語受診までに家族が発話を矯正していたため，構音検査への適応は不良であった．ことばの発達は始語1歳6ヵ月と遅れを示し，初回評価時にもやや遅れが認められた．生後5ヵ月から保育所に入所していたが，社会性の発達にも問題があった．母親は小学校教師で通所に制約があったので家庭指導を中心とし，日常生活のなかで言語以外の行動にも注意して観察してもらった．結果的に通所訓練は行わずに構音は改善した．

受診経過
　保健所から「発音不明瞭」で精査依頼

初回時評価
　言語発達　絵画語彙発達検査……語彙年齢3歳0ヵ月 SS 7（3歳9ヵ月時）
　構　　音　鼻咽腔構音（イ列音全部，ウ列音の一部）
　　　　　　　置換 [a/e]
　　　　　　　口蓋化構音 /t, d, n/
　　　　　　　省略・軽度声門破裂音 /ʧ・t/（表3）
　鼻咽腔閉鎖機能　良好
　聴　　力　問題なし
　そ の 他　検査への適応不良のため，その他の検査は実施不可能

指導方針
　鼻咽腔構音や母音の誤りなど，誤り音の種類や誤りパタンからみて言語発達遅滞にともなう構音発達の遅れが主たる問題と考えられた．このため，系統的訓練の前段階として構音器官の運動訓練（とくに舌運動）と，構音成熟を促すために音韻学習を優先した．月1回，母親に指導内容を指示し，家庭で練習させた．話しことばの矯正は厳禁とした．

指導（3歳9ヵ月〜4歳2ヵ月　計7回）
　1. 音韻操作（3歳9ヵ月〜）
　　　●音節分解は可能であったため，語頭，語尾音の抽出や「しりとり」を行った．
　2. 構音指導（4歳〜）
　　　●4歳前に自発話中に出現した/ʧ・t/を取り出して強化した．
　　　●/t/の単音節は，舌先を両口唇に挟み/p/を構音させ，舌先部での破裂感覚を覚え

表3　事例1の構音（初回時評価：3歳8ヵ月）

a	○	i	NA	ɯ	○	e	a	o	○
ka	○	ki	NA	kɯ	○	ke		ko	○
sa		ʃi		sɯ		se		so	
ta	PA	tɕi	NA	tsɯ	PA	te	a	to	PA
na	PA	ɲi	NA	nɯ	PA	ne	ɲa	no	PA
ha		çi		Fɯ		he		ho	
ma	○	mi	NA	mɯ	○	me	ma	mo	○
ja				jɯ				jo	
ra		ri		rɯ		re		ro	
wa									
ga		gi		gɯ		ge		go	
dza		dʑi		dzɯ		dze		dzo	
da	PA					de	a	do	PA
ba	○	bi		bɯ		be		bo	○
pa	○	pi		pɯ		pe		po	○
tʃa	a			tʃɯ	NA			tʃo	

／：拒否　空白は実施できず　○：正常　NA：鼻咽腔構音
PA：口蓋化構音

させる．徐々に舌を後退させ，硬口蓋での破裂へと誘導する．
母親から報告された本児の行動の変化は，構音の改善と連動していることが多かった．

- 発話量の増加
- 嫌いな物（果物）を食べるようになった
- 「わからない」と意思表示できるようになった
- 保育園で，今まで聞き返されると笑うだけであったが，もう一回言うようになった
- 姉と「学校ごっこ」をして，文字を教えて貰うようになった
- 4歳過ぎ，体格も大きくなり「おねえちゃんらしくなった」と強く感じられた

経過観察（4歳5ヵ月〜7歳10ヵ月　計9回）

　構音以外の面にも発達がみられることと，正しい構音が自然に出てくることを母親が認識できて，不安がなくなったため経過観察に切り替え，本児の発達ペースを見守ることにした．
　母親は，毎回まず子どもが変化したこと（良くなってきたこと）を報告した．手 [te] ケーキ [keːki] が明瞭に発音できたこと，長いお話ができるようになってきたこと，文字が読めるようになった，などである．指導者も，毎回構音検査を実施し，習得途上にある音を確認した．4歳7ヵ月時，イ列音の鼻咽腔構音は一部消失傾向がみられ始めた．5歳2ヵ月には/ʃ/に被刺激性が認められ，6歳2ヵ月にサ行音がシャ行音で出現し始めた．その後，就学とともに受診はいったん途絶えた．
　2年生の夏休みに再受診した時，チャ，ジャ行，チ，ツが依然として鼻咽腔構音，ザ行音も口蓋化構音であった．鼻咽腔構音は [ti, tɯ] から誘導し，ザ行音は/s/から有声化させると，すべての音が1回で誘導できた．強化練習は家庭でするよう母親にふたたび指示したところ，1ヵ月後に来所した．単語レベルまで改善がみられたため，句，文への般化練習を指示し終

了した.

7.2. 精神遅滞をともなう事例

　軽度から中度の発達遅滞をもつ場合，ある程度の発話が獲得されてくると，親の関心は構音の問題に向けられる．「本人のいうことが理解できない」「友達に通じない」「特定の音が聞き取れていないのではないか」など，親の切実な訴えにより訓練を余儀なくされる．しかし，確かな見通しもないまま指導を始めると，指導は長期化し，親も子も指導者も徒労感だけが増していくという結果に陥りかねない．

　精神遅滞児の構音指導に際しては，子どもの発達のペースや能力間のバランス，言語能力と構音発達の関係などを全体的にとらえて，指導時期を見きわめる必要があり[18]，しばしば「時期を待つ」ことが必要になる．指導者は，その期間中に発話不明瞭から生じるコミュニケーション問題への対策や，構音発達を促す具体的方法などを，必要に応じていつでも助言できるようにしておかなければ親の信頼は得られにくい．

［事例2］男児　初回時年齢 3歳7ヵ月

　精神遅滞があったが，発音が心配とのことで当科受診となった．母親は非常に不安が高く神経質であることが，発達相談を担当していた心理士から指摘されていた．指導者は構音のみに目を向けるのではなく，言語能力全体の変化をみるようにし，とくに良くなってきたことは小さなことでも母親に伝えるようにした．

　4歳以降は長期の経過観察にしたが，毎回母親に対しては構音発達の順序や構音学習の基礎となる諸能力について説明し，家庭で練習できることを指示した．小学1年生の夏休みに，母親の希望でサ行音の訓練を試みたところ，単語・句レベルまでが可能となった．

受診経過
　同施設内小児科医から「発音不明瞭」のため言語検査依頼

発達（3歳3ヵ月）
　新版K式発達検査　発達指数70（運動70，認知・適応70，言語・社会68）

初回時評価
　言語発達　S-S法　理解　2語連鎖（＋）・3語連鎖（±）
　　　　　　　　　　　表出　2語発話（＋），単語は1音だけで表すものが多い
　　　　　　　絵画語彙発達検査　語彙年齢3歳4ヵ月 SS 9（3歳7ヵ月時）
　構　　音　置換 t/s, t/ʃ, k/t，子音省略 /h, ç, F/
　　　　　　　単語レベルでの一貫性のない誤り

指導方針
　言語発達経過をみながら構音指導の時期を見定める．当面は経過観察とし，母親に構音発達と訓練の適応について説明し理解を求める．このため母親との面接時間を充分にとる．

経過観察（3歳10ヵ月～7歳　計8回）

　4歳1ヵ月時に助詞出現，4歳6ヵ月ごろからサ行音の置換，ハ行音の子音省略に一貫性がみられた．5歳時，母親に/h/を誘導するために「ハー」と息を吐く練習を時々するように指示した．また，構音改善のためには音韻学習も必要であることを説明し，家庭では「しりとり遊び」などを試みるよう勧めた．6歳時，しりとりが少しでき始めた．/ʃ/の被刺激性が認められ，6ヵ月後には「シ，ス」にわずかに摩擦音が混じるようになった．この時期までの本児は，検査が終ると疲労のためか必ず指を吸いながら入眠する状態であった．6歳6ヵ月ではサ行音，ラ行音の置換のみとなった．母親は小学校1年生の夏休みに訓練を強く希望した．指導者は自然獲得の見通しをもっていたが，同時に本児の言語発達が4歳レベルに達しており，誤りに一貫性があることや音韻操作が可能であることなどから訓練適応もあると判断した．

訓練（7歳1ヵ月～7歳2ヵ月　5回）

　夏休み中にサ行音を単音節レベルで可能にすることを目標とした．
　1回目，/ʃ/を/ç/から誘導し，単音節 [ʃi] が可能となった．2回目には/ʃ/＋母音でシャ行音を誘導，摩擦音を強調して聞かせると/s/の単音節も誘導可能であった．その後，無意味音節，単語へと練習を行った．文字を読む時と「しりとり」では比較的般化が容易であった．5回目には，音読時文章中のサ行音をマークすれば可能となった．ハ行音は摩擦が弱く，注意を要した．母親には，家庭で短文レベルで正しい音が出せればよいことを伝え，経過観察とした．2ヵ月後，単語の呼称と読みのレベルで改善，会話では時々正しい音が般化していた．冬休みには，会話時に/s/は正常または/ts/に置換，ハ行音も改善していた．母親は「運動会などのため家庭では練習ができていない」と報告したが，指導者が構音の改善傾向を伝えると不安もなくなり指導を終了した．

7.3. 同じ誤り音で指導回数に差があった2事例

　構音障害は，「治す」ことのできる数少ない言語障害である．したがって多くの臨床家が訓練成績をまとめ，訓練期間の目安（たとえば，サ行音の置換は3ヵ月程度，など）があってもよい思われるが，そのような報告は実際にはほとんど見当たらないのが現状である．
　訓練に要する期間や通所回数に関与する要因には，対象児のもつ要因（障害音の種類と数，発達レベル，開始年齢など），環境的要因（親の養育態度，養育環境など），臨床家の側の要因（経験年数，指導技術など）が考えられる．個々の事例において，そのひとつひとつを厳密に検討することは困難である．小児の場合は発達途上にあるため，訓練による改善と成長・発達による変化との見きわめがつきにくいのも一因と考えられる．訓練回数は少なくてもそれが長期に及ぶこともあれば，期間は短いがその間の通所が頻回となることもある．それが本人や家族の希望に沿ったものであれば，とくに「長くかかった」「何回も通わなければならなかった」と問題にするものではない．大切なことは，臨床家があらかじめ指導の見通しを立

て，本人や家族のニードにあった指導形態を柔軟に考え，それを実行できることであろう．

ここでは，指導開始年齢や障害音がほぼ同じであったが，指導回数や期間が異なっていた事例について，主に臨床家側の要因との関連で考える．

［事例3-1］男児　初回時年齢 5歳2ヵ月

初回時評価

　構　　　音　置換 ʧ/s, ʃ, d/ʥ, /h/（±）
　発達・聴力　問題なし

訓練（5歳2ヵ月～5歳6ヵ月　10回）

- 1回目　/ʃ/ を /ç/ から誘導
- 2回目　/ʃ/ + [i]
- 3回目　/ʃ/ + 母音……後続母音を有声化すると /ʃ/ は /ʧ/ となり不安定
- 4回目　前回の練習から [ʃi] へ誘導すると [ʧi] となる
- 5回目　前回と変化なし
- 6回目　/ʃ/ + マ，ナ行各音（[ʃma, ʃna] など），/s/ が会話中でかなり近い音で出現
- 7回目　/ʃ/ + 母音
- 8回目　母音，/m, n/ 各音 + /ʃ/ は可能（[aʃ, maʃ, naʃ] など）
- 9回目　[ʃa, ʃɯ, ʃo] 可能，母親「おかあさん，と言えるようになってきた」と報告
- 10回目　絵単語の呼称で /s, ʃ/ は摩擦は弱いが可能
- 11回目　本読み・短文の復唱・会話で摩擦は弱いが /ʧ, t/ には置換しない，訓練終了

　/ʃ/ から始めたが，子音に後続母音をつけて単音節を作ることが困難なまま /ʃ/ に母音や有声子音マ・ナ行音を組み合わせて無意味音節反復練習を行い，約2ヵ月間（6回）を経過した．その後担当者が変わり，シャ行音を完成させ，単語レベルまでを1回で指導した．/s/ 音もほぼ良好な摩擦が可能となっていたため，単語で強化し3回で終了した．決して長すぎる訓練ではないが，/ʃ/ に母音や有声子音をつける練習の際，指導者が適切な聴覚刺激を与えられず，[ʃi] が一向に完成しないまま2ヵ月が過ぎたものと推測される．2, 3回以上同じ内容の訓練を繰り返しても変化がない場合はその訓練内容を再検討し，別の方法に変えるか指導音を変えるべきではないだろうか．

［事例3-2］女児　初回時年齢 5歳10ヵ月

初回時評価

　構　　　音　置換 ʧ・t/s, ʧ/ʃ
　発達・聴力　問題なし

訓練（5歳10ヵ月～5歳11ヵ月　3回）

　初診時に /ʃ/ を /ç/ から誘導した時点で，/ʃ/ を「風の音」と名づけて新しく認識させた．/ʃ/ に母音やマ，ナ行音（有声子音）と組み合わせて /ʃ/ の後続母音 [i] が自然につながるように

指導した．訓練1回目に単音節が可能となったため単語へと進めた．一方「シの音と同じように風の音を出して」と指示し，/s/を誘導したところ歯間音で単音節が可能となった．2回目には，自分からサ行音の単語を書いて持参し自信満々で音読した．このときの/θ/は摩擦が弱いものの/t/には置換しなかった．3週間後の3回目では会話時/s, ʃ/がほぼ良好となり終了した．

　初診時の母親の話では「本人はサシスセソが言えないと自覚しているが，正しく言えないのでジレンマを起こしている」とのことであった．もともとモチベーションが高く，本人のニードにあった具体的な指示を行ったことで，習得が早まったと考えられた．

7.4. 器質的構音障害との鑑別を要した事例

　口蓋に明らかな裂がないにもかかわらず鼻咽腔閉鎖不全を呈するものに，粘膜下口蓋裂と先天性鼻咽腔閉鎖不全がある．前者は，①口蓋垂裂，②硬口蓋後端の骨欠損，③口蓋帆挙筋の走行異常または断裂の3徴候で知られており，口蓋裂治療を行う医療機関であれば容易に診断が可能である．また後者は，軟口蓋の長さや咽頭の深さ，軟口蓋の運動性などをX線検査（頭位側方規格写真），鼻咽腔内視鏡などにより診断可能である．近年，このような徴候に加えて特異顔貌，先天性心疾患，精神遅滞などを合併する症例に染色体異常が認められることが明らかになった[19]．医療の場で言語臨床を行っていれば鑑別診断は比較的行われやすいが，それ以外の現場では鑑別診断が行われず，対症療法的に構音器官の運動機能を高める訓練などが改善の得られないまま長期間行われていることがある．以下の事例はスピーチの聴覚印象の特徴から「鼻に抜けたような感じ」「発音が抜けている」などといわれやすい構音の誤りであった．構音検査では，無声子音/p, t, k/が軽度の声門破裂音（子音が発音されず後続母音のみが聴取された）であったが，それらと対立する有声子音/b, d, g/は正常構音であった．このような構音の特徴は，口蓋裂術後の軽度鼻咽腔閉鎖不全症例にみられることがある[20]ため，鼻咽腔閉鎖不全との鑑別診断を要したものである．

　　[事例4] 男児　初回時年齢 4歳5ヵ月

受診経過

　父親が本児の発音を気にして頻繁に注意していたが，知り合いの言語臨床家に相談した．

初回時評価

　口腔内診査　軟口蓋，口蓋垂に器質的異常なし（口腔外科医による）

　構　　音　軽度声門破裂音（無声子音），置換 d/g，側音化（イ列音）

　言 語 発 達　正常

　構音器官の運動　良好（鼻咽腔閉鎖機能良好）

　問　　診　乳児期にミルクの鼻漏はなかった

指導方針

　誤り音が多く発話明瞭度が低いためコミュニケーションが取りにくく，幼稚園で他児に叩かれたりしていた．検査・訓練時に極端に恥ずかしがり小声でしか応答しないが，慣れると落ち着きがない．早期改善を目指したいが，居住地域には適切な指導機関がなかった（地域のことばの教室は幼児を対象としていない）．しかし当施設へも片道約3時間を要すため家庭での指導を中心にする．指導は置換・声門破裂音から始め，側音化など歪み音は経過をみる．訓練を効率よく進めるため，文字学習も始める．

訓練（4歳5ヵ月～5歳11ヵ月　17回）

　1～7回（4歳5ヵ月～5歳5ヵ月）　/b, d, g/の囁き声から/p, t, k/を誘導し，単音節はサ，ハ行を除き構音可能となった．文字への興味が出てきた

　8～17回（5歳6ヵ月～5歳11ヵ月）　/p, t, k/単語練習，/ʃ, s/誘導，/ts, dz/単語まで可能，構音検査（25語）[21]で誤り音は[tsɯ]のみとなった．イ列の側音化構音残存，他音は自由会話でも般化良好

経過観察（6歳3ヵ月～7歳2ヵ月）

　6歳3ヵ月　イ列音以外の単音節はすべて可能．側音化構音は軽度で本人の自覚が乏しく経過観察

　6歳9ヵ月　「リ，チ，ヂ」側音化構音残存．母親に構音点法を指示

　7歳2ヵ月　「リ」のみ舌の偏位あるが聴覚的には歪みがほとんどないため，家庭での指導を続けることで終了

7.5. 聴覚弁別指導を重視した事例

　機能的構音障害に対する訓練は通常「系統的訓練法」が用いられるが，最初に行うべき「聞き分け訓練」は，多くの場合簡単に通過するか，練習そのものにあまり重点がおかれないことが多い．しかし，ある種の構音の誤りでは聴覚弁別（識別）が悪く，複数の音を聞いてもそれらを区別する指標がその子の音韻体系にはまだない状態である場合がある．われわれ日本人が英語学習で経験することの多い/r/と/l/の区別の難しさを想像すれば理解しやすい．

　小児の構音の誤りのなかでは，ラ行とダ行の混乱がそれに該当すると思われる．そもそも/r/は日本語の子音の発達順位ではもっとも遅い音のひとつであり，習得が難しい子音であることは周知のごとくである．舌先の挙上が難しく/d/に置換したまま学齢期に達する例は少なくない．しかし，このようなラ行音に問題をもつ事例のなかに/r/の構音自体はさほど難しくはないが，それが/d/に代わって出たり，また/r/に代わって/d/が出たりして，混乱（混同）とでもいうべき事例がみられる．これらの児童では，聴覚弁別だけでなくふたつの子音/r, d/がいずれも構音点や構音法が不十分となる場合が多い．大塚[22]は幼児から学童期におけるラ，ダ行の発達に関する研究から，これを「混同」として構音障害の類型に加えることを提唱した．さらに，書字検査で出現する誤り音の変化から小学1年生から2年生にかけて構音確立

が進むことを報告している[23].

[事例5] 女児　初回時年齢 8歳11ヵ月（小学2年生）

受診経過

ダとラの書き間違いが続いている，との訴えで来所した．母親は小学校1年生のころから気になっていた．

初回時評価

構　　音　① /r/ 舌先挙上不十分，/d/ 破裂弱い
　　　　　② /r, d/ の単音節の聴覚的弁別は可能

言語発達　1歳過ぎからことばが出ていたが，母親には「遅かった」という印象が残っている

聴　　力　正常

構音器官の運動　良好

指導方針

/r, d/ の混じった単語レベル以上の聴覚弁別練習とともに，構音弁別も必要と考えられるため，/r/ 時の舌先の挙上を確認させて単音節から強化する．一方 /d/ は舌先を広く硬口蓋に接触させ強く破裂させて単音節を強化する．

訓練（8歳11ヵ月〜9歳3ヵ月　5回）

1回目　書字検査実施（図1[22]）/r, d/ を構音点法で指導
2回目　聴覚弁別練習（指導者と交替しながら /r, d/ が混じっている単語の正誤弁別）
3回目　/r, d/ が混じった短文の書き取り（図2）
4回目　前回と同じ．構音動作を確認するように口を動かし，考えながら表記する
5回目　1回目と同じ書字検査で誤りはなくなった

音読時の /r/ は /n・t・d/ など舌先音と組み合わされた時，舌の挙上が不十分となりやすい．誤りに気づき自己修正が可能となってきたため終了．

7.6. 年齢が高くなっても構音の誤りをもつ3事例

機能的構音障害の指導適応は，通常「4歳レベル以上の発達」といわれている．一方，構音の発達は，いちばん遅くに習得される子音が6〜7歳頃とされているため，訓練開始時年齢は5〜6歳がその多くを占める．しかし，臨床の場では年齢がかなり高くなっても発音の問題を主訴に訪れるものがいる．このような場合，誤り音の種類は側音化や口蓋化など歪み音であることが多いが，なかには明らかな置換を示す場合もある．通常は加齢とともに進んでいくはずの構音学習がなんらかの要因で進み得なかったと考えるならば，その誤り子音や誤り方が構音発達の初期に現れやすいものほど慎重に対応しなければならない．

ここでは，比較的低年齢でも獲得するカ行音の誤りで，6歳以降に来所した3事例につい

第6章 構音指導の実際 175

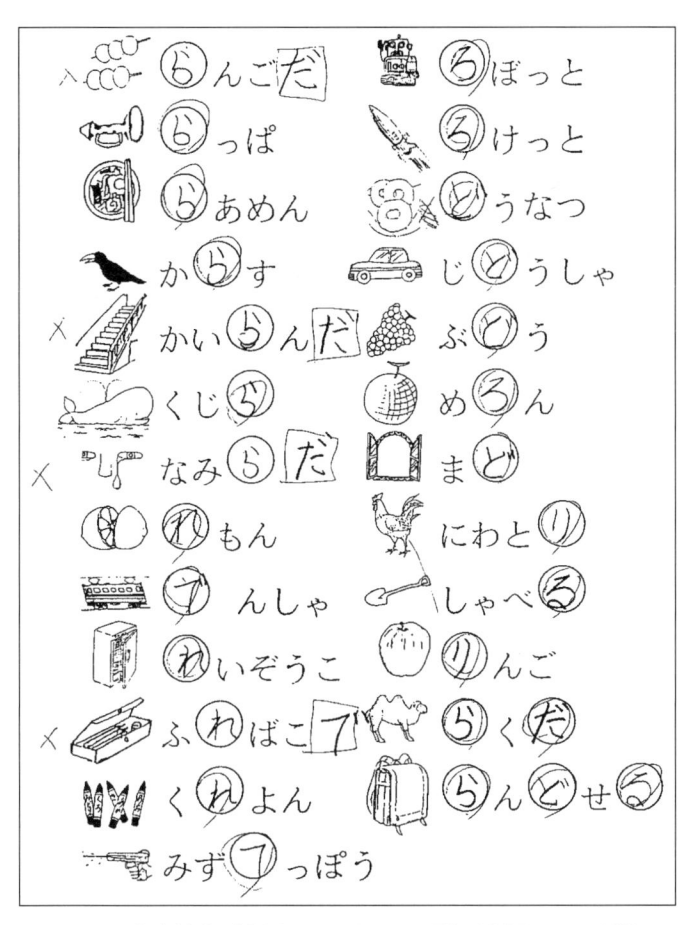

図1 書字検査（事例5，8歳11ヵ月）（大塚，1993）[22]

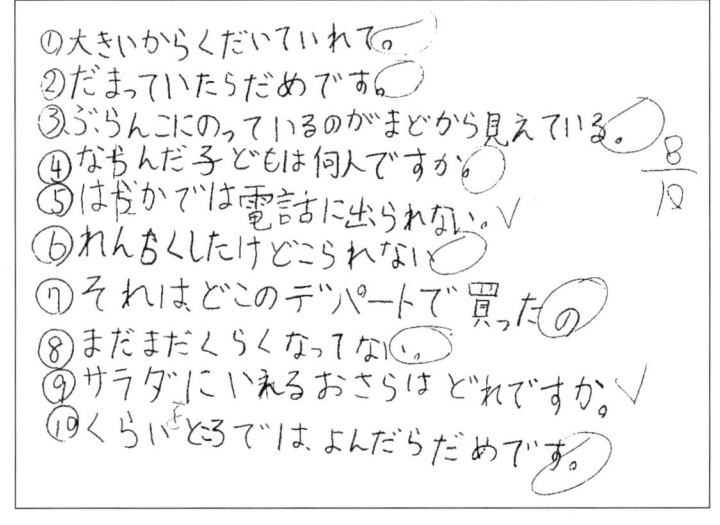

図2 文の書き取り（事例5，9歳1ヵ月）

[事例6-1] 男児　初回時年齢 8 歳 3 ヵ月

　カ・ガ行の置換を認めたが，その誤り音は後続母音により異なるというパタンであった．構音の改善はおよそ 1 ヵ月（4 回）で得られたが，指導者は訓練時の本児の行動に不安定感をもった．訓練終了時に，発達を専門的に扱う小児科医に精査を依頼した．

受診経過

　通院中の歯科医院からの紹介で受診した．

初回時評価

　　構　音　置換 [pɯ/kɯ, po/ko, ta/ka]，/g/ も同パタンの誤り
　　生育歴　2 歳半ぐらいからことばの発達がみられた．保健所で発音の問題を指摘されたが，それ以上のフォローはなかった．手先は器用だが粗大運動は苦手

指導経過

　検査への適応に大きな問題がなく，誤り子音も /k, g/ のみであったため，初診時に構音誘導を行った．「うがいの音」と指示したのみで，無声化した「カ」が可能であった．冬休み中でもあり，翌日も来所させたところ単音節が可能となっていた（父親に教えてもらった，とのこと）．4 日後（3 回目）には単語が可能で，家で練習をしていると話した．訓練中の会話で友達がいないことがわかった．4 回目，自発話や本読みでも /k, g/ の般化は進んでいたが，話しかけられても横を向いていたり，母親に聞いてからでないと応答しない，音読練習での読み誤りが多い，などが目立った．母親と，ことば以外の問題について話しあったところ「友達がほとんどいない」「学校でもみんなのなかに入れない」などの問題があり，対応に苦慮していることがわかった．構音の改善がほぼ得られたため，本児の言語以外の問題について母親と話し合い，発達全体の検査や他の心理検査の必要性について発達小児科へ精査を依頼した．心理検査を各種実施した結果「学習障害の疑い」で経過観察となった．WISC-R の結果は，IQ 123（VIQ 100, PIQ 142）であった．

[事例6-2] 男児　初回時年齢 12 歳 4 ヵ月

　カ，ガ行音はキ，ギ以外，すべてタ，ダ行音に置換していた．中学校に進学するにあたり親類から指摘された．本人は「カ行がいいにくい」と訴えているが，母親は「発音不明瞭だが，本人を刺激すると話さなくなるのではないか，と心配だ」とのことであった．

受診経過

　幼児期にことばの遅れでフォローを受けていた保健所に相談し紹介をうけた．

初回時評価

　　構　　音　置換 t/k, d/g, [ki, gi] は正常
　　言 語 発 達　2 歳から単語の増加がみられた．医学的精密検査で異常はなかった
　　構音器官の運動　舌運動は問題なし，口呼吸が多く，閉鼻声傾向あり

指導経過

　初回時に，鏡を見ながら奥舌の挙上をさせると/k/は可能となった．1週間後に来所した時には，単語，短文レベルがほぼ可能となっていた．誤った時は自己修正が可能であったため，次回は，4ヵ月後の夏休みに経過をみた．構音はさらに般化していたが，吃音が認められた．母親の話では「訓練を行った後，少し吃っていたが最近ひどくなっている」とのことであった．構音指導は不要で，自信をもって話してよいことを本人に強調して伝え，指導を終了した．

　この事例では，構音の誤りは2回の指導で改善がみられた．しかし，/k/のように獲得時期が早い子音の誤りを，「本人を刺激しないように」と母親が長期間にわたって対応策を講じなかったことに担当者は注目し，経過を詳細に聴取する必要があったと思われる．実際，本児に吃音が出た時に初めて，祖父や従兄弟に吃音があることが親から話されている．年齢が高いことと，構音の誤りが少なく指導効果が得られやすかったことで，初診時の情報収集が軽視されてしまったのではないかと考えられる．訓練後の言語行動の変化，親をはじめとする周囲の対応の仕方など，指導者が十分説明する必要があった事例である．

[事例6-3] 男児　初回時年齢 6歳1ヵ月

受診経過

　保健所の3歳時健診で母親は「カ，サ行が正しく言えない」と訴えたが，「5歳までは経過をみる，治らなければ連絡すること」と指示された．本児の姉（2歳上）も同様の誤りがあったが4歳前には治ったため，母親はその指示通り経過をみていた，とのことであった．6歳時に保健所から「カ行音がアとカの中間」とのことで当科を受診した．

初回時評価

　　構　　　音　　/k/は子音の省略に近い軽度の声門破裂音
　　構音器官の運動　　問題なし
　　聴力・発達　　問題なし

指導経過

　初診時に，正常構音の/g/をささやき声で言うことで/k/の単音節は各音とも容易に誘導できた．文字を読み始めた時期でもあったため，字を読むこと，単語を上手に（ゆっくり）言うこと，などを家庭で練習するように指示した．2週間後来所した時にはキャ行音も含め/k/は会話中に般化していたため指導を終了した．母親は「前回来所後2，3日は正しい音を出すのが難しかったが，それ以後は問題なかった」と話した．

　この事例のようなカ行音の誤りは，年齢がかなり上がっても周囲にも気づかれず，本人も自覚されずに経過することがある．高学年になって担任教師に指摘されたり，中学生になって英語の教師に初めて指摘された例などを経験している．他の子音には問題がなく，声門破裂音は/k/本来の軟口蓋と構音点が比較的近いため，気づかれにくいものと考えられる．

　また，カ行音の声門破裂音化は改善に長期を要するといわれることもある．田中[24]は学校内の言語通級教室（ことばの教室）で，本事例とほぼ同じ誤り音を示した児童（小学1年生）

に対し，3学期から2学年末まで指導を行い「少ない指導回数で，短期間に構音を獲得するにいたった」と述べている．長沢[25]は教育現場と医療での構音指導の違いについて「構音指導に時間がかかることには，それなりの正当な理由が在ろうが，構音のとらえ方や指導法について精通しておく必要はあるだろう」と述べている．言語障害児・者がどこでも均質の言語援助が受けられるためには，個々の臨床家が領域の違いにかかわらず，知識・技術・考え方などを相互に理解しあうことが必要である．

7.7. 同胞に同じ誤りがみられた事例

同胞間にみられる構音障害についての研究や事例報告は多くない．年齢の近い，しかも言語発達途上の兄弟であれば，どちらか一方（ほとんど年長児）に構音の誤りがあればもう一方の児に何等かの影響を与えることは当然推察される．鬼塚[26]，河原[27]，木内[28]は，それぞれ，兄弟とも機能的構音障害の事例と，一方が口蓋裂であった場合などを報告している．訓練は，年長児に行っただけで年少児の構音が改善した場合と，それぞれに行った場合があった．どの事例にも共通するのは，年長児の構音を早期に改善することが重要とされている点である．また，同胞にほぼ同様の誤りが出現することから家庭環境や器質的要因の検討も必要とされる．しかし臨床的には，まず年長児の構音をすみやかに改善させ，母親の不安を解消させることである．ケースによっては，年長児への訓練を経験した親が，次子にはみずから家庭で練習させられるよう助言するのみにとどめることも試みられてよい．

[事例7] 兄　初回時年齢 4歳9ヵ月
　　　　 妹　初回時年齢 3歳2ヵ月
　　　　 弟　初回時年齢 3歳9ヵ月

兄4歳9ヵ月，妹3歳2ヵ月時に発音の問題を訴えて同時に受診した．兄には言語発達遅滞の既往があり，まだ軽度の遅れが認められたが知的発達には問題なく，子音の省略（軽度声門破裂音）が中心の構音の誤りが先決問題と考えられた．妹は言語発達は問題なく発話も積極的であったが，構音は兄と同じ誤りを示していた．兄は，幼稚園で他児に発音の真似をされたりしており，発話が消極的になっていた．加えて妹が同じような発音で話すため，母親の不安は非常に強かった．妹への影響を考慮し兄の訓練を開始した．

妹については，加齢とともに成熟する音と兄が家庭で練習することによる影響を予測し，経過観察することにした．このとき，弟はまだ2歳前であり，構音の問題は表面化していなかった．母親は，兄の訓練が順調に進むと妹の構音が心配になったが，定期的に検査を実施し変化を説明することで納得できた．

弟については，妹が5歳過ぎて単語での改善が認められた頃，年長のふたりと同様の誤り構音が認められため，検査を実施した．単語以上のレベルでは年長のふたりと同様の誤りを示したが，単音節での誤りは少ない傾向であった．妹，弟ともに訓練は行わずに改善が認め

られたため指導を終了した．

【兄】
初回時評価（4歳9ヵ月）
　　構　　　音　置換 h/s, g/d，声門破裂音（/t/, /k, g/は単語以上）
　　言 語 発 達　軽度遅滞（絵画語彙発達検査　語彙年齢4歳2ヵ月 SS 7）
　　構音器官の運動　問題なし
　　聴　　　力　正常

指導方針
　/k, g/が単音節では可能となっていることから，構音は習得途上にあると考えられる．しかし，本児の不適応や妹の構音への影響も考慮し訓練を行う．家庭でも実施できるよう母親に指導し，練習は妹にみせるようにする．音韻操作と文字学習を同時に行い，単語への般化を促進させる．

訓練
　　4歳9ヵ月〜4歳11ヵ月　計4回
　　　　　　　/t/は舌先を唇ではさんで/p/を破裂させ単音節を誘導し，徐々に舌を後退させ硬口蓋での破裂へと導く．連続音，無意味音節，単語へと進めた（詳細は7.1 言語発達遅滞をともなう事例を参照）．「タチツテト」を/tʃ/で言うようになったため，母親の不安が減少した．

　　5歳2ヵ月〜5歳6ヵ月　11回
　　　　　　　/t/を習得した段階で音韻操作と文字指導を取り入れた．文字は家庭で1ヵ月以内で覚えた．/s/は [ʃi] から [ʃa, ʃɯ, ʃo] を誘導し，「さ，す，そ」の文字をみせながら「シャ，シュ，ショみたいな音を出して」と指示し各音を誘導した．しりとり遊びや本読みなど，訓練で習得した音の般化に文字を積極的に使用した．絵単語呼称で自己修正可能となったため，訓練を終了した．その後，9ヵ月間に経過観察を3回行い6歳3ヵ月で終了．

【妹】
初回時評価（3歳2ヵ月）
　　構　　　音　単音節では/s, t, h, d, r, kj, gj/が軽度声門破裂音．単語では/k, g/も声門破裂
　　　　　　　音となることが多い．/t/は会話でまれに出現している
　　言 語 発 達　問題なし
　　構音器官の運動　問題なし
　　聴　　　力　問題なし

指導方針
　兄の構音の変化と本児の加齢にともなう成熟が期待できるため，訓練は行わず経過観察．

経過観察
  3歳9ヵ月（兄の指導開始後6ヵ月）　/h, ʃ/出現，/t/頻度増加，/k/般化進んできた
  4歳3ヵ月　単音節では，発達途上にみられる置換に変化してきた
  4歳8ヵ月　単音節では置換，単語では声門破裂音が続いている
  4歳11ヵ月　単語は，復唱時に正常構音が可能となってきた
  5歳4ヵ月　単音節ではʃ/s，ラ行音未完成
  5歳11ヵ月　ラ，ザ行のみ未完成
  6歳4ヵ月　構音は前回と変化ないが，年齢からみて自然治癒が期待できるので終了

【弟】
初回時評価（3歳9ヵ月：兄6歳11ヵ月，姉5歳4ヵ月）
  構音　単音節ではh/s，単語では/k, t, s/が一貫性なく声門破裂音となる
経過観察
  4歳4ヵ月　単音節ではʃ/s，d/dz，単語では/t, r, s, k/が声門破裂音（±）
  4歳8ヵ月　単音節ではツ，ザ行，ラ行音未完成，単語では/t, k, s/の誤りはほとんど消失
　　　　　　第2子と同様の経過を辿っているため経過観察終了

　この事例では兄のみ訓練を行い，他の2人は経過観察のみで終了した．兄が示した誤り構音のパタンを他の2人も同様に示したため，このような経過を辿れたものと考えられる．兄の誤り音は，言語発達遅滞にともなう子音の未発達とも考えられる．妹の構音は，兄との年齢差（1年7ヵ月）からみて，言語環境としての兄の影響が大きかったと考えられる．しかし，妹が3歳半過ぎに母親は「外で一緒に遊んでいる子の真似をしたような話し方をすることがある」と報告しており，妹の構音改善には兄以外の言語環境の広がりも影響していることが推察される．また，弟の言語習得は兄と同様，発達が遅い傾向があり，単音節では正常構音でも単語以上のレベルで誤るといった，音韻性の誤りを示していた．

7.8. 鼻咽腔構音を呈した事例

　鼻咽腔構音は，その構音動態および臨床例の研究を阿部[29,30]が明らかにしている．鼻咽腔構音になりやすい音はイ列音，ウ列音，サ行音，ザ行音とされ，自然治癒が5歳頃までにみられる．また，訓練成績も良好で改善しやすい構音障害といえる．
　言語臨床の場で出会うケースは，低年齢でさまざまな子音に誤りを示しており構音習得不良と考えられるものと，年齢が高くなりサ行音やザ行音など習得の難しい子音にのみ鼻咽腔構音が認められる（残存している）ものとに大別される．前者の場合は，阿部の報告にあるように自然治癒，あるいは [i][ɯ] など母音を訓練するだけで同列音に波及効果がみられやすい．先にあげた事例1は，自然治癒がみられたケースである．後者の場合は，他の音がほとんど構音できているため，しばしば誤り音が特定されず「不明瞭」「鼻が悪い」「鼻に抜ける」

など漠然とした訴えが多い．しかし，構音検査で誤りの一貫性が明らかとなるため，訓練の方針は立てやすく効果も上がりやすい．

[事例8] 男児　初回時年齢 5歳11ヵ月

　一部の音に限定された鼻咽腔構音と側音化傾向が認められた．母親への問診から，3歳健診で言語発達について様子をみるといわれそのままになった，など言語発達遅滞にともなう構音の誤りが徐々に改善し，一部の音が残った状態と考えられた．

受診経過

　幼稚園で言語の検査や訓練について教えられ，保健所を経て来所した．

初回時評価

- **構　　音**　鼻咽腔構音 /ʃ, s, ʥ, ʣ, ʧ, ts/ のイ・ウ列音
  　　　　　側音化構音 /s, ʥ/
- **言語発達**　遅滞の既往あり
- **聴　　力**　正常

訓練（6歳～6歳5ヵ月　9回）

- 1回目　[ʧi] は [ti] では鼻咽腔構音が出現しないため，聴覚刺激で摩擦音 /ʃ/ を加えて模倣させ，その音を「新しいチ」として文字を読む練習を指示した．[ʃi] は囁き声にして /ʃ/ のみを分離し [i] を続ける
- 2回目　[ʧi] 単語復唱可能．[ʃi] 単音節可能，単語は宿題．[sɯ] は /s/ を十分に聴覚刺激し [ɯ] を続けていう練習
- 3回目　[ʧi, ʃi] は単語復唱，読みまで可能．[sɯ] は前回の練習を再度行い，さらに後続母音 [a, e, o] も加えてサ行各音を誘導
- 4回目　サ行の単音節完成，側音化はみられなくなった
- 5回目　/s/ の単語復唱可能．[sɯ] から [tsɯ]，[ʧi] から [ʥi]，[tsɯ] から [ʣɯ] が聴覚刺激で可能となる
- 6回目　[ʥi] が口蓋化構音になりやすい．[ʃi, tsɯ, sa, sɯ, se, so] は単語で自己修正も可能．
- 7回目　[ʣɯ] 単語復唱可能
- 8回目　[tsɯ] 単語可能
- 9回目　音読での般化良好のため訓練終了し，2ヵ月経過をみる（就学を控え文字を読む機会が増えると，構音の改善に良い影響を及ぼすと予測した）

経過観察（6歳7ヵ月～7歳11ヵ月　5回）

- 6歳7ヵ月　/s, ʥ/ は単語呼称では改善しているが，会話では鼻咽腔構音が残存している．/s/ は側音化構音が出ると自己修正あり
- 6歳10ヵ月　どの音も単語の呼称，音読で自己修正可能だが，会話では般化していない．在籍校に「ことばの教室」が開設され，通級し始めた
- 7歳4ヵ月　意識させれば音読レベルまで良好．拗音は単音節でも不安定．

(ことばの教室は「息の使い方」の練習のみで構音練習はないとのこと．構音の般化練習をことばの教室に依頼した)
7歳6ヵ月　音読時は気をつけている．/s, ʣ/は時々口蓋化構音となる
7歳11ヵ月　絵単語呼称，単語の音読では正常．状況説明では/ʃ, tʃ, dʒ/の拗音に口蓋化傾向が出やすい．今後，般化練習はことばの教室で行うこととする．

この事例では，鼻咽腔構音は比較的短期間で消失させられたが，代わりに誘導した音に側音化や口蓋化といった歪み音が残り，その改善に長期間を要した．般化練習中に「ことばの教室」への通級が始まったが，指導内容が基礎的なレベルに戻ったため改善が一時滞った．母親は「就学後性格が明るくなり活発になった」と1年生の夏休みに報告した．

7.9. 側音化構音を呈した事例

側音化構音は，近年，機能的構音障害の言語臨床のなかで，もっとも注目されている誤り音かもしれない．長沢ら[31]は，ことばの教室などで側音化構音を呈する児童が増加してきていることを報告している．また，湧井[32]は同じくことばの教室での指導方法で難しいのは，側音化構音であるとされていることをアンケート調査で明らかにした．

側音化構音は歪み音の一種であるため，産生する側の構音操作も聞く側の聴覚印象も正常音との差異がわずかであるため，誤りに気づきにくい．指導にも難渋する場合が多いのは，教える側（言語臨床家）も教えられる側（子どもと親）も，そのわずかな差異ゆえに正誤の判断がつきにくいためと考えられる．したがって，訓練開始時期を通常の年齢よりも遅く設定し，子音がすべて成熟してしまうまで待つと，側音化構音のなかにも正常音となる音が出現する場合がある．こうして訓練のターゲットとなる子音が限定されると，子どもが自分の誤り音に対する自覚が生まれやすく，訓練意欲も高まりやすい．また，他の子音が完成していると漸次接近法をはじめとする構音の誘導はより容易に行えるようになる．筆者は過去に，側音化構音を呈する男児の母親が自身の側音化構音を「中学生のとき，誤りに気づき鏡を見ながら治した」と話した例を経験した．このことは，誤り音の自覚が，訓練の重要な条件であることを示していると考えられる．

ここでは，早期から側音化構音が認められたが，年齢が上がるのを待って訓練を行った事例の指導法に重点をおいて述べる．

[事例9] 男児　初回時年齢3歳6ヵ月

経過

保健所の1歳半健診で「音への反応が乏しい，視線が合いにくい」などの問題があり，当施設小児神経科で精密検査を行った後，発達遅滞で経過観察されていた．3歳過ぎに「発語が聞き取りにくい」ため言語検査を行った．

初回時評価

- **構　　音**　側音化構音 /ʃ, ʧ, ɲ, r, ʤ, k/のイ列音
  置換 t/s, t/ts, d/ʥ, d/r
- **言 語 発 達**　言語発達遅滞の既往あり，2歳前半で言語模倣，3歳すぎで応答可
- **構音器官の精査**　安静時に下顎の左方偏位を認めるが顎関節は異常なし（口腔外科）
- **聴　　力**　問題なし

指導方針

構音は側音化が主体の歪み音であるが，発達遅滞の既往があるため6歳頃までは経過観察し，訓練の適応となる時期を待つ．

経過観察・訓練

6歳過ぎに，誤り音に変化がみられなくなる（誤りに一貫性がある）一方，行動には落ち着きが出てきて指導者の指示に従うことができるようになった．発達は順調で，5歳時のWPPSI知能検査ではIQ 122（VIQとPIQに差はなし），6歳時のITPA言語学習能力診断検査でも平均 SS 39で水準や回路による差はなかった．本児は1歳7ヵ月時からは通園施設，3歳からは保育所に入所した．5歳頃から他児に突然危害を加えるなど問題行動が出るようになり小児科で投薬を受けていたため，主治医や発達相談担当の心理士に意見を求めた上で，6歳8ヵ月に構音訓練を開始した．

訓練は月1回計7回行った．訓練終了時は，会話レベルで100%正常となってはいなかったが，掛け算の九九を速く唱えても「チ」「シ」などが側音化せず，音読でも同様であった．母親には，周囲で発音不明瞭を指摘されることがあったり，本人が気にするような態度がみられた場合は，再度連絡するよう指示した．行動面の問題は，構音訓練期間中，訓練終了以後も時々起こっており小児科で継続治療が行われている．下顎の偏位については，7歳時に口腔外科においてレントゲン検査を受け，咬合時に下顎は約1mm左方偏位が認められた．2年後には咬合時は正常，最大咬合時にやや偏位するにとどまっていた．

各音の指導法

/s/

1. 舌先を歯間位にし，側方からの呼気の漏出を抑制するため，指導者が児の両口角を手で抑えて正中のみから呼気が出るようにする
2. 指導者は，本児の両頬の近くまで手を近づけ，口角を抑える真似だけをする
3. 1と2の状態で歯間摩擦音が安定して出せるようにする
4. 「風をいっぱい出す」と指示し，/s/の摩擦を強調して聞かせ，模倣させる
5. /s/を強調してス，セ，ソ，サの順に単音節を誘導する

/ts/

「スと同じ口で，唾液が飛ぶくらい息がつまった言い方」と指示する．

/ʥ/

「スと同じ口で」と指示し，音声刺激で/ʥ/を強調して聞かせる．

/tʃ/

　[tʃi] は [ti] から，漸次接近法により誘導する．/tʃ/の残りの3音は文字で「チャ，チュ，チョ」を書き，「チ」と同じ種類の音であることを理解させ，聴覚刺激のみで誘導．

/ʃ/

　/tʃ/が単音節でできた後，摩擦音を強調して聴覚刺激を与えると，[ʃi] はすぐに可能となった．

/ki, kj/

　側音化の抑制は，人差し指で下顎の動きを抑える．その際，本児の指先を第一関節まで口腔内に入れ，舌先が前方に出るのを抑制する（「指先を舐めないように」と指示すると理解しやすい）．聴覚刺激としては，奥舌の挙上を強調し，摩擦音を入れたような音（いびき様）を出すようにする．

　この事例では，構音時に下顎の偏位もみられたため，構音の誤りは周囲にも気づかれやすかった．側音化構音の発見や改善が困難とされる最大の要因は，歪み音であるため，周囲にも本人にも意識されにくい点であろう．しかし，発見されにくいということは，逆にコミュニケーションに支障を来すことが少なく，問題となりにくいことをも意味しているかもしれない．北野[33]は側音化構音を呈しながら周囲からとくに問題とされず，本人も問題意識をもたない例を多数経験し「はたして側音化構音は治さなければならない障害なのか」と問題提起した．これに対し大久保[34]は，それに同意しつつ「構音障害について知識をもたない担任から『ゆっくり話せば正しい発音になる』などの誤ったアドバイスが与えられている事実，友達からのからかいの対象となっている場合がある事実を考えると，幼児期に家族および本人に改善・治癒への動機づけを行っていくことも必要」と述べている．また，盛[35]は，まず言語臨床家が障害音を正しく聴覚評価できることが当然のことであるが，「その"耳"をどのように使うかについては，相手の年齢・職業・住んでいる地域など，さまざまな条件のなかで慎重に考えなければならない」と述べている．これらの見解は，客観的データに基づいた学術論文ではないが，むしろそれゆえに訓練に対する考え方や「臨床観」が率直に述べられており示唆に富む．

7.10. 構音障害と音韻性の誤りをあわせもつ事例

　構音障害を訴えるもののなかには，特定の子音（あるいは母音，母音列）が単音節から自由会話までその誤り方が一貫しているものと，そうでないものとが存在する．主訴としては「発音不明瞭」「構音不良」「構音障害」などがある．Crystal[36]はこのような構音学習上の特徴をもつ例について，言語学的立場から「音韻の障害」として詳述している．わが国でも，西村[37]は，初期に言語発達遅滞の既往をもったものと，もたないものに分けて構音障害児を検討した．前者の特徴は「単音節で構音できても単語内では正しく構音できない比率が高い，ある音素を単語内で構音できるようになっても前後の音素の種類によってはその影響を受けて，省略や一貫性のない置換，それに同化が多く生じる，歯茎摩擦音の獲得がとくに遅い」の3

点であるとした上で，臨床処遇上，機能的構音障害児とは区別して取り扱う必要がある，と述べている．その内容として，症例の言語発達の状態から判定すること，発話量が少ない場合には構音の誤りがあっても，指導の重点は語彙や構文におくことが望ましいと述べている．

このような症例では，構音検査をはじめとする言語検査と他の発達検査を組み合わせて実施し，言語臨床上の評価を適切に行う必要がある．

[事例10] 女児　初回時年齢 4歳9ヵ月

受診経過

保健所から「発音不明瞭につき精査」との依頼で来所．1歳半健診では問題はなかったが，2歳時，言葉の伸びがないことが明らかとなり親子教室へ1年間通うことになった．4歳3ヵ月からは，幼稚園に通い始めたが，本人のことばが家族や友達には通じにくく，叩いたり物を投げたりするようになった．

発達（4歳8ヵ月，保健所）

新版K式発達検査　発達指数100（認知・適応95　言語・社会104）

初回時評価

構　　音　　置換 t/s, tʃ/ʃ, tʃ/ts, d/dz, /ʃ/ 被刺激性あり
　　　　　　語頭子音の脱落・一貫性のない誤り
　　　　　　　（例　チョキ→コチ，メガネ→ギヤメ，ツミキ→ウビキリ，タイコ→アイコ）

言語発達　絵画語彙発達検査　語彙年齢3歳8ヵ月 SS 6（4歳9ヵ月時）
　　　　　　ITPA　PLA 4歳1ヵ月（4歳10ヵ月時）平均SS 33
　　　　　　聴覚-音声回路と視覚-運動回路に顕著な差はないが，ことばの類推（SS 25），
　　　　　　数の記憶（SS 26）は個人内差がある

聴　　力　　問題なし

その他　　自分の名前を音節に区切って言うことができる

指導方針

本児のコミュニケーション上の問題は，構音障害よりも音韻障害に由来すると考えられたため，音韻学習（音韻操作など）に重点をおいた指導を行うことにした．/ʃ/には被刺激性が認められるため音の誘導も平行して試みる．

訓練（4歳10ヵ月～5歳4ヵ月　10回）

1～5回（3ヵ月）　音韻学習の課題として，単語絵カードに音節の数だけつみきを並べて呼称する音韻分解を行った．2音節語から5音節語までで，「ン」以外の特殊拍は除いた．分解が可能になった後は，語頭音や語尾音などを抽出する課題も行った．母親には，この課題が「ことばを区切って正しく言う練習」ではないことを十分説明した．

　構音は/ʃ/を「つめたい風」と名づけて強化し，後続母音 [i] をつけて単音節 [ʃi] を誘導し [ʃi, ʃɯ, ʃo] へ広げた．5回目には/ʃ/単語の復唱が可能となった．

6～10回（3ヵ月）　7回目に母親は「言葉が聞きやすくなってきた．最近文字が好きで読み書きして遊ぶ」と変化を報告した．単語レベルの誤りのうち語頭音の子音省略や非一貫性の置換が減少してきた．文字が使えるようになったため，以後は構音指導に/s/の聴覚弁別も加えた．/s/は7回目に聴覚刺激のみで各音節が可能となった．9回目には/s/は単語の呼称よりも音読の方が良好であった．

10回目（2週間後）には自発話でも/s, ʃ/が出はじめたため訓練を終了した．

　構音障害児や言語発達遅滞児の指導や発達経過をみていると，ある時急速に発音の明瞭度が上がり，構音が改善していることに気づくことがある．親に尋ねると，多くの場合文字が読めるようになった，あるいは興味が出てきたという答えが返ってくる．話しことば（耳で聞いて覚えたもの，すなわち目で確認できないもの）だけの世界から，それを形で確認できる世界（すなわち，かな文字）へと展開することは，確実に子どもの話しことばの改善を促進させる．飯高[38]は，精神発達遅滞児に文字を使った構音指導を試み，音韻操作や文字を使用する指導の有効性を詳細に論じている．今回の事例でも，親の訴えに応えるために構音指導のみを行った場合には，訓練の単調さも相俟って指導効果が短期間でみられたかどうかは疑問である．

引用文献

[1] 西村辨作: 構音障害児の構音機能獲得．笹沼澄子編: 言葉の遅れとその治療，大修館書店, pp.106–129, 1979.
[2] 細谷文雄: /s/に構音の誤りのある機能的構音障害児の音声知覚について．聴能言語学研究 10: 1–7, 1993.
[3] 北野市子: 構音の汎化に難渋した機能的構音障害の1症例．聴能言語学研究 8: 139–143, 1991.
[4] Winitz H eds.: Treating Articulation Disorders for Clinicians by Clinicians. Pro-Ed, Inc., Austin, 1984.（船山美奈子，岡崎恵子監訳，今井智子，他訳: 臨床家による臨床家のための構音障害の治療．協同医書出版社, 1993.）
[5] 大澤富美子: ダウン症児の構音—音韻プロセス分析による検討—．音声言語医学 36: 274–285, 1995.
[6] 岡崎恵子，大澤富美子，加藤正子: 口蓋裂児の構音発達—音韻プロセス分析による検討—．音声言語医学 39: 202–209, 1998.
[7] DSM-IV 精神疾患の分類と診断の手引き．高橋三郎，大野裕，染矢俊幸訳．医学書院, p.48, 1995.
[8] ICD-10 精神および行動の障害，臨床記述と診断ガイドライン．融道男，中根文，小見山実監訳，医学書院, pp.242–244, 1993.
[9] 大和田健次郎，中西靖子: 幼児のことばの発達（6）—構音の恒常性と完成順位．耳鼻咽喉科 43: 181–193, 1971.
[10] 中西靖子・大和田健次郎・藤田紀子: 構音検査とその結果に関する考察．東京学芸大学特殊教育研究報告 1. 1972.
[11] 日本音声言語医学会機能的構音障害検査法小委員会: 構音検査法＜試案1＞．音声言語医学 22: 209–217, 1981.

[12] 田口恒夫, 小川口宏: 新訂版ことばのテストえほん. 日本文化科学社, 1987.
[13] 国立特殊教育総合研究所聴覚・言語障害教育研究部: 構音発達予測検査使用の手引き. 1985.
[14] 日本聴能言語士協会構音検査法委員会, 日本音声言語医学会機能的構音障害検査法委員会: 構音検査法手引. 1981.
[15] 日本音声言語医学会機能的構音障害検査法小委員会: 構音検査法に関する追加報告. 音声言語医学 30: 285–292, 1989.
[16] 遠藤由美子, 鈴木規子, 山下夕香里, 他: 著しい舌癖を有する口蓋化構音の1治験例—特に筋機能療法を応用した/s/音の構音訓練について—. 音声言語医学 38: 11–19, 1997.
[17] 福迫陽子, 相野田紀子, 阿部雅子, 岡崎恵子: 口蓋裂の言語治療. pp.115–131, 医学書院, 1983.
[18] 飯高京子: 精神遅滞児の構音指導（例）. 飯高京子, 若葉陽子, 長崎勤編. 構音障害の診断と指導講座言語障害児の診断と指導 第1巻. pp.259–278, 学苑社, 1987.
[19] 北野市子, 朴修三, 加藤光剛: 類似する特異顔貌を呈した50症例の合併症に関する検討. 日口蓋誌 22: 5–15, 1997.
[20] 相野田紀子, 阿部雅子, 岡崎恵子: 鼻咽腔閉鎖機能不全を示す口蓋裂症例の構音の聴覚的分析. 音声言語医学 32: 299–307, 1991.
[21] 熊井和子, 相野田紀子, 阿部雅子, 他: 口蓋裂言語の検査法について —— 構音検査に関する試案. 音声言語医学 25: 169–173, 1984.
[22] 大塚 登: ラダ行を誤る子どもの聴覚弁別能についての研究. 聴覚言語障害 21: 143–153, 1993.
[23] 大塚 登: ラダ行の構音発達についての研究. 音声言語医学 38: 243–249, 1997.
[24] 田中容子: 学校における機能的構音障害児の指導. 飯高京子, 若葉陽子, 長崎勤編: 構音障害の診断と指導講座言語障害児の診断と指導 第1巻, pp.231–257, 学苑社, 1987.
[25] 長沢泰子: 機能的構音障害の診断と指導. 飯高京子, 若葉陽子, 長崎勤編: 構音障害の診断と指導講座言語障害児の診断と指導 第1巻, pp.111–157, 学苑社, 1987.
[26] 鬼塚富久子, 土居明子, 加藤正子, 他: きょうだい間の構音障害（抄）. 聴能言語学研究 7: 120, 1990.
[27] 河原明子, 今福摂子, 出世富久子, 他: きょうだい間の構音障害—第2報（抄）. 聴能言語学研究 10: 133, 1993.
[28] 木内博子, 村上敏子: 同胞内の構音障害（抄）. 聴能言語学研究 11: 78, 1994.
[29] 阿部雅子: 鼻咽腔構音（いわゆる鼻腔構音）の病態—音の分析と構音動態の観察—. 音声言語医学 28: 239–250, 1987.
[30] 阿部雅子: 鼻咽腔構音（いわゆる鼻腔構音）の臨床研究. 音声言語医学 29: 8–14, 1988.
[31] 長沢泰子, 梅村正俊: 側音化構音のprevalenceに関する研究. 国立特殊教育総合研究所研究紀要 16: 83–91, 1989.
[32] 湧井 豊, 桜井尚久, 我妻敏博他: 言語障害特殊学級における構音障害に関する調査研究. 聴覚言語障害 19: 31–40, 1990.
[33] 北野市子: 側音化構音は障害か. 日本聴能言語士協会ニュースレター SUMOMO, 16, 1993.
[34] 大久保潤子: 側音化構音について. 日本聴能言語士協会ニュースレター SUMOMO, 17, 1993.
[35] 盛由紀子: 側音化構音は障害か？を読んで. 日本聴能言語士協会ニュースレター SUMOMO, 22, 1994.
[36] Crystal D（紺野加奈江, 宇野園子, 杉下守弘訳）: 臨床言語学. 西村書店, pp.50–64, 1993.
[37] 西村辨作, 板倉秀: 既往に言語発達遅滞をもつ構音障害. 音声言語医学 18: 55–66, 1977.
[38] 飯高京子, 崎原秀樹, 崎山千尋, 他: 文字を媒体とした発達遅滞児の構音指導の試み. 東京学芸大学・特殊教育研究施設報告 42: 41–53, 1993.

第7章

成人口蓋裂患者の言語指導

●山本悠子

　成人口蓋裂患者の言語障害は，一般にふたつの異なった経過がある．第1は口蓋形成手術をはじめとしてその他の治療を受ける機会がなく思春期以降ないし成人まで経過した患者の場合，もうひとつは幼少時から継続して一連の治療を受けてきたにもかかわらず，鼻咽腔閉鎖不全および，あるいは歯列，咬合，瘻孔，裂隙など口腔の形態の問題が残存し年長になるまで言語障害を持ち越してきた場合である．いずれの場合も通常の治療の流れから逸脱しているということであるが，実際の臨床場面では現在もこのような症例が少なくない[1-3]．このような口蓋裂患者の言語障害の改善は未手術既手術を問わず，年齢を増すごとに困難となり[4,5]言語治療にあたっては他の専門分野との緊密な連携なしには解決できない問題をもっている．

　この章では1. 成人になるまで口蓋裂治療をまったく受けずに経過した患者の場合と，2. 幼少時から継続的に口蓋裂治療を受けてきたにもかかわらず言語治療期間が長期にわたった患者の場合について具体的に症例の経過を示しつつ，成人口蓋裂患者の言語治療のあり方を考えたい．

1. 成人になるまで口蓋裂治療をまったく受けずに経過した患者の場合

　未手術成人症例は外国での報告がいくつかあるものの[6-8]その数は少ない．本邦での報告も少なく，言語改善は困難とする報告[9-12]や言語改善がみられたという報告[13-17]等がある．言語改善がみられたという報告のなかで，言語改善の要因として共通にあげられている事項は，鼻咽腔閉鎖機能を含めた口腔内の条件に関連するものと，言語治療の内容に関連するもののふたつに集約される．鼻咽腔閉鎖機能を含めた口腔内の条件を得るための医学的治療も言語治療の内容も，通常の口蓋裂治療の内容ととくに変わることはないが，成人患者の言語治療における問題は習得した構音を会話レベルで汎化させることの困難さである．成人口蓋裂患者の言語治療を行うための条件としては，通院条件の把握と調整，言語障害の評価・治療目

標の設定・治療方針の決定，医学的治療，構音訓練の内容，そして精神面でのフォローがあげられる．

1.1. 治療条件の把握と調整

　成人口蓋裂患者の場合は，治療に通えることが第一の条件となる．実際にどの位の時間，期間を一連の治療，とくに構音訓練のために使えるかを面接のなかで最初に把握する必要がある．職場の勤務条件や学校の通学の状態について，さらに近い将来の予定なども確認して治療の目標や方針を立てる必要がある．

1.2. 言語障害の評価・治療目標の設定・治療方針の決定

　通常の構音検査，発語器官機能検査などを行い言語症状の分析を行う．一方，成人まで治療を受けないで経過した患者では，口蓋裂特有の言語障害についての認識は不十分で，患者や家族が実際の言語症状とかけ離れた評価をしていることが少なくない．したがって，患者や家族が言語症状についてどのような評価をしているかを確認することも必要である．日常会話で周囲の人にどの程度理解されているか，それについて患者がどのように感じているか，構音のうち変だと思う音はどれかなどの情報収集に十分な時間を取ることが必要である．

　乳幼児を対象とした場合の口蓋裂治療のゴールは，正常な構音習得，正常な咬合，歯列，顔貌であり，基本的には限りなく正常に近づくことである．しかし，思春期を過ぎた患者では会話レベルにおける正常構音習得は困難な場合が多いといわれているように[4]，加齢とともに治療の困難さは予測されることであり，言葉を直したいという漠然とした目標からさらに踏み込んだ目標設定をしておかないと，通院したあげくに落胆させたりすることになりかねない．各種検査の分析結果と患者本人の改善の希望のレベルが現実的に可能かどうか判断して，治療目標を正常構音ほぼ正常構音のいずれまでにするかを設定する．不十分な説明のまま手術などの医学的治療を先行させることは，本人が通院する意欲をなくして治療途中で通院を中断してしまうこともあり得る．治療機関によっては，手術などの医学的治療方針が言語検査結果と無関係に進められることもあるので，できる限り各種の検査段階で関連領域との情報交換を推し進めることが望ましい．手術などの医学的治療に先立って構音訓練を体験してもらうことが効果的なこともある．術前の構音訓練によって，術後の構音訓練期間が短くなり患者を励ますことになる[15,18]．術前構音訓練を行った患者は術後のみの構音訓練患者に比べ予後良好との報告もあり[17]，患者の状況やその他の条件が整えば術前構音訓練は取り入れたい治療方針である．

1.3. 医学的治療

　未手術患者に対する医学的治療には口蓋形成手術とパラタルリフト，スピーチエイドなどの装着による保存的処置がある．いずれの方法を選択するにしても目的は言語障害改善のための鼻咽腔閉鎖機能の獲得である．医学的治療の目的や効果の見通しに関しては，医師，歯科医師の協力の下に十分検討し，患者に説明することである．

1.4. 構音訓練

　口蓋裂手術あるいはスピーチエイドなどの処置が終り，構音訓練のための条件が整えば，いわゆる系統的構音訓練法[19]を用いて構音訓練を行う．しかし，習慣化された構音障害は，たとえ単音，単語レベルで改善しても，会話レベルまで汎化するには相当長時間を要することを覚悟しなければならない．単語レベルまでの習得にあたっても，摩擦音よりは破裂音の習得が困難であったり，無声子音より有声子音の習得が困難であったり，その逆であったり，個々の症例によって特徴がある．医学的治療後3ヵ月間は構音改善のための重要期間であるといわれている[17]．訓練効果のあがらない場合には，訓練意欲の減退や職業上の事情も重なって，6ヵ月頃から休みがちとなり1年～1年半で中断してしまう場合が多くなる[14]．訓練効果のみられる時期と速度が患者の構音訓練意欲と密接に関連しており，構音訓練開始から3ヵ月～6ヵ月までに，目標音の改善を達成することを強調したい．

　次に問題になるのは会話レベルでの汎化である．成人患者の言語改善の困難さがこの点にあることは従来より指摘されており，多くの臨床家が悩むことである．具体的には，本を朗読する，新聞記事を読む，脚本を読む，早口言葉を言う，笑い話しを読む，寸劇をするなどの方法が有効であるが，生活全体への取組みとして合宿を行う[18]なども有効である．また電話を用いての会話の練習は手軽でしかも何回も行うことができるのでより有効と思われる．その場合も漠然と電話するように指示するのではなく，本人の電話のセリフをあらかじめ決めておき，電話中の実際の会話を録音してみるのもよい．訓練方法はひとりひとりの生活環境にあわせ具体的に決めていくことが大切である．電話で十分会話できるようになったら，短い会話を実際に使ってみて，言語治療担当者が誤った音を直しながらより長い会話の段階へともっていく．もし構音訓練過程で鼻咽腔閉鎖機能不全が認められる場合はスピーチエイド，パラタルリフトなどの発音補助装置を適応して同じような構音訓練を行う．

1.5. 精神面でのフォロー

　成人口蓋裂患者の場合，構音の会話レベルまでの改善に時間がかかるために，患者自身が今どの段階にいるのか，今後どの段階まで到達できるのかがわからず，不安になる場合が多

い．また構音訓練前の期待と改善状態が異なったりすると落胆が大きくなる．患者に対する説明や励ましは重要な仕事であり，最初の説明においては山登りなどに喩えて励ましたり，時には休息も必要であることを説明する．周りの人については，家族などあまり近い関係では長い間障害音に慣れているので改善した構音が不自然に聞こえることもあるので，最近会っていない友人や学校の担任の先生などに改善結果を評価してもらうことも励みになる．構音訓練終了時期についても，構音面での改善を言語治療担当者のみが評価して終わるのではなく，患者本人とテープなどを聞きながら一緒に確認していくことが必要である．実際の臨床ではほぼ正常の状態で終了せざるを得ないこともあるが，たとえ会話まで完全に改善されていない場合でも，どこまで改善されているか，ゆっくり話せば短文までは良いとか，どういう場面では習得した構音が使えるかなどについて患者本人が納得していると，訓練したことを無駄にせず，それ以降の生き方への自信にもつながる．日常会話場面での適応度チェックや心理状態を自己評価しておくと患者本人の客観的評価ともなり，自信がつくので本人の了解が得られれば心理検査[20]なども有効に用いることができる．

1.6. 症例

次に口蓋裂未手術症例の構音訓練経過[21]を述べる．

症例1　46歳，女性，硬軟口蓋裂

主訴

　言語障害の改善

現病歴

　出生後，産婦人科の医師より口蓋裂を指摘されるも手術はいまだ早いといわれた．小学校入学前に某耳鼻科を受診したが，口蓋裂の手術は手遅れといわれたので，母親はもう直らないものと思い放置した．45歳時に股関節脱臼の件で身体障害者手帳交付を希望して総合病院を受診したおりに口蓋裂についての治療を勧められ某形成外科を紹介された．形成外科から「本人が手術に積極的でないので形成外科では手術は行わない，本人が言語治療を希望しているので言語治療をしてほしい」旨の紹介により来院した．

初回評価時の状態

　(1) **鼻咽腔閉鎖機能など**　ストローによる blowing 時には 90％以上の呼気の鼻漏れが認められ，blowing 時に奥舌を上げて漏出を防ごうとする傾向がみられた．聴力は正常範囲であった．

　(2) **言語所見など**　鼻咽腔閉鎖機能不全に起因する開鼻声および構音障害が認められた．会話明瞭度は5段階評価の3「聞き手が話の内容を理解していればわかる」であった．構音障害は [p, b, t, d, k, g, ŋ, ʥ, ʤ, r, ts] に声門破裂音，[s, ʃ, tʃ] に咽頭摩擦音が認められた．

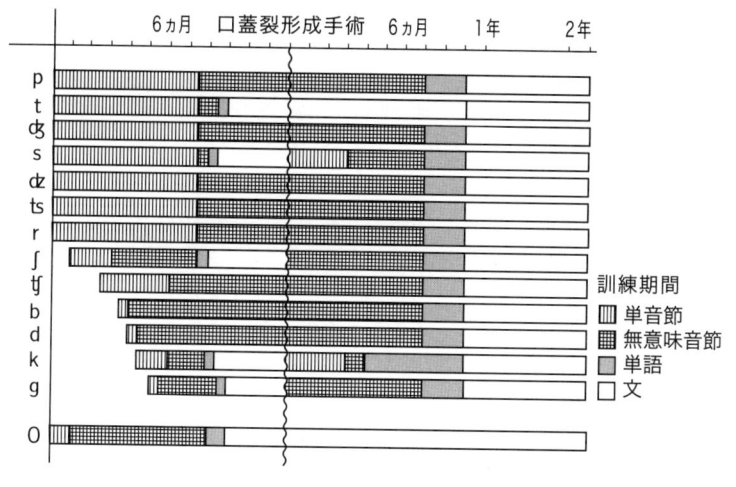

図1　症例1の構音訓練経過

治療方針

言語改善を強く希望しているものの，手術への不安が大きいので，術前構音訓練を行った後，手術への納得を得ることにした．

構音訓練の経過

術前の約1年間は3〜4週間に1回の割合で術前構音訓練を行った（図1）．自分の声をテープで聞くことに激しい拒否反応を示したので訓練は言語治療担当者の発した音声の正誤を聞き分けることから開始した．訓練目標は，まずすべての障害音が無意味音節で正常になることである．構音訓練の方法としては鼻孔を閉鎖した状態で口腔内圧を高め，[F] から口唇を閉じて [p] を誘導，[n] を無声化して [t] を誘導，うがいから [ŋ]，[ŋ] から [k] を誘導した．[s] は [θ] から誘導した．[b, d, g, ʤ] は，習得した [p, t, k, s] などの前に母音を先行させて誘導した．1年間で，鼻孔を閉鎖して障害音のすべてが無意味音節まで構音できるようになった．そのなかで [t, s, ʃ, k, g] および [ŋ] については単語，文章レベルまで習得できた．鼻孔を閉鎖しての構音操作の習得は順調で，勘の良さをみせた．

1年経過後，手術の目的や言語改善との関連について十分理解し，本人も手術を希望したので，push back 法による口蓋形成手術を実施した．術後3週間目から2〜3週に1回の割合で，構音訓練を再開した．術後2ヵ月でストローによる blowing 時の呼気の鼻漏れが全く認められなくなり，開鼻声が改善された．術後3ヵ月でファイバースコープ所見により完全な鼻咽腔閉鎖が確認された．術後3〜4ヵ月時に [m, n] が [b, d] に置換するなどの閉鼻の傾向がみられたが1ヵ月ほどで改善した．術後7〜8ヵ月で全障害音が無意味音節で正しく構音できるようになり，術後9ヵ月で単語レベル，1年で文章レベルまで改善された．

1年半で会話レベルまでの改善が得られたが，速い会話になると [ç, F, k, ʃ, h] ＋ [k, t] の組み合わせ，つまり「フタ，シカ，シタ」などに声門破裂音が出てくるので，それらの組み合わせ音を何度も訓練した．この頃からは進んで話す姿勢がみられたので，電話での訓練を開

表1 日常会話場面チェックリスト
―会話の内容による6点評価の平均―

| | 1. 非常にいや | 2. 大体はいや | 3. どちらかといえばいや |
| | 4. どちらかといえば平気 | 5. 大体は平気 | 6. 全く平気 |

会話の内容	術前	術後 8M	術後 2Y9M	術後 4Y
家族との会話	5.5	5.8	6.0	6.0
知人との会話	2.8	2.8	4.1	5.3
知らない人との挨拶など	2.8	2.0	4.0	5.8
知らない人との対話など	2.4	2.0	3.8	5.6
大勢の前で話すなど	1.8	1.7	3.4	5.0
電話	1.2	1.5	3.5	5.5
全体	2.8	2.6	4.1	5.5

始した．電話での訓練ではセリフを決めて問い合わせをしたり，挨拶，買い物など人との会話中に決めたセリフを確実に言う目標を立てた．本人の構音についての聞き分けの訓練もあわせて行った．

術後2年で構音面でほぼ安定した状態となったが，精神面での援助を必要としたので，4～5週に1回の割合で通院を続け，術後4年で治療を終了した．終了時には「人に尋ねることができないために買い物にも苦労したが，今はデパートで買い物をするのが楽しくて仕方ない，同窓会に初めて出席して挨拶した．夫の参加するマラソン大会で皆と一緒に世話係をしたり，記録係をした」など積極的な社会参加がみられるようになった．

精神的側面

(1) 日常会話場面チェックリストの実施 術前の言語生活では「家にかかってきた電話には一切出ない，話をするような場面はできるだけ避けるようにしている」など他人と話すことに対しての恐れが非常に強かった．全構音が無意味音節で正しく構音できるようになった術後7～8ヵ月頃には「自分は直っていると思うが自信がもてない，いつまでに全部直るのか」というように直ってきた安堵感と焦燥感，「なぜ小さい時に治療を受けられなかったのか，親を恨みたい」という怒りと後悔が交錯したような発言が多くみられ，精神的動揺が推察された．このような言語生活にかかわった精神的側面の変化をみるために吃音の態度検査[22]を参考に作成した67項目について，その場面で話すのがいやか平気かの気持ちを6段階評価してもらう「日常会話場面チェックリスト」を作成し[23]，実施した．実施の時期は，術前，術後8ヵ月，術後2年9ヵ月，術後4年の4回であった．評価の点数は，それぞれの平均点として表1に示した．

術前の平均点は，家族との会話を除くほとんどの項目が「いや」の範疇（1～3）であることを示している．「電話」の点数は最も低くなっており，家では決して電話にでないという生活があらわれている．術後8ヵ月でもその傾向は変わらず，知らない人との対応では，平均点が2.0と，かえって「いや」の方向へ後退していることがわかる．この術後8ヵ月の時期

というのは，無意味音節がすべて正しく構音できるようになった時期で精神的動揺が推察された時期でもあった．術後2年9ヵ月で，ようやく「知人との会話」や「知らない人との挨拶など」の平均点が4以上となった．術後4年目ではすべての会話の平均点が5以上となり，「大体平気～全く平気の範疇」にまで改善された．

（2）YG性格検査の実施　心理的な変化をみる手がかりとして，会話場面チェックリストと同じ時期にYG性格検査を実施した．分類された型をみるというより各項目の自己評価の変化を確認する意味あいで使用した（図2, 3）．術前と術後では術後2年9ヵ月経って，ようやく術前に比較して「情緒」は安定の方向へ，「攻撃的」でなく「思考的外向」の方向へと変化している傾向がみられた．術後4年目の評価では，さらに「情緒的安定」の方向と「社会的外向」の方向への変化がみられ，本来の性格傾向が安定した形で示されてきたといえる．ただし，訓練途中の術後8ヵ月ではむしろ「気分の変化」や「神経質」が増大する方向にあったことは，この時期の精神的動揺の時期と呼応していた．

まとめ

本症例は術後3ヵ月で鼻咽腔閉鎖機能が獲得され，構音訓練効果もこの時期から認められるようになった．術前構音訓練開始当初は「直してもらう」という受け身であった患者が，構音訓練過程で学習するのは，ほかならぬ「自分」であることを言葉に出して理解できるようになった．術後の経過では術後8ヵ月で心理的不安が認められた．これは長野ら[24]の指摘と同様の経過であり，臨床を行う上で留意する必要があると思われる．構音改善にとって最大の問題は会話への汎化であったが，電話で問い合わせる，電話で話した内容をテープに録音する，会話場面を意図的に用意するなど細かく指示を行った．会話の改善が言語生活の広がりをもたらし，「情緒的安定」などの性格因子にも良好な影響を与えた．

2. 言語治療期間が長期にわたった患者の場合

言語治療期間が長期にわたった患者には，鼻咽腔閉鎖機能不全や瘻孔など口腔内に問題が残存し言語障害がなかなか改善しなかった場合と，口腔内条件が変化することによって新たに言語障害が出現した場合がある．

2.1. 口腔内に問題が残存した場合

1）鼻咽腔閉鎖機能不全

鼻咽腔閉鎖機能は口蓋裂言語障害の改善にとって最も重要であり，早期に鼻咽腔閉鎖機能を得ることは口蓋裂治療の基本的条件である．しかし，実際には軟口蓋の動きが悪かったり，手術後の咽頭口蓋間距離があったりして閉鎖機能不全が生じることがある．さらに瘻孔が閉鎖不全をもたらすこともある．軟口蓋麻痺による先天性鼻咽腔閉鎖機能不全をあわせもつ症

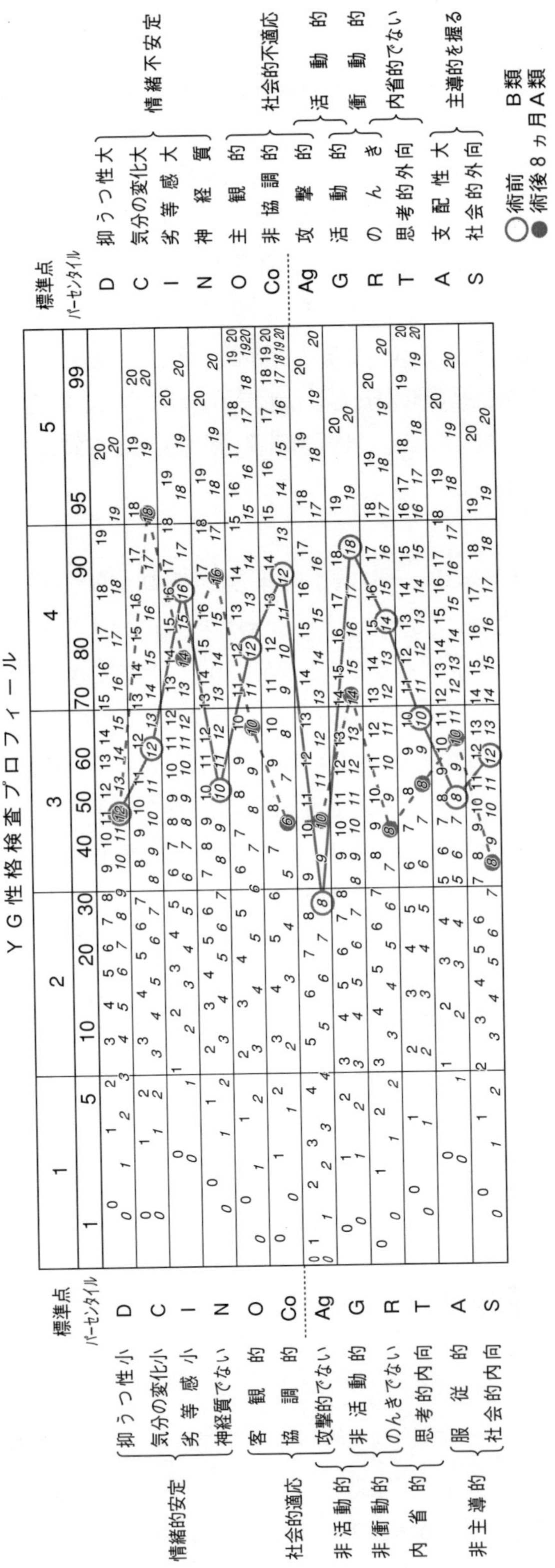

YG性格検査プロフィール
標準点
パーセンタイル
1 2 3 4 5
1 5 10 20 30 40 50 60 70 80 90 95 99
情緒的安定
抑うつ性小 D 抑うつ性大
気分の変化小 C 気分の変化大
劣等感小 I 劣等感大
神経質でない N 神経質
情緒不安定
客観的 O 主観的
協調的 Co 非協調的
社会的適応
社会的不適応
攻撃的でない Ag 攻撃的
非活動的
非活動的 G 活動的
活動的
非衝動的
のんきでない R のんき
衝動的
内省的
思考的内向 T 思考的外向
内省的でない
非主導的
服従的 A 支配性大
社会的内向 S 社会的外向
主導的を握る
術前 B類
術後8ヵ月A類

図2

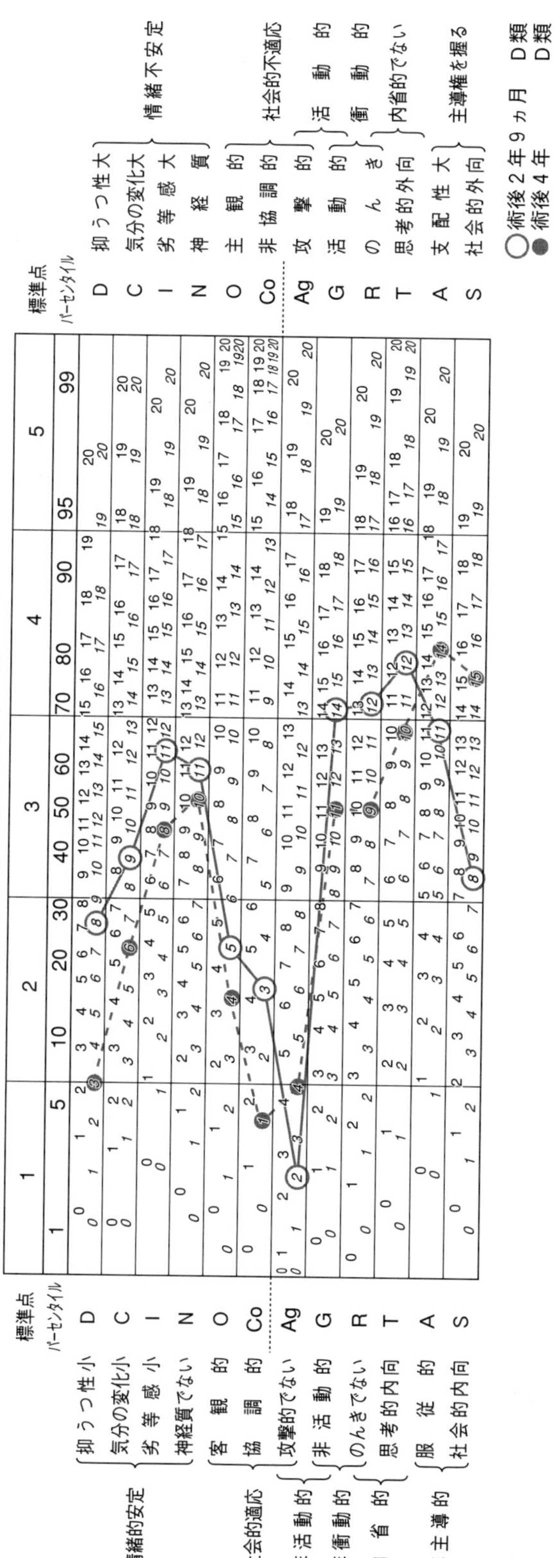

第7章 成人口蓋裂患者の言語指導　197

図3　YG性格検査プロフィール

○ 術後2年9ヵ月　D類
● 術後4年　D類

例では，手術だけでは閉鎖不全の改善が困難な場合も出てくる．手術後の咽頭口蓋間距離が大きい症例のなかには，手術侵襲により軟口蓋の動きが悪くなり結果的に咽頭口蓋間距離が大きくなる場合もある．瘻孔によって閉鎖不全が生じるのは，部位としては硬軟口蓋移行部の瘻孔が最も多い．瘻孔の大きさでは 10mm×10mm 前後の瘻孔で開鼻声が認められるが[25] 6mm×4mm の瘻孔[26]，あるいは 30mm^2 以下でも鼻咽腔閉鎖に影響する[27]といわれている．また同じ部位の同じ大きさの瘻孔であってもその影響が異なるとの福田らの報告[28]にもあるように，鼻咽腔閉鎖の感覚は個人差もあると推察される．

いずれにしても術後の鼻咽腔閉鎖機能不全に対しては，4歳～6歳頃までに口蓋再形成手術，咽頭弁手術，瘻孔閉鎖手術などの手術的方法あるいはスピーチエイド，パラタルリフト，瘻孔閉鎖のためのプレート（以下プレートと略称）などの保存的方法を用いて閉鎖機能の改善をはかるのが一般的である．思春期以降，成人期まで治療が長引くのは，手術のみを繰り返すことでは閉鎖不全の改善が困難な場合や，スピーチエイドやパラタルリフトの装着が歯牙の状態，矯正装置との兼ね合いなどで困難な場合である．医学的治療が必要にもかかわらず，すぐに治療の見通しが立たない場合は鼻孔を閉鎖して構音訓練を行うことも必要となる．鼻孔を閉鎖した状態で構音の改善が得られれば患者本人の治療意欲を高めることになり，医学的治療の意味をよりはっきりさせることができる．

2) 瘻孔

瘻孔は鼻咽腔閉鎖機能に影響するだけでなく，口蓋化構音出現の原因にもなる．口蓋前方部の瘻孔と口蓋化構音の関連については，瘻孔単独の影響ははっきりしていない．また，口蓋化構音の出現した症例の口腔形態に関しては口蓋容積が小さい，口蓋前方部が狭搾して口蓋が浅い[29]と報告されているように，瘻孔だけでなく歯牙の欠損，位置異常，硬口蓋や歯槽堤の形態異常，不正咬合も含んだ口腔全体の形態異常の影響を考えなければならない．瘻孔の残る頻度は3割以上との報告[30]もあり，瘻孔の問題は口腔内の条件として鼻咽腔閉鎖機能についで大きな問題である．

瘻孔の処置については，各医療機関によって異なり，4歳～6歳頃に瘻孔閉鎖手術を行う場合もあるし，早期に手術を行わずに瘻孔閉鎖のためのプレートを用いる場合もある．幼児期に適切な治療が行われず言語治療の期間が長引くのは，(1) 患者側の通院条件が整わなかった場合，(2) 瘻孔閉鎖処置ができなかった場合，(3) 構音訓練が行えなかった場合などがあげられる．構音訓練にあたっては，瘻孔は閉鎖されることが望ましいが矯正治療やその他の治療の関係で閉鎖処置ができない場合でも，瘻孔が閉鎖されなければ全く構音訓練ができないということはなく，鼻孔を閉鎖する方法で構音操作を習得することは可能である．また舌尖の動きが十分であれば構音の改善が得られることもある．しかし，瘻孔が大きく呼気鼻漏れが著しい場合，顎裂部なども含めて形態異常が著しい場合などは，口腔形態の改善を待たなければ構音の改善が得られないことがあり，言語治療期間が長引くことになる．顎裂部の処置を含め，最終的な瘻孔閉鎖の時期は治療機関によって異なる．たとえば早急にすべての

閉鎖処置を行う場合，7～8歳位に顎裂部に骨移植を行う場合，上顎前方部の骨の発育不良に配慮し口蓋形成時にはじめから口蓋前方部にメスを入れずに人為的に残遺孔とし[31]，矯正治療にて上顎の拡大終了後に最終的な骨移植や瘻孔閉鎖を行う場合など，手術の時期や手術内容については医療機関によってさまざまである[32,33]．矯正治療との関連もあるので，各関係機関との連絡，連携が重要である．

2.2. 口腔内条件の変化によって新たに言語障害が出てきた場合

1) 瘻孔，裂隙など

　口蓋裂患者の場合，矯正治療中に口腔内の瘻孔や裂隙，歯牙の位置などに変化が起きてくることが少なくない．図4，5は矯正中に顎裂部の瘻孔が拡大した状態を示している．北海道大学歯学部附属病院の調べでは，2歳以下に口蓋形成手術を行った症例の長期間の経過観察中に，口腔内の状態が変化することによって構音に変化が生じたと推察された症例は304例中45例（15％）あり[34]，矯正治療中の裂隙拡大，瘻孔拡大が明らかであった症例はその内15例あった（表2）．これら瘻孔拡大，裂隙拡大のみられた症例には，新たに開鼻声や口蓋化構音などの構音変化がみられることが多かった．構音変化に気づいた時点で口腔内の変化と構音の関連について検討を行い，手術あるいはプレートや義歯などの装着の必要の有無を判断し，関係機関と連携して言語治療を行う必要がある．

2) 咬合など

　不正咬合と言語障害の関連については従来より，歯音，歯茎音に影響するといわれている．口蓋裂患者においても，不正咬合がひどくなるにつれてこれらの歯音，歯茎音に幼少時には

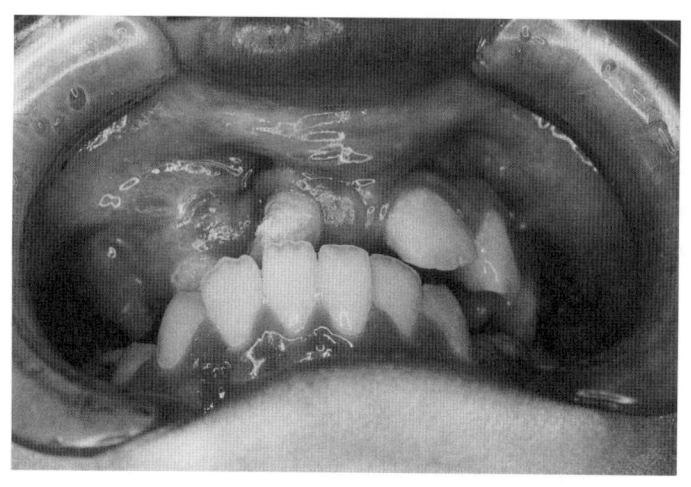

図4　10歳・片側唇顎口蓋裂・顎裂部の瘻孔

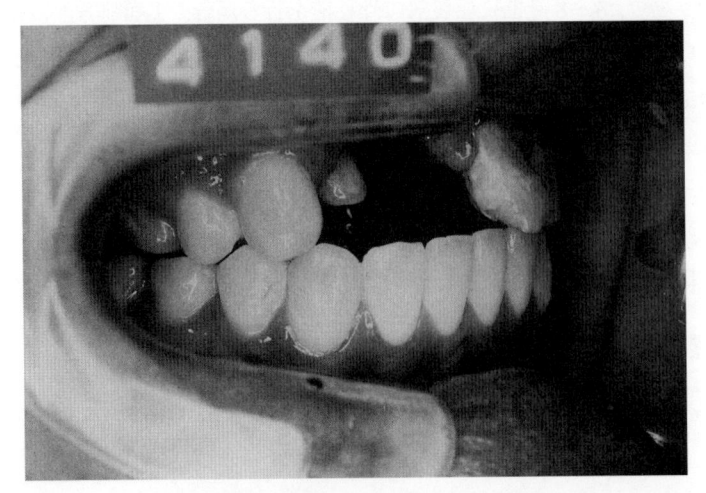

図5　15歳・片側唇顎口蓋裂・矯正治療による顎裂部瘻孔の拡大

表2　口腔内の変化と構音変化

口腔内変化	開鼻声	側音化構音	歯間音化構音	口蓋化構音	声門破裂音	他	計(例)
不明	3	3	2	6	1	2	17
矯正装置				4			4
歯牙の位置異常		1		5			6
瘻孔拡大	7		1	1			9
裂隙拡大	1		1	3	1		6
閉鎖不全	3						3
計(例)	14	4	4	19	2	2	45

(北大歯学部附属病院　1994)

みられなかった歯間音が出現し，構音訓練を必要とする場合もある[35]．不正咬合のほとんどの場合は矯正治療により改善されるが，症例によっては外科的矯正治療が必要となる[36]．外科的矯正治療は顎顔面の成長が止まる思春期以降に行うが，手術方法は上顎を前方へ移動する手術と，下顎を後方へ移動する手術がある．上顎前方移動を行った症例に鼻咽腔閉鎖機能不全が出現してくることがある[37]．手術前に鼻咽腔閉鎖の状態をしっかり把握し，手術の影響を見通す必要がある．閉鎖不全が起きると予測される場合は担当医に報告し，十分な検討を求める必要がある．また下顎を後方へ移動する外科的矯正治療においても，習慣化された歯間音が術後に残ることがあり，構音訓練が必要な場合もある．図6は/s/が歯間音となっている状態を示している．

2.3. 症例

治療期間が長期にわたった2症例の経過を示す．2症例とも口蓋に瘻孔があり著しい口蓋化構音が認められたが，症例2は構音の改善が得られた後，口腔内条件の変化により何回も

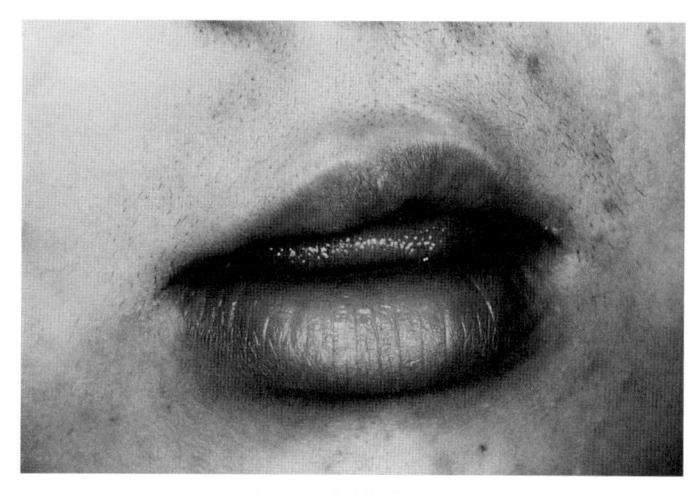

図6　歯間音の構音時

構音のくずれを起こした症例であり，症例3は構音訓練が順調に経過した症例である．

症例2　男性，両側唇顎口蓋裂

現病歴
6ヵ月時に口唇形成手術，1歳11ヵ月時に口蓋形成手術を行った．3歳時より瘻孔閉鎖のためにプレートを装着．

3歳時の状態
(1) **口腔内所見**　軟口蓋，咽頭側壁，咽頭後壁の動きは正常範囲．咽頭口蓋間距離も正常範囲．瘻孔の大きさは6mm×6mm．扁桃の大きさは正常範囲．上顎発育不全は認められない．

(2) **鼻咽腔閉鎖機能**　プレート装着時にはストローによるblowing時の呼気の鼻漏れはなく，鼻咽腔閉鎖機能は良好．プレート未装着時のblowing時には呼気の鼻漏れが認められ，患者は舌尖を上げて瘻孔による呼気漏れを防ごうとする傾向がみられた．

(3) **声，構音，言語発達**　開鼻声は認められない．呼気の鼻漏れによる子音の歪みが認められ，[p]が声門破裂音，[b, t, d, s, ts, dz, tʃ, ʃ, dʒ, r, n]が口蓋化構音となっていた．言語発達は正常．

その他
遠隔地からの通院であり，プレート装着の管理などが困難になることが予想された．軽度の中耳炎に罹患していたが，聴覚的な問題は認められなかった．

経過
3:0〜　プレート装着後は6ヵ月に一回の経過観察を行った．6ヵ月過ぎから[p, b]に改善がみられ始めた．

4:0〜　遠隔地のため構音訓練は地元のことばの教室に依頼，プレートの管理は2〜3ヵ月

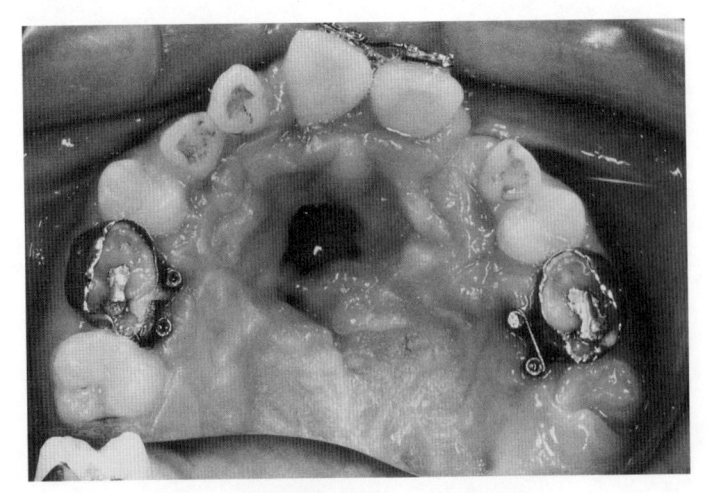

図7 両側唇顎口蓋裂．11歳時の瘻孔

に1回行い，来院時に舌打ちなどの舌運動訓練を行った．しかし，家ではプレートを装着していない期間も多かったようであった．

8:0〜 　矯正治療開始（1〜3ヵ月に1回通院）

9:0〜 　矯正治療時にあわせてプレートを装着して構音訓練を開始した．[s, ʤ] は舌出しで歯間音から誘導を行うも，前歯に唇がかぶって [F] に近くなるため口唇の運動もあわせて訓練した．矯正装置の変更のためプレート装着できない時は鼻孔を閉鎖して構音訓練を行った．[t, n, d] は，舌打ち運動などで舌尖を歯茎につけて破裂することが可能になっていたので，[t] ＋舌出し母音で定着をはかった．[s, ʤ] の歯間音が定着したところで歯を噛みしめて [s, ʤ] の定着をはかった．[ts] は [s, ʤ] 定着後，すぐに習得した．[ç] から [ʃ] を誘導，[ʃ] から [ʧ] を誘導，[ʧ] から [ʤ] を誘導した．[r] については舌の運動を中心に訓練し，[r] と舌出し母音の組み合わせを行った．2年半（25回）で単音と単語レベルで全構音が習得できた．図7は11歳時の瘻孔の状態，図8はプレート装着時を示している．

16:0 　単語レベルで全構音を習得した後も矯正装置が変わるたびに [t, d, s] などが歪み音となり再訓練が必要であった．

矯正治療中に瘻孔は 8mm × 8mm に拡大した．

17:0 　手術により瘻孔を閉鎖し，呼気の鼻漏れも全く認められなくなったので，構音の再訓練を行い，会話レベルまでの構音の改善が得られた．

図9は瘻孔閉鎖術後の状態である．

まとめ

この症例の場合は，矯正治療中に呼気の鼻漏れを防ぐためのプレートを装着できない時期があり，その間の構音訓練方法として鼻孔を閉鎖して行うなどの工夫が必要であった．さらに呼気の鼻漏れを改善するための瘻孔閉鎖手術までのスケジュールを立てるにあたって，学

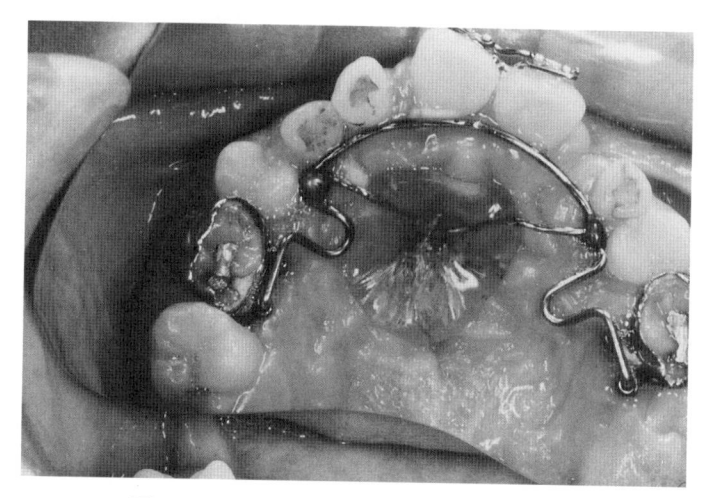

図8 両側唇顎口蓋裂．瘻孔にプレート装着

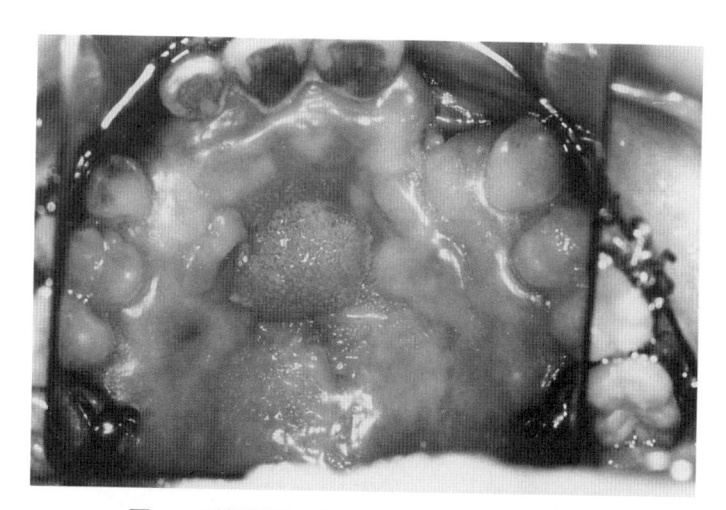

図9 両側唇顎口蓋裂．舌弁による瘻孔閉鎖後

2歳	3歳	4歳	8歳		16歳	17歳
口蓋形成手術	経過観察	プレート装着	地元の言語教室	言語治療開始	矯正治療	構音訓練開始	全構音改善	舌弁による瘻孔閉鎖

図10 症例2の治療経過

校生活に支障をきたさないような配慮が必要であった（図10）．

症例3　女性，両側唇顎口蓋裂

現病歴
6ヵ月時に口唇形成手術，1歳7ヵ月時に口蓋形成手術を行った．3歳時より瘻孔閉鎖のためにプレートを装着．

7歳時の状態
（1）**口腔内所見**　軟口蓋，咽頭側壁，咽頭後壁の動きは正常範囲．咽頭口蓋間距離も正常範囲．瘻孔の大きさは10mm×5mm．扁桃の大きさは正常範囲．上顎の発育不全が認められた．

（2）**鼻咽腔閉鎖機能**　瘻孔にプレート装着時にはストローによるblowing時の呼気の鼻漏れはなく，鼻咽腔閉鎖機能は良好．プレート未装着時にはblowing時の呼気鼻腔漏出が30％前後認められた．

（3）**声，構音，言語発達**　開鼻声は認められなかった．呼気の鼻漏れによる子音の歪みと[b, t, d, s, ts, dz, tʃ, ʃ, dʒ, r, n]が口蓋化構音となっていた．言語発達は正常であった．

その他
聴覚的な問題は認められなかった．

経過
3:0〜　プレート装着後は6ヵ月に1回の経過観察を行った．

7:0〜　構音訓練開始．
プレートを装着して構音訓練を開始した．
[r, n]は舌尖をつける位置を図に示して誘導した．[n]習得後は鼻孔を閉鎖した状態で無声化して[t]を誘導し，さらに[t]を有声化して[d]を誘導した．[s]は歯間音から誘導した．[ʃ]は[ç]から舌を出していく方法で誘導した．[ʃ]の習得後は，[ʃ]を用いて[tʃ, dʒ]を誘導した．11回目で単語，文章レベルまで改善し，会話レベルの汎化をはかった．

7:7　会話までの汎化が確認できた時点でプレートを除去した．[p, t]などに呼気の鼻漏れがときおり認められたが，聴覚的印象ではあまり問題にはならなかったので構音訓練は終了し経過観察に切り替えた．

8:5〜　矯正治療開始

13:0　矯正治療によって構音操作が障害されることはなかったが，呼気の鼻漏れによる子音の歪みが認められるようになったので，プレートを再装着した．

20:0　舌弁による鼻口腔瘻閉鎖術を行った．図11は術前，図12は術後の状態である．構音面でもくずれはなく治療を終了した（図13）．

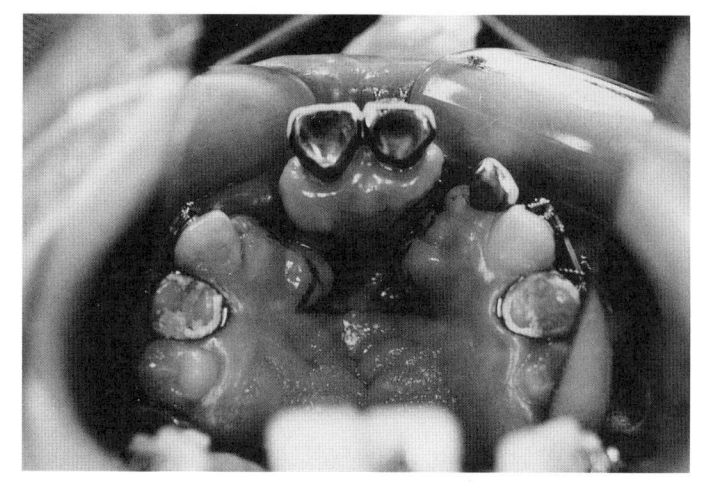

図11　両側唇顎口蓋裂．瘻孔閉鎖前

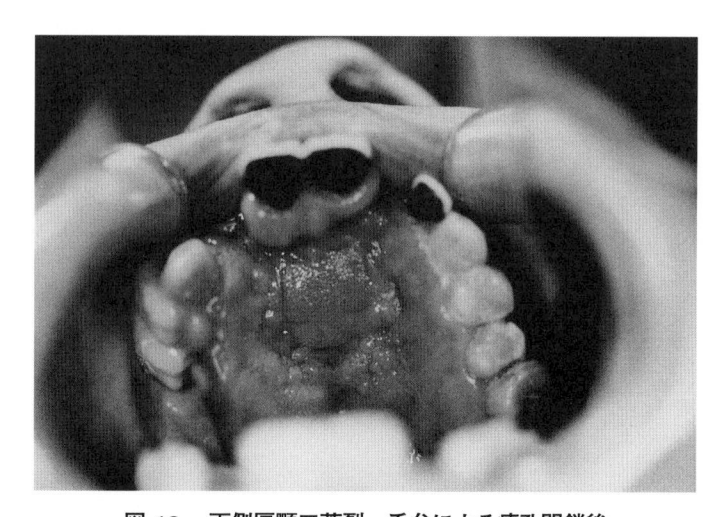

図12　両側唇顎口蓋裂．舌弁による瘻孔閉鎖後

```
         2歳    3歳     7歳    8歳     13歳     20歳
 |-------|--------------|-------|--------|-----------|
 口      経    プ      構     矯      プ       舌    瘻
 蓋      過    レ      音     正      レ       弁    孔
 形      観    ー      訓     治      ー       に    閉
 成      察    ト      練     療      ト       よ    鎖
 手            装             開      再       る
 術            着             始      装
                                      着
```

図13　症例3の治療経過

まとめ

本症例は矯正治療を開始する前に構音訓練を行ったが，その後の構音に問題はなく経過した．瘻孔に対する処置が行われるまで経過観察を行い，舌弁による瘻孔閉鎖術終了後にすべての治療を終了した．矯正治療中の呼気の鼻漏れについては，適切に処置が進められたことで構音への影響はなかったと推察される．経過観察の意味が大きかった症例である．

症例2，症例3の経過が示すとおり，言語治療が終了するのには長い年月を要している．構音面からはできるだけ早い時期に正常構音を習得するのが望ましいが，瘻孔の問題などで構音訓練が遅くなっても見通しをもって管理を行えば，順調に経過するともいえよう．症例2と症例3では同じような部位に瘻孔をもっていたが，症例2では口腔内条件が変わるたびに構音の変化が起こり，症例3では構音訓練の結果が持続できていた．このような症例が示すように口腔内の条件に対する個人の適応の違いも大きいように思われる．構音訓練後の構音の安定をみるためにも構音の変化をみるためにも一定の間隔で経過観察が必要である．矯正治療を開始する段階になると言語面での経過観察がとぎれる医療機関や施設も多いと推察されるが，矯正治療開始後に構音変化の可能性があることを考えると，言語の経過観察の必要性を患者，家族に伝え，1〜2年に一度でも経過をみることが必要であると考える．長期間の唇顎口蓋裂治療を成功させるには最後のゴールを見通した上，各医療機関の治療方針に沿いながら言語治療の役割を位置づけることが最も大切である．その他，口唇，鼻の修正手術なども行われることもあり，患者は実に長い期間にわたって治療機関とつながりをもつことになる．口蓋裂が直接もたらす問題ではないが，友人，恋愛，進学，就職，結婚などをめぐってさまざまな形で口蓋裂の問題が投影される[38]．患者に直接接する言語治療担当者が心理的側面にもアドバイスをすることが求められるが，場合によっては専門家への依頼や患者の会などに協力を求めることも必要である．

引用文献

[1] Peterson-Falzone SJ: Speech outcomes in adolescent with cleft lip and palate. *Cleft Palate Craniofac J.*, 32: 125–128, 1995.
[2] Riski JE: Speech assessment of adolescents. *Cleft palate J.*, 32: 109–113, 1995.
[3] 山下夕香里, 今井智子, 森紀美江, 他: いわゆる口蓋裂二次症例の臨床統計的観察. 日口蓋誌, 20: 146–154, 1995.
[4] 田口恒夫: 言語治療学. p.120, 医学書院, 1971.
[5] 中田幸代: 口蓋裂の言語治療. 耳候, 38: 1417–1425, 1966.
[6] Landis P, Cuc PTT: Articulation patterns and intelligibility of 54 Vietnamese children with unoperatedoral clefts: clinical observations and impressions. *Cleft Palate J.*, 11: 234–243, 1975.
[7] McCance AM, Roberts-Harry D: A study model analysis of adult unoperated Sri Lankans with unilateral cleft lip and palate. *Cleft Palate J.*, 27: 146–154, 1990.
[8] Ward CM, James I: Surgery of 346 patients with unoperated cleft lip and palate in Sri Lanka.

Cleft Palate J., 27: 11–15, 1990.
 [9] 福西健至, 清水隆司, 上石 弘: 76歳まで口蓋裂未手術で経過した両側口唇口蓋裂の1例. 日口蓋誌, 22: 132–137, 1997.
[10] 中美俊大, 木村博人, 鈴木 貢, 他: 口蓋裂一次形成術を施行した老人の1症例. 日口外誌, 35: 2309–2313, 1989.
[11] 高田 訓, 根元隆一, 滝沢知由, 他: 高齢者未手術口蓋裂症例の義歯プロテーゼによる治療経験と鼻咽腔閉鎖機能について. 日口蓋誌, 21: 35–41, 1996.
[12] 吉増秀實, 北村 裕, 根岸明秀, 他: 19歳まで未手術の両側唇顎口蓋裂患者の1例. 日口蓋誌, 23: 36–43, 1998.
[13] 相野田紀子, 鈴木重忠: 成人口蓋裂患者の言語治療経験. 聴覚言語障害, 3: 123–129, 1974.
[14] 福田登美子, 後藤友信, 溝川信子, 他: 成人口蓋裂未手術患者の術後における構音改善の可能性について. 日口蓋誌, 3: 69–76, 1978.
[15] 川野通夫, 一色信彦: 成人口蓋裂の言語訓練. 音声言語医学, 20: 255–261, 1979.
[16] 三浦真弓, 楠田理恵子, 堀 茂: 口蓋裂患者の言語治療経験. 日口蓋誌, 15: 21–28, 1990.
[17] 中田幸代: 口蓋裂患者の言語障害と言語治療に関する研究. 口病誌, 26: 592–615, 1959.
[18] 川野通夫, 一色信彦, 萩尾藤江: 成人口蓋裂の言語訓練成績. 耳鼻臨床, 74 増1: 593–603, 1984.
[19] 岡崎恵子, 相野田紀子, 加藤正子: 口蓋裂の言語臨床. pp.58–68, 医学書院, 1997.
[20] 辻岡美延: 新性格検査法—YG性格検査実施・応用・研究手引き—. pp.11–13, 日本・心理テスト研究所, 1982.
[21] 山本悠子, 工藤元義, 富田喜内, 他: 未手術成人口蓋裂2症例の言語治療—術前言語治療の意義. 日口蓋誌, 19: 32–41, 1994.
[22] 福迫陽子, 伊藤元信, 笹沼澄子: 言語治療マニュアル. pp.211–213, 医歯薬出版, 1985.
[23] 山本悠子, 河村正昭, 若井邦夫: 青年及び成人の口蓋裂患者の言語障害の評価に関する一考察. 日口蓋誌, 3: 130–131, 1987.
[24] 長野三郎, 川野通夫, 国吉京子, 他: 成人口蓋裂患者の言語指導上の諸問題. 聴覚言語障害, 13: 143–147, 1984.
[25] 加藤正子, 岡崎恵子, 鬼塚卓弥, 他: 舌弁による瘻孔閉鎖術後のスピーチ. 日形会誌, 6: 954–964, 1986.
[26] 木村 照, 大原義雄: 口蓋裂手術後の瘻孔について. 聴覚言語障害, 1: 145–152, 1972.
[27] 岡崎恵子, 加藤正子, 赤川徹弥, 他: 口蓋裂術後瘻孔とスピーチ. 形成外科, 25: 525–530, 1982.
[28] 福田登美子, 西村敏治, 溝川信子, 他: 口蓋裂術後残遺孔に対する閉鎖床の一試案. 日口外誌, 25: 203–209, 1979.
[29] 岡崎恵子, 加藤正子, 鬼塚卓弥, 他: 口蓋化構音症例の口蓋形態. 日形会誌, 4: 304–315, 1984.
[30] 福屋安彦, 青山亮介, 四宮 茂, 他: 口蓋裂手術後の瘻孔について. 形成外科, 28: 574–581, 1985.
[31] 宮崎 正: 口蓋裂—その基礎と臨床—. pp.398–399, 医歯薬出版, 1982.
[32] 本田康生, 中村典史, 後藤圭也, 他: 口蓋形成後の鼻口腔瘻の閉鎖手術後の評価. 日口蓋誌, 22: 41–46, 1997.
[33] 道 健一: 口蓋残遺孔の問題点と処置. 日口外誌, 30: 552–563, 1984.
[34] 山本悠子, 須藤裕子, 甲斐大達, 他: 唇顎口蓋裂術後の構音について—長期観察—. 日口蓋誌, 19: 297, 1994.
[35] 山本悠子, 工藤元義, 戸塚靖則: 下顎前突症患者の言語障害について. 北海道歯学雑誌, 18: 141–146, 1997.
[36] 高橋庄二郎: 口唇・口蓋裂の基礎と臨床. pp.607–652, 日本歯科評論社, 1996.
[37] 岡崎恵子, 加藤正子, 佐藤兼重, 他: 口蓋裂患者における上顎前方移動術後の開鼻声と構音の経過. 音声言語医学, 35: 266–273, 1994.

[38] Van Demark D, Van Demark A: Speech and socio-vocational aspects of individuals with cleft palate. *Cleft Palate J.*, 7: 284–299, 1997.

編集責任者

代表　福田　登美子（元・広島県立保健福祉大学保健福祉学部コミュニケーション障害学科）

　　　高須賀　直人（元・自治医科大学附属病院リハビリテーションセンター）

　　　斉藤　佐和子（元・旭出学園教育研究所）

　　　武内　和弘（広島国際大学総合リハビリテーション学部リハビリテーション学科）

アドバンスシリーズ／コミュニケーション障害の臨床 6

口蓋裂・構音障害

定価はカバーに表示

2001年9月10日　第1刷発行
2016年2月10日　第3刷発行

編　集　日本聴能言語士協会講習会実行委員会
発行者　中村　三夫
発行所　株式会社 協同医書出版社

〒113-0033 東京都文京区本郷 3-21-10
郵便振替口座 00160-1-148631
電話 03（3818）2361　FAX 03（3818）2368

印刷　横山印刷　製本　永瀬製本所
装丁　戸田ツトム＋岡孝治

ISBN4-7639-3026-5　　　　　　　　　　　　　© Printed in Japan

JCOPY〈(社)出版者著作権管理機構　委託出版物〉

本書の無断複写は著作権法上での例外を除き禁じられています．複写される場合は、そのつど事前に、(社)出版者著作権管理機構（電話 03-3513-6969, FAX 03-3513-6979, e-mail: info@jcopy.or.jp）の許諾を得てください．

本書を無断で複製する行為（コピー、スキャン、デジタルデータ化など）は、「私的使用のための複製」など著作権法上の限られた例外を除き禁じられています．大学、病院、企業などにおいて、業務上使用する目的（診療、研究活動を含む）で上記の行為を行うことは、その使用範囲が内部的であっても、私的使用には該当せず、違法です．また私的使用に該当する場合であっても、代行業者等の第三者に依頼して上記の行為を行うことは違法となります．